"十三五"高等教育医药院校规划教材/多媒体融合创新教材

供临床医学类、护理学类（含助产）、医学技术类、药学等专业使用

病理学基础

BINGLIXUEJICHU

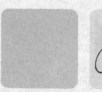

主编◎雷雨广　郑新华

郑州大学出版社

郑 州

图书在版编目(CIP)数据

病理学基础/雷雨广,郑新华主编. —郑州:郑州大学出版社,2017.2

ISBN 978-7-5645-3834-7

Ⅰ.①病…　Ⅱ.①雷…②郑…　Ⅲ.①病理学-中等专业学校-教材

Ⅳ.①R36

中国版本图书馆 CIP 数据核字 (2017) 第 022316 号

郑州大学出版社出版发行

郑州市大学路 40 号　　　　　　　邮政编码:450052

出版人:张功员　　　　　　　　　　发行电话:0371-66966070

全国新华书店经销

新乡市豫北印务有限公司印制

开本:850 mm×1 168 mm　1/16

印张:15.5

字数:377 千字

版次:2017 年 2 月第 1 版　　　　　印次:2017 年 2 月第 1 次印刷

书号:ISBN 978-7-5645-3834-7　　　定价:37.00 元

作者名单

主　审　易慧智

主　编　雷雨广　郑新华

副主编　王彩霞　王　瑜　张伟丽
　　　　刘健峰

编　委　（按姓氏笔画排序）
　　　　王　瑜　平顶山学院
　　　　王　静　南阳医学高等专科学校
　　　　王彩霞　郑州工业应用技术学院
　　　　任亚丽　济源职业技术学院
　　　　刘健峰　郑州铁路职业技术学院
　　　　杨　洋　济源职业技术学院
　　　　杨少龙　郑州铁路职业技术学院
　　　　岑章建　信阳职业技术学院
　　　　张伟丽　郑州工业应用技术学院
　　　　陈　超　信阳职业技术学院
　　　　易慧智　信阳职业技术学院
　　　　岳丽晓　郑州工业应用技术学院
　　　　郑新华　平顶山学院
　　　　徐文涛　郑州铁路职业技术学院
　　　　雷雨广　信阳职业技术学院

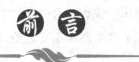

前　言

　　本教材是在 2008 年、2014 年两版基础上修订和完善而成的,分为病理解剖学和病理生理学两篇:病理解剖学突出了基本理论、基本知识和基本技能,强调了临床病理联系,尽量简化疾病发生机制的叙述,以临床常见病和多发病为基础,将疾病时机体各器官、系统的形态、功能和代谢改变有机地联系在一起;病理生理学包括各种疾病中可能出现的共同的成套的代谢和功能变化,即基本病理过程,主要介绍疾病概论,水、电解质代谢紊乱,以及缺氧、发热、休克、弥散性血管内凝血等的病理过程。

　　本着基础课以应用为目的、以"必需"和"够用"为度的原则,重视学生综合职业能力、创新能力、获取信息的能力以及自学能力的培养;借鉴国内外教材在教学内容整合、版式设计等方面的经验,强调了基本知识和基本理论的学习,以自学能力的培养为核心,由浅入深、条理清楚,并注意到了教材的学科融合和整体优化,体现教材的适用性与交互性,启发性与趣味性。

　　本教材的另一特点是各章融学习提示、教学内容、重点要求、章末小结、病案讨论与同步练习为一体,突出助学和导学功能,为学生学习和自学提供方便。病案讨论和同步练习个别题目涉及内容较多,需要查阅资料,综合思考,这也是科学思维训练的过程。同时,本教材开发了文字教材与网上教材形成多种媒体互为依托、相互补充的特色体系,构建了网络化的学习环境,最大限度地利用网络的优势实施教学活动,为医学生学习病理学提供更多的学习材料,创造更广阔的学习空间。病理学专业学术网站"病理学园地"(www.binglixue.com)可供读者拓展学习,亦可参考微信平台"护理学苑"(微信号:zdhl123566)中课程中心→基础课程→病理学基础。

　　本教材医学名词术语以全国科学技术名词审定委员会最新审定公布的名词术语为准,读者亦可在其官网(www.term.line.cn)查阅。

　　本书适合医药卫生高等职业教育护理学类(含助产)、相关医学技术类、药学等专业作为教材使用。

　　本教材编写过程中得到了各位编写者所在单位的大力支持,尤其信阳职业技术学院及郑州大学出版社的有关同志为本书编写和出版做了大量幕后工作。编写组的各位同人在繁忙的教学过程中殚精竭虑，不遗余力地完成了编写任务，在此一并向他们表示最衷心的感谢！

参与本教材编写的人员不仅具有多年的病理学教学经验，而且还身兼教学、科研和临床诊断等各项工作，具有丰富的临床经验和一定的理论水平。在时间紧、任务重及作者水平有限的情况下，本教材必然还存在某些缺憾和不妥之处，敬请读者和专家批评指正。

雷雨广

2016 年 11 月

目录

下篇 病理生理学

绪论

一、病理学及其任务

病理学(pathology)是研究疾病发生发展和转化规律的基础医学学科。它以患病机体为研究对象,探讨疾病发生的原因及机制,患病机体的形态结构、功能和代谢的动态变化,以及疾病发生发展和转归的规律,进一步阐明疾病的本质,为疾病的预防、诊断及治疗提供理论基础。

由于研究角度和实验手段的不同,病理学分为病理解剖学和病理生理学两门学科。病理解剖学,即一般所说的病理学,其主要任务是研究和阐明疾病发生的原因(病因学),在病因作用下疾病发生发展的过程(发病学),以及机体在疾病过程中发生的形态学变化(病理变化),由于这些变化而引起的临床表现(临床病理联系)及其转归和结局等。病理生理学着重从患病机体的功能和代谢方面的异常(病理过程)来研究和阐明疾病发生、发展的规律。疾病是一个极其复杂的过程,任何疾病都有一定的形态结构、代谢和功能的变化,三者互相联系并互相影响。因此,病理解剖学和病理生理学之间存在有机联系,不能截然分开。

二、病理学的内容及在医学中的地位

病理解剖学和病理生理学是相互联系的学科。病理解剖学内容中,细胞与组织的适应、损伤与修复,局部血液循环障碍,炎症,肿瘤等章节讲述不同疾病时的共同病变与疾病发生发展的共同规律,属于总论性质;其后章节以各系统疾病为序,阐述各疾病的概念、病因与发病机制、病理变化、临床病理联系与转归,分别讨论具体疾病的特点,属于各论性质。病理生理学内容中,疾病概论,水、电解质和酸碱平衡紊乱,缺氧,发热,休克,弥散性血管内凝血(disseminate intravascular coagulation,DIC)、应激与疾病的关系等章节为基本病理过程,讲述了多种疾病中可能出现的共同的、成套的功能与代谢变化,属于总论性质;而心、肝、肾、肺等脏器功能障碍等章节,则讲授临床常见的某些综合征的病理过程,属于病理生理学各论。病理解剖学较偏重于疾病的形态变化,病理生理学则侧重疾病的功能代谢变化。总论阐述疾病的共性内容,各论阐述疾病的各自特点。

病理学以解剖学、组织胚胎学、生理学、生物化学、病原微生物学、免疫学等为基础,综合运用各个基础医学学科的相关理论和方法,准确地分析疾病的病因和发生发展规律,探讨疾病的本质。同时,病理学又为学习临床医学提供了必要的疾病学概念和理论,为临床正确认识疾病奠定了理论基础。因此,病理学是一门介于基础医学和临床医学间的桥梁课程,在医学教育中起着承前启后的作用。另外,病理学与临床医学各科在实际工作中有着十分密切的联系,临床上常运用病理学的研究方法,如活体组织检查、尸体解剖以及动物实验等,对疾病做出病理诊断或对疾病进行观察和研究,以提高对疾病的防治水平。因此,病理学又是一门理论性、实践性和实用性都很突出的学科,只有理论与实践相结合,才能促进病理学的发展并充分发挥其在医学科学中的作用。

三、病理学的主要研究方法

1. **尸体解剖(autopsy)** 简称尸检,即对死亡者的遗体进行病理剖验,是病理学对人类疾病的最基本观察和研究。其主要作用有:①查明病因和病变,确定诊断,明确死因,分析各种病变的主次和相互关系,协助临床总结在疾病诊断和治疗过程中的经验教训;②及时发现和确诊某些传染病、地方病、流行病和新发生的疾病,为医学采取防治措施提供依据;③收集和积累各种疾病的病理材料,为深入疾病研究和发展病理学教学使用。

2. **活体组织检查(biopsy)** 简称活检,即采用局部切除、钳取、针吸、搔刮等方法,取得患者活体病变组织进行病理检查。活检的目的在于:①取得新鲜标本,有利于及时、准确地对患者做出疾病的病理诊断,为指导、治疗和估计预后提供依据;②快速冷冻切片法可对手术中的患者确定病变性质,发出诊断报告,协助临床选择手术治疗方案;③定期活检可了解病变发展情况和判断疗效,对临床研究疾病的发展和治疗具有指导意义;④新鲜组织更适宜免疫组织化学、电镜观察和组织培养等研究方法,有利于对疾病进行更深入的研究。因此,活检是目前研究和诊断疾病广为采用的方法,特别是对良、恶性肿瘤的诊断具有十分重要的意义。

【议一议】
活体组织检查的方法及临床意义。细胞学检查的临床意义。

3. **细胞学检查(cytology)** 是采集病变处脱落的细胞,涂片染色后进行观察。最常检查的器官如胸、腹腔液,宫颈、阴道分泌物,尿液及气管、食管刮出物或冲洗液等。一些内脏器官和体表肿物还可采用细针穿刺,以细针吸取物做涂片、染色,进行细胞学检查。此法简便易行,患者痛苦少而易于接受,多用于肿瘤诊断和普查。

4. **动物实验** 包括急性和慢性动物实验。是借助实验动物,进行观察或复制类似人类的疾病,以掌握疾病的发生、发展规律;还可以研究某些附加因素对疾病发生、发展的影响,从而深化对疾病的认识。动物实验研究可以补充人体研究的不足,但实验动物与人体毕竟不同,不能将动物实验的结果不加分析地直接应用于患者。动物实验研究属于在体内进行的整体研究。

5. **器官、组织和细胞培养** 将器官、组织或细胞在适宜条件下进行培养,可研究不同病因作用下病变发生发展的过程。如可利用体外培养人体和动物的正常或肿瘤细胞系,观察在病毒感染或其他致癌因素作用下,细胞如何发生恶性转化,发生了哪些分子生物学改变,以及有无可能抑制或逆转其转化过程等。这类研究是离开整体的,因此其研究结果必然与体内过程有别。

四、病理学的观察方法

（一）大体观察

运用肉眼或辅以放大镜和度量衡工具,观察被检标本的大小、形态、重量、色泽、质地、表面及切面形态、病变特征等。

（二）组织与细胞学观察

取病变组织制成切片或细胞学涂片,经不同染色后用显微镜观察,通过分析病变特点和综合临床变化,可做出疾病的病理诊断。组织切片最常用的染色为苏木精-伊红染色(hematoxylin-eosin staining,HE 染色),迄今仍是研究和诊断疾病最基本的方法。

（三）组织（细胞）化学与免疫组织（细胞）化学观察

组织（细胞）化学方法又称为特殊染色方法,是利用某些能与组织细胞化学成分特异性结合的显色试剂,显示细胞结构中蛋白质、酶类、核酸、糖类、脂类等组织细胞化学成分。如过碘酸 Schiff(PAS)反应可显示糖原、苏丹Ⅲ可显示中性脂肪等。免疫组织（细胞）化学法是近年迅猛发展的技术,其原理是利用已知抗原与抗体特异性的结合,来检测组织细胞中未知的抗体或抗原,借以判断被测抗原或抗体的有无、部位及含量,确定正常和肿瘤组织（细胞）的来源和分化方向,对多种疾病进行病理诊断和鉴别诊断等。

【想一想】
观察病变器官、组织、细胞的形态学变化有哪些方法?怎样学好病理学?

（四）超微结构观察

由于电子显微镜（电镜）较光学显微镜（光镜）的分辨率要高千倍以上,因此利用透射电镜和扫描电镜可对细胞内部或表面超微结构进行观察,了解组织和细胞最细微的病变,不仅有利于对疾病的深入研究,而且还可用于疾病的病理诊断,常用于肿瘤和肾脏疾病的诊断和研究。

（五）形态计量和图像分析技术

形态计量和图像分析技术(morphometry and image analysis technology)弥补了病理形态学定量研究的不足。如流式细胞术(flow cytometry,FCM)能测定游离单细胞内DNA 含量、倍体类型、所处细胞周期、细胞表面标记物和细胞内酶的含量等,组织图像分析则可对组织中各细胞及细胞器的直径、周长、面积、形态因素以及各种显色反应结果进行定量分析。形态计量和图像分析技术主要用于肿瘤良恶性质、分级、分型的判断,以及正常细胞亚群分类研究等。

（六）分子生物学技术

核酸分子生物学的基本原理是利用核酸具有严格碱基配对及变性、复性的特点,来实现对组织中 DNA 和 RNA 的定性、定位和定量检查,使诊断、治疗和疾病的研究提高到了基因分子水平,如聚合酶链反应(polymerase chain reaction,PCR)、原位杂交(in situ hybrization,ISH)、重组 DNA,以及 DNA 测序等分子生物学技术的发展,对病理学的发展起到了极大的推动作用。

五、学习病理学的指导思想及方法

病理学是一门形态与功能相结合的学科,是一门理论性和实践性都很强的课程,因此在学习病理学的过程中必须注意如下几个方面。①在理论学习的同时重视实验：由于病理学教学中相当一部分内容是对疾病病变的描述,只有通过病理标本和组织切片的观察,才有助于对病变特点的记忆并加深对理论的理解。②学习过程中,要重视形态变化与功能、代谢变化的联系:形态和功能、代谢的变化三者之间是相互联系、相互影响、互为结果的,因此,正确认识三者之间的关系,有利于对疾病的认识和理解。③重视局部病变与整体的联系:机体是一个完整的统一体,疾病的局部病变只是全身反应的局部表现,而局部的表现在一定程度上也会影响到全身,二者之间有着不可分割的联系。④重视疾病的病理与临床联系:患者的临床表现是机体病理改变(形态、功能和代谢的变化)的结果,机体的病理变化可引起患者主观觉察到的异常(症状)或客观存在的异常(体征)。因此,掌握疾病的本质可更好地理解疾病的复杂表现,并运用病理学的知识来解释疾病的表现,培养全面思考问题的能力。⑤加强病理学与基础医学各学科之间的联系:解剖学、生理学、生物化学、组织胚胎学等,是认识患病机体形态、功能和代谢变化的基础,因此,在学习病理学过程中,应注意复习并运用学过的基础课知识,加深对病理学内容的理解。

树立新的医学观,以生物-心理-社会医学模式来分析健康和疾病。新的医学模式,强调人由身体、心理或精神、社会几个方面组成,各方面通过相互联系、相互依赖、相互作用形成完整的机体,任何一个组成部分异常或失调都会影响其他部分甚至整体。如生理的疾病会影响到人的情绪和社会活动,而精神的抑郁或心理的压抑也会造成身体的不适。

病案讨论

病例摘要 某男,68 岁,以"胸闷、气短 1 h"为主诉入院,诊断为"冠心病?",给予扩张冠状动脉、营养心肌等治疗,病情稍缓解,之后突然呼吸、心跳停止,抢救无效死亡。患者家属对医院的诊断和治疗提出质疑。

讨论：

此种情况下,应如何处理？

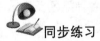

同步练习

一、选择题

1. 下列有关病理学的说法错误的是　　　　　　　　　　　　　　　　　　（　　）

    A. 现代病理学可分为病理解剖学和病理生理学两门学科

    B. 病理解剖学和病理生理学的内容都有总论和各论两部分

    C. 病理解剖学侧重于疾病的功能、代谢变化,病理生理学侧重于疾病的形态变化

    D. 病理组织学和细胞学诊断是许多疾病尤其是肿瘤的最后确诊手段

2. 下列哪一项不属于病理学的研究内容　　　　　　　　　　　　　　　（　　）

    A. 病因　　　　　　　　　　　　　　B. 发病机制

    C. 经过和转归　　　　　　　　　　　D. 诊断治疗

3. 下列哪种方法对肿瘤良、恶性的诊断最为准确　　　　　　　　　　　（　　）

    A. 尸体剖检　　　　　　　　　　　　B. 活体组织检查

    C.大体观察   D.脱落细胞学检查

二、填空题

病理学的主要研究方法有 _____、_____、_____、_____、

_____等。

三、名词解释

1.病理解剖学   2.病理生理学

四、问答题

简述病理学在医学中的地位。

上篇　病理解剖学

第一章
组织和细胞的适应、损伤与修复

学习目标

◆熟记肥大、萎缩、化生、变性、坏死、坏疽、机化、再生、肉芽组织的概念。
◆描绘出变性、坏死、肉芽组织的病理形态变化。
◆举例说明常见化生的类型。
◆说出坏死、坏疽、创伤愈合、骨折愈合的类型。
◆比较干性坏疽与湿性坏疽之异同。
◆阐述坏死的结局。
◆简述影响再生的因素。

人体是一个完整的统一体,它通过神经体液的调节,使各器官、组织的功能、代谢和结构得以维持正常。为了生存,机体往往靠自身的反应和各种调节机制来抵御损伤作用,若损伤轻,细胞可自身调整,以适应改变了的环境(如肥大、增生、萎缩、化生);当各种致病因素作用强度超过了细胞、组织的适应能力,在一定程度内出现可复性损伤,表现为细胞内或组织中异常物质沉积(变性);损伤因素过重或可复性损伤因素持续存在,则可出现组织细胞的死亡(坏死)。这些损伤可引起代谢和形态方面的改变并发生相应的功能变化,机体会通过修复,以保持新的平衡。

【分析判断】
一个因输尿管长期阻塞的肾脏,体积增大,重量增加,应称为萎缩吗? 为什么?

第一节　细胞和组织的适应性反应

细胞和由其构成的组织、器官能耐受内、外环境中各种有害因子和刺激作用而得以存活的过程,称为适应(adaptation)。适应在形态学上一般表现为萎缩、肥大、增生和化生。

一、萎　缩

已发育正常的组织或器官,由于某种原因的影响而引起实质部分的体积缩小,称为萎缩(atrophy)。萎缩是器官、组织实质细胞的体积缩小或数目减少所致。

萎缩要与先天性发育不良相区别。先天性发育不良的器官或组织,其体积虽然比正常小,但其本质是发育障碍所致,故不属于萎缩的范畴。如子宫发育不全、小头畸形、短肢畸形等,均不能称之为萎缩。

萎缩可分为生理性萎缩和病理性萎缩两大类。

(一)萎缩的分类

1.生理性萎缩   生理性萎缩与某些器官、组织发育到一定阶段时的功能减退有关。如青春期后胸腺的萎缩,绝经后子宫、卵巢及乳腺发生萎缩。此外,在高龄时几乎一切器官、组织均不同程度地出现萎缩,即老年性萎缩,尤其以脑、心、肝、皮肤、骨骼等为明显。这种老年性萎缩,虽然是一种生理现象,但也属于老年病范畴。

2.病理性萎缩   病理性萎缩根据原因的不同,分为以下几类:

(1)营养不良性萎缩   包括全身性和局部性。长期饥饿、结核病、糖尿病和恶性肿瘤等患者,由于蛋白质等营养物质摄入不足或消耗过度可引起全身性营养不良性萎缩,首先是脂肪组织萎缩,其次为肌肉及脾、肝、肾等器官萎缩,心肌及脑萎缩发生最晚。脑动脉粥样硬化时因慢性血液供应不足导致脑萎缩属于局部性萎缩,是由于血管壁增厚,管腔狭窄,脑组织供血减少从而引起脑萎缩,表现为脑体积缩小,重量减轻,脑回变窄。

(2)失用性萎缩   运动器官长期不活动可导致组织细胞的功能代谢降低而发生萎缩,如骨折后肢体长期固定,肢体的肌肉及骨组织可逐渐发生萎缩。

(3)神经性萎缩   神经兴奋性冲动对维持所支配的器官功能代谢水平是必要的先决条件,丧失了神经支配的器官和组织则可发生萎缩。如脊髓灰质炎患者的下肢肌肉可明显萎缩。

(4)压迫性萎缩   器官或组织长期受压后引起的萎缩。如尿路阻塞时,尿液潴留在肾盂中形成肾盂积水,肾盂内压力增大,压迫肾实质而发生萎缩,如图1-1。

(二)萎缩的病理变化

萎缩的主要病变在实质细胞,细胞体积缩小,细胞质减少、浓缩而浓染,成纤维细胞和脂肪细胞常可增生而致脏器发生假性肥大,由于在心肌细胞、肝细胞细胞质内常出现脂褐素而使其外观呈褐色,称为褐色萎缩。萎缩器官均匀性缩小,重量减轻,质地变韧,功能低下。若萎缩的原因长期不消除,病变可继续加重,萎缩的细胞则变性、坏死消失。

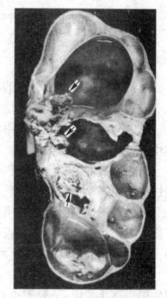

图1-1　肾压迫性萎缩
肾盂积水扩张,肾皮质因压迫而萎缩

二、肥　大

细胞、组织或器官体积的增大称为肥大(hypertrophy)。肥大常是细胞的细胞质增多、细胞质内细胞器增多或增大、细胞核内 DNA 含量增加、细胞核体积增大的结果。肥大多伴有功能增高现象。需要注意的是,有时虽有器官、组织外形的增大,但不一定就是肥大。如实质细胞萎缩、间质增生的假性肥大,脂肪变性、细胞水肿的器官肿大,这些均不能叫肥大。

肥大根据其原因可分为如下两类:

1.代偿性肥大　代偿性肥大是机体适应性反应在形态结构方面的表现。代偿性肥大通常是由相应器官的功能负荷加重引起,具有代偿意义。例如高血压病引起的心肌肥大及一侧肾摘除后另一侧肾的肥大等。

2.内分泌性肥大　由于内分泌激素增多而刺激相应的靶细胞肥大,如妊娠期雌激素分泌增多使子宫肥大。

三、增　生

器官或组织内实质细胞数量增多称为增生(hyperplasia),常导致组织或器官的增大。增生是细胞有丝分裂活动过强的结果,通常受到增殖基因和生长因子的调控。增生与肥大常相伴存在。增生发生在有增殖能力的不稳定细胞和稳定细胞。增生可分为生理性增生和病理性增生。

(一)生理性增生

适应生理功能需要发生的一些增生为生理性增生,如妊娠期或哺乳期妇女乳腺上皮增生。

(二)病理性增生

由某些病理因素所引起的增生为病理性增生。这类增生大致可以分为下列几种:

1.代偿性增生　常与代偿性肥大同时发生,也是对工作负荷加重的适应性改变。

2.内分泌失调性增生　由激素分泌失调所致。如雌激素分泌过多导致的子宫内膜增生过度。

3.再生性增生　为组织损伤后的修复性反应。如肝切除或损伤后的肝细胞再生,慢性溃疡周围上皮损伤后的局部上皮增生。

4.局部慢性刺激引起的增生　这种增生可发生于局部长期慢性炎症或局部反复损伤的部位。由于长期慢性炎症刺激或局部反复损伤,导致病变组织反复再生修复。如子宫颈、鼻黏膜慢性炎症所致的息肉,肺长期炎症局部增生所引起的炎性假瘤。

上述增生的组织结构和细胞形态均属正常,甚至在原因消除后或经适当的治疗,增生可以逐步消退,一般不再复发,这要和肿瘤性增生区别开来。

四、化　生

一种分化成熟的细胞因受刺激因素的作用转化为另一种分化成熟细胞的过程称为化生(metaplasia)。化生主要发生于上皮细胞,也见于间叶细胞。组织化生的过程,并不是由一种分化成熟的组织直接转变成另一种分化成熟的组织,而是经过该组织内的未分化的幼稚细胞分裂增生,并改变其分化方向,最终形成另一种成熟的组织。这种分化的转向通常只发生于同源性细胞之间,即上皮细胞之间和间叶细胞之间。如柱状上皮可转化为鳞状上皮,纤维结缔组织可化生为骨组织等。化生的生物学意义利害兼有,从形式上看是组织对所处环境因素影响的适应性改变,但组织原有的功能也有一定的削弱或破坏,少数的化生尚与癌肿发生有一定的关系。常见的化生有如下几种:

1.鳞状上皮化生　最常见的是支气管和子宫颈管黏膜的腺上皮、移行上皮等化生为鳞状上皮,这是黏膜长期受到慢性炎症或化学性刺激所致。如慢性支气管炎,假复层纤毛柱状上皮可化生成鳞状上皮,虽然在一定程度上强化了局部抗御环境因子刺激的能力,但却减弱了纤毛黏液防御系统的净化功能,还可能成为这些部位发生鳞状上皮细胞癌的基础。

2.肠上皮化生　常见于胃,在慢性萎缩性胃炎时部分胃黏膜上皮被肠型黏膜上皮所取代,即为肠上皮化生。严重的肠上皮化生常被视为癌前病变。

3.结缔组织化生　间叶细胞是一种具有多向分化潜能的细胞,它能多向分化为骨、软骨、脂肪等组织。如骨化性肌炎时在肌组织内形成骨组织。

第二节　细胞和组织的损伤

细胞和组织的损伤一般表现在代谢、功能和形态三个方面,本节主要阐述各种损伤所表现的形态变化。细胞和组织损伤的表现形式和严重程度不一,轻者主要表现为变性和物质沉积,去除病因后大多数可恢复;重者则造成细胞生命活动停止,表现为细胞发生不可逆转的形态和功能改变,即细胞死亡。

【试分析】
　脂肪肝是否等同于槟榔肝?为什么?临床应怎样预防脂肪肝的发生?

一、变性和物质沉积

变性(degeneration)是指细胞或细胞间质内出现异常物质或正常物质的量显著增多,并伴有不同程度的功能障碍。

(一)细胞水肿

细胞水肿(cellular edema)又称水变性,是细胞内水分和钠离子增多所致细胞肿胀和功能下降,是细胞损伤的早期形态表现,是最常见、最轻的变性,好发于心、肝、肾等实质细胞。

1.原因和发生机制　主要原因有感染、中毒、缺氧等。一般认为,细胞受到损伤后,线粒体氧化磷酸化障碍,腺苷三磷酸(adenosine triphosphate,ATP)生成减少,能量供应不足。细胞膜Na^+-K^+泵功能障碍,导致细胞内Na^+、水增多,形成细胞水肿。

2.病理变化　肉眼见器官肿大,包膜紧张,切面外翻,混浊无光泽,灰白色。组织学观察可见水肿的细胞体积增大,细胞质中布满淡红色的微细颗粒;或表现出细胞质内水分含量增多,胞体肿大,细胞质清亮,胞核也常被波及而增大,染色变淡,从而使整个细胞增大如气球,故有"气球样变"之称。

3.影响及结局　细胞水肿是一种损伤性较轻的可复性病变,病因消除后,病变即可恢复。如病因持续存在,最后可导致细胞死亡。

【请回答】
　常见的变性有几种类型?它们的发生机制和主要病理变化是什么?

(二)脂肪变性

实质细胞胞质出现脂滴,其量超过正常范围或原不含脂滴的细胞胞质内出现了脂

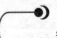

滴,称为脂肪变性(fatty degeneration),又称脂肪沉积。最常见的部位为脂肪代谢的中心器官肝,其次为心和肾。

1.原因及发生机制　常见的原因有持续缺氧、急性感染、化学中毒(磷、氯仿、四氯化碳、酒精等)、营养障碍等。

肝脂肪变性最为常见,因肝是脂质代谢的主要器官。肝脂肪变性的发生机制是上述病因干扰或破坏细胞脂肪代谢,其作用途径可归纳为如下三个方面。①中性脂肪合成过多:某些疾病引起进食困难,造成饥饿状态或糖尿病人糖的利用发生障碍,导致脂库中脂肪大量动员,从而使血浆脂肪酸浓度升高,进而导致脂肪增多。中性脂肪合成过多超过了肝将其氧化、利用和合成脂蛋白运输出去的能力,脂肪便在肝细胞中蓄积。②脂蛋白合成障碍:因合成脂蛋白的原料如磷脂及组成磷脂的胆碱等不足,或由于化学毒物(如酒精)、毒素(真菌)破坏内质网结构或抑制某些酶的活性,使脂蛋白形成减少,导致三酰甘油在肝细胞质内蓄积。③脂肪酸的氧化障碍:如缺氧、中毒等因素可引起细胞内线粒体受损,即会引起肝细胞内脂肪酸的氧化障碍,使细胞对脂肪的利用下降。

2.病理变化　肉眼观,病变之肝体积轻度增大,包膜紧张,质地较软,颜色淡黄,触之有油腻感。严重弥漫的肝脂肪变性称脂肪肝。心肌脂肪变性有灶性和弥漫性两型,灶性心肌脂肪变性常发生在心内膜下及乳头肌处,多见于左心室,脂肪变的黄色条纹与正常的红色心肌相间排列,构成似虎皮的斑纹,故有"虎斑心"之称;弥漫性心肌脂肪变性常侵犯两侧心室,心肌呈弥漫性淡黄色。肾脂肪变性后体积稍增大,切面皮质增厚,呈浅黄色。

组织学观察,脂肪变性的细胞质内出现圆形、大小不等的脂滴而使细胞体积增大。大的脂滴可充满整个细胞并把核挤到一边,状似脂肪细胞(图1-2)。

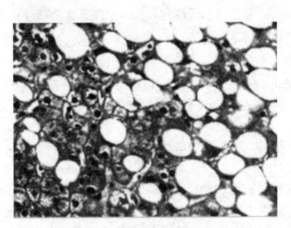

图1-2　肝细胞的脂肪变性

中性脂肪在石蜡切片中,脂滴因被酒精、二甲苯等脂溶剂溶解,故表现为空泡状,有时不易与水变性的空泡相区别;在冰冻切片中,用苏丹Ⅲ或锇酸等脂溶性染料染色,苏丹Ⅲ将脂肪染成橘红色,锇酸将其染成黑色。

3.影响及结局　脂肪变性是一种可复性病变,病因消除后可渐恢复正常。肝脂肪变性一般无明显肝功能障碍。脂肪肝在体检时,肝可在右季肋下触及,有轻压痛及肝功能异常。长期重度肝脂肪变性可由于脂滴不断积聚增大而致肝细胞坏死,继而纤维结缔组织增生可导致肝硬化。

近年来,脂肪肝的发病比例随着 B 型超声波检查的广泛使用逐渐增高,而且与糖尿病、肥胖病、酗酒、饮食结构不合理等因素关系密切。

(三)玻璃样变

玻璃样变(hyaline change)又称玻璃样变性或透明变性(hyaline degeneration),泛指细胞内、纤维结缔组织间质或细动脉壁等,在普通染色中呈现均匀、粉染至红染、毛玻璃样半透明的蛋白质蓄积。其发生机制各异。根据其原因及部位不同可分为以下三种类型:

1. 血管壁玻璃样变 这种改变常见于高血压病时的肾、脑、脾及视网膜的细动脉。这是由于高血压病时细动脉的持续痉挛,使血管内膜通透性增高,血浆蛋白渗入内膜下并与增多的基底膜样物质(主要是Ⅳ型胶原)相混合形成无结构的均匀红染物质。这些改变使细动脉的管壁增厚、变硬,管腔狭窄,甚至闭塞(图 1-3),因而导致患者血压持续性升高和所供组织的血液循环障碍。

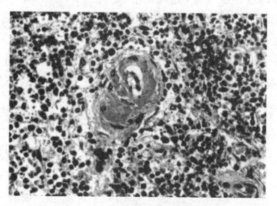

图 1-3 血管壁玻璃样变性缓进型
高血压病患者的脾,脾中央动脉壁明显增厚,其管腔相对狭小

2. 结缔组织玻璃样变 常见于创伤愈合后的纤维瘢痕组织、纤维化的肾小球,以及动脉粥样硬化的纤维性斑块等。病变表现为纤维细胞明显减少,胶原纤维增粗,相互融合成带状或片状,形成质地坚韧、缺乏弹性、均质灰白半透明状物质。

3. 细胞内玻璃样变 在细胞内出现均质性玻璃样物质,这种改变可见于许多疾病。①肾病综合征大量蛋白尿时,肾曲小管上皮细胞吞饮蛋白,在细胞质内融合成许多大小不等的圆形红染小滴。②在慢性炎症病灶内,浆细胞细胞质内常可见到圆形或椭圆形红染的玻璃样小体,称拉塞尔小体(Russell body),当细胞崩解后小体可游离存在。③酒精性肝病时,肝细胞内出现红染的玻璃样物质,称马洛里小体(Mallory body)。

(四)黏液样变性

黏液样变性(mucoid degeneration)是指间质内有黏多糖和蛋白质的蓄积,可发生于纤维结缔组织、脂肪、软骨,常见于间叶性肿瘤、急性风湿病时的心血管壁及甲状腺功能减退时等。镜下可见病变处间质疏松，充以淡蓝色的胶状液体，其中有一些多角形、星芒状细胞散在，并以突起互相连缀。黏液样变性在原因去除后可渐吸收消散，但若长期存在则可引起纤维组织增生而硬化。

(五)病理性色素沉着

有色物质(色素，pigment)在细胞内、外的异常蓄积称为病理性色素沉着(pathologic pigmentation)。沉着的色素主要由体内生成(内源性色素)，如黑色素、脂褐素、含铁血黄素、胆红素等。外源性色素沉着主要是肺内炭末沉着和文身时注入皮内的着色物质。

1.黑色素沉着　黑色素由黑色素细胞产生。黑色素可存在于正常人皮肤、毛发、虹膜、眼脉络膜中。黑色素沉着可分为全身性沉着(如阿狄森病)及局部性沉着(见于皮肤炎症性或代谢性疾病，如色素痣、黑色素瘤等)。

2.脂褐素沉着　见于慢性消耗性疾病和老年人萎缩器官(肝、心等)的实质细胞内，又称褐色萎缩。

3.含铁血黄素沉着　为血红蛋白分解后析出的铁蛋白微粒聚集而形成的棕色颗粒，常出现于组织陈旧性出血病灶内，大量溶血患者的单核巨噬细胞系统如脾、骨髓等处。左心衰竭发生肺淤血时，在肺泡腔内和痰内可见到细胞质内含有含铁血黄素的巨噬细胞，称为心力衰竭细胞。

4.胆红素沉着　胆红素为棕黄色或绿色颗粒，不含铁，也是在吞噬细胞内形成的一种血红蛋白衍生物，若血中含量增多可将人体组织染成黄色，称为黄疸。

二、细胞死亡

细胞因严重损伤而累及细胞核时，可发生不可逆性代谢、结构和功能障碍，引起细胞死亡。细胞死亡分坏死和细胞凋亡两大类型。

(一)坏死

坏死(necrosis)是指活体内局部组织、细胞的死亡。坏死是最严重的组织损伤，是不可复的变化。大多由变性发展而来，也可因致病因素较强直接导致。

1.原因和发生机制

(1)局部组织缺血　当动脉受压、持续痉挛或管腔阻塞时，可引起局部组织缺血、缺氧，细胞代谢发生障碍，最后细胞代谢停止而死亡。如冠状动脉缺血，可引起心肌梗死；极度衰弱长期卧床的机体，在经常受压的骶尾部、臀部容易发生皮肤坏死，称为褥疮。

(2)生物性因素　微生物和寄生虫感染后，因其毒素或直接作用，正常细胞内的酶系统被破坏，可引起组织、细胞的代谢障碍而发生坏死，如白喉杆菌外毒素可以引起心肌坏死。此外，某些生物毒素可引起局部动脉痉挛或血栓形成，使组织缺血而发生坏死。

(3)理化因素　高温使组织蛋白凝固(烧伤)，低温使细胞水分冻结(冻伤)，引起细胞坏死；创伤可破坏组织正常结构、血管和神经纤维，使组织发生严重代谢障碍而坏死；强酸强碱能使细胞的蛋白质和酶发生性质改变而坏死；放射线可破坏细胞的酶和核酸而使细胞坏死等。

(4)神经损伤 神经的严重损伤可使组织的营养调节发生障碍,使组织发生坏死,如麻风患者胫、腓神经受损伤后可引起足部坏死。

2.病理变化

(1)组织学观察 细胞坏死一般要在坏死后数小时才会在组织学上表现出坏死的改变,其主要标志是细胞核的变化。可表现为:①核固缩(karyopyknosis),细胞核水分减少、体积缩小、染色质浓缩、染色变深;②核碎裂,核膜破裂、染色质崩解成碎片散在于细胞质中;③核溶解,核失去了对碱性染料的着色反应,使核的染色变浅,仅见核的轮廓,最后核的轮廓也完全消失,如图1-4。上述任何一种核变化均可认定为细胞死亡。

【请回答】
细胞核出现哪些重要改变是细胞坏死的标志?

正常细胞　　　核固缩　　　　核碎裂　　　核溶解、消失

图1-4　细胞坏死时细胞核变化

(2)肉眼观察 经过一段时间后,肉眼才易辨认出较大的坏死组织。坏死组织因其代谢停止,从而失去生活能力,临床称其为失活组织。失活组织的特点是:失去正常组织光泽,正常组织的弹性消失,局部血管无搏动,无血液供应,故局部温度降低,切割后无鲜血流出,正常感觉(如皮肤痛觉、触觉)及运动功能(如肠管蠕动)丧失。肉眼识别坏死组织,对临床医疗实践有重要意义。失活组织已不能复活,必须准确判别并在手术中予以清除,否则,会影响伤口愈合,也极易继发病菌感染。

3.坏死的类型 根据坏死原因和坏死组织本身性质的不同,在形态学上可将坏死分为以下几种类型。

(1)凝固性坏死(coagulation necrosis) 组织细胞坏死后呈灰白、干燥的凝固状,称凝固性坏死,可能与坏死局部的酸中毒使细胞内的溶酶体变性,阻断自溶过程有关。凝固性坏死可发生于除脑以外的所有组织,多见于脾、肾和心等器官的缺血性坏死。坏死区肉眼观,正常组织结构模糊或消失,呈灰白色或土黄色、干燥的凝固体。镜下,可见坏死区细胞结构消失,但细胞的外形和组织轮廓仍可保留一段时期。

(2)干酪样坏死(caseous necrosis) 系由结核杆菌引起的一种特殊类型的凝固性坏死。肉眼观察:微黄,质松软,细腻,状似干酪而得名。由于坏死组织分解较彻底,故镜下观察不见残留组织轮廓,仅见一片无定形的、红染的颗粒状物质。

(3)液化性坏死(liquefaction necrosis) 组织坏死后很快因酶性分解而变成液态,称为液化性坏死。常发生于含脂质多(如脑)和含蛋白酶多(如胰腺)的组织。例如,脑组织中水分和磷脂多而蛋白成分少,坏死后能形成半流体物,称为脑软化(encephalomalacia),是一种液化性坏死。化脓菌感染引起化脓,亦属于液化性坏死,这是由于病灶内有大量中性粒细胞浸润,破坏后释放出大量蛋白溶解酶,引起组织液化溶解形成脓液。急性胰腺炎时胰酶分解脂肪酸,或乳腺创伤时脂肪细胞破裂,分别引起酶解

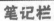

性和创伤性脂肪坏死,也属液化性坏死范畴。其中的脂肪酸与钙结合成钙皂,为灰白色。

(4)坏疽(gangrene) 指继发有不同程度的腐败菌感染的大范围组织坏死,使坏死组织呈黑褐色或污秽绿色等特殊形态改变时,称为坏疽。坏疽常发生在肢体或与外界相通的内脏。感染的腐败菌有梭状芽孢杆菌、产气荚膜杆菌、奋森疏螺旋体及厌氧菌等。腐败菌在分解过程中产生硫化氢,与血红蛋白中的铁离子结合,形成硫化铁,使组织变为黑色或暗绿色。根据坏疽发生的原因和病变特点不同,坏疽可分为以下三种类型。①干性坏疽(dry gangrene):多发生于动脉阻塞而静脉回流仍通畅的四肢末端,特别是下肢。例如动脉粥样硬化、血栓闭塞性脉管炎和冻伤等疾病时,动脉阻塞,肢体远端可发生缺血性坏死,由于静脉回流仍通畅,加上体表水分蒸发,坏死的肢体干燥且呈黑色,与周围正常组织之间有明显的分界线(图1-5)。由于病变干燥,不利于腐败菌生长,因而干

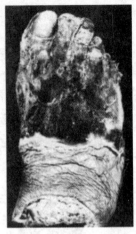

图1-5 足干性坏疽

性坏疽的腐败现象相对较轻。②湿性坏疽(moist gangrene):常发生于动脉与静脉同时阻塞的四肢或与外界相通的内脏,如肺、肠、阑尾等。由于坏死组织水分多,为腐败菌的入侵和繁殖创造了有利的条件。故腐败菌感染严重,局部组织明显肿胀,呈黑色或暗绿色。湿性坏疽与健康组织无明显分界线。坏死组织经腐败分解产生吲哚、粪臭等,故有恶臭。同时,组织坏死、腐败所产生的毒性产物及细菌毒素被吸收后可引起全身中毒症状,甚至威胁生命。③气性坏疽(gas gangrene):主要见于严重的深达肌肉的开放性创伤并有厌氧菌感染的情况下,细菌分解坏死组织时产生大量气体(硫化氢),从而使组织呈蜂窝状、污秽、暗棕色,按之有捻发感,有恶臭。病变发展迅速,大量毒素吸收,中毒症状极重,如不紧急救治,常因严重的中毒性休克而致死。

4.坏死的结局 若坏死不足以危及生命,则可有以下几种结局。

(1)溶解吸收 这是机体处理坏死组织的基本方式,范围较小的坏死组织,通过中性粒细胞及组织崩解所释放的蛋白酶将坏死物质进一步分解、液化,然后由淋巴管或血管加以吸收,不能吸收的碎片则由巨噬细胞吞噬清除。

(2)分离排出 较大坏死灶不易完全吸收,在坏死区周围发生炎症反应分界线,其中浸润的中性粒细胞释放蛋白酶将坏死灶边缘溶解,使坏死灶与健康组织分离脱落。坏死如位于皮肤或黏膜,坏死组织脱落后形成的缺损称为溃疡(ulcer)。若坏死灶发生在肾、肺等与外界相通的器官,坏死组织脱落后可经相应管道(如输尿管、气管等)排出,在原坏死灶留下空腔,称为空洞(cavity)。

(3)机化 如果坏死组织范围较大,不能完全溶解吸收或分离排出,则由周围长入新生毛细血管及成纤维细胞等组成的肉芽组织逐渐将坏死组织取代,最后成为瘢痕组织。这种由新生肉芽组织取代坏死组织、炎性渗出物、血栓或其他异物的过程称为机化。

(4)包裹、钙化 如坏死区更大或坏死组织难以溶解吸收,也难以机化,则由周围新生肉芽组织将坏死组织包绕,与健康组织分开,称为包裹。陈旧的坏死组织可继发钙盐的沉积,称为钙化。

（二）细胞凋亡

凋亡（apoptosis）是在某些生理或病理条件下，细胞受到某种刺激后，细胞主动参与并按一定程序发生的自杀性死亡。凋亡的发生与基因调节有关，按一定程序发生，故又称之为程序性死亡。细胞凋亡多见于细胞生理性死亡（人体正常组织的更新过程）或受射线和肿瘤化疗药物诱导的肿瘤细胞的死亡，是机体排除不需要的细胞的一种方式。

凋亡的细胞具有特殊的生物化学和形态学的改变。DNA 断裂是细胞凋亡最重要的生化改变。凋亡的形态学特点是，细胞皱缩、体积变小，呈圆形，核染色质边聚，然后胞核裂解，凝集的异染色质可排出，在细胞质中形成微核。细胞连接松解，细胞最终脱落形成凋亡小体。与上述的组织坏死不同，凋亡细胞多为散在单个细胞，细胞膜在凋亡过程中仍然存在，凋亡细胞一经产生，很快被机体的特异性识别系统和巨噬细胞所清除，不引起周围炎症反应，也不诱发周围细胞的增生修复。

从生物医学角度来看，细胞凋亡既是一种积极而主动的"创造性毁灭过程"，也是天然的抗癌机制之一。细胞凋亡概念的提出，使医学界对疾病的发生、发展的认识又深入一步，在临床上如果有选择性、可控制性地诱导癌细胞的凋亡，同时对机体的正常细胞不产生或产生较小的副作用，则对于攻克癌症及一些顽症将起到重要作用。

第三节　组织的修复

修复（repair）是指致病因素引起局部细胞和组织损伤，由邻近健康细胞分裂增生进行修补恢复的过程。其可概括为两种不同的形式：①由损伤周围的同种组织来修复，称为再生；②由纤维结缔组织来修复，首先通过肉芽组织增生，并填补组织缺损，以后肉芽组织转化成以胶原纤维为主的瘢痕组织，称为纤维性修复或瘢痕修复。在多数情况下，由于有多种组织发生损伤，故上述两种修复过程常同时存在。

一、再　生

（一）再生的概念

组织缺损后，由邻近同种细胞分裂繁殖以完成修复的过程，称为再生（regeneration）。再生可分为生理性再生和病理性再生。生理条件下经常发生更新过程的再生，称为生理性再生。如表皮组织的角化脱落、月经期子宫内膜的脱落、血细胞的衰老等，都不断地由新生的细胞加以补充更新。在病理情况下，因组织缺损引起的再生，称为病理性再生。由于各种组织的再生能力不同，以及损伤程度的差异，再生修复后的组织可以在组织结构和功能上与原受损伤组织完全相同，这种再生称为完全性再生；如再生修复是通过增生能力较强的纤维结缔组织修复完成的，则属不完全性再生。

（二）各种组织的再生能力

人体各种组织有不同的再生能力，这是动物在长期进化过程中形成的，一般而言，低等动物较高等动物再生能力强，分化程度低的比分化程度高的组织再生能力强，平时易受损伤的及生理条件下经常更新的组织再生能力强。根据细胞再生能力的强弱，将人体的细胞分为如下三大类。

1. 不稳定细胞　这类细胞总在不断地增殖，以代替衰老或死亡的细胞，如表皮细胞，呼吸道和消化道黏膜被覆上皮细胞，男、女性生殖器官管腔被覆细胞，子宫内膜上皮细胞，骨髓造血细胞等，这些细胞的再生能力很强。

2. 稳定细胞　这类细胞在生理情况下增殖现象不明显，一般比较稳定。当其受到组织破坏的病理刺激时，表现出较强的再生能力。这类细胞包括各种腺上皮细胞和腺样器官的实质细胞，如肝、胰、涎腺、内分泌腺、汗腺、皮脂腺和肾小管的上皮细胞等，还包括间叶组织源的纤维细胞、骨细胞、神经鞘细胞等；平滑肌细胞虽属稳定细胞，但其再生能力较弱。

3. 永久性细胞　属于这类细胞的有神经细胞、骨骼肌细胞、心肌细胞。此类细胞在人体出生后基本上不再分裂增生，一旦受到损伤破坏，则成为永久性缺失，所发生的再生属不完全性再生。但神经纤维受损时，在神经细胞存活的前提下，则有着较强的再生能力。

【分析】

为什么临床上要保护神经细胞、骨骼肌细胞免受损伤？

(三)各种组织的再生过程

1. 被覆上皮的再生　鳞状上皮缺损后，由创缘或底部的基底细胞分裂增生向缺损中心迁移，先形成单层上皮，以后增生分化为鳞状上皮。单层上皮如胃肠黏膜的上皮缺损后，由邻近的腺体隐窝细胞分裂增生来修补。新生的上皮细胞起初为立方形，以后增高变为柱状上皮。

2. 腺体的再生　腺上皮再生能力一般比被覆上皮弱，能否完全再生取决于基底膜及腺体破坏状态。如果腺体受损只是腺上皮的损伤，而腺体的基底膜没有破坏，则由残存细胞分裂补充，可完全恢复原来的腺体结构；如果腺体受损时腺上皮及其支架基底膜组织也同时被破坏，腺上皮虽可增生但修复原有结构则非常困难。构造比较简单的腺体，如汗腺、子宫腺、肠腺等可以从残留部细胞再生；如肝细胞坏死严重，同时有肝小叶网状支架的塌陷破坏，则再生的肝细胞不能恢复原肝小叶的结构，成为结构紊乱的肝细胞团，同时有多量纤维结缔组织增生，导致肝硬化的发生。

3. 血管的再生　小血管的再生首先由毛细血管的内皮细胞肥大、分裂、增生开始，向外突起以出芽的方式形成实心的细胞条索，进而由于血流的冲击形成新的毛细血管。这些新生的毛细血管可进一步互相吻合成网状，为适应功能需要，有的消失，有的进一步分化成小动脉和小静脉。

大的血管断裂后，施行断端连接缝合，缝合处两侧内皮细胞再生并覆盖连接处，恢复原来的内膜结构及其光滑性，断离的肌层则不易完全再生，而由结缔组织增生连接瘢痕修复。

4. 纤维组织的再生　在损伤的刺激下受损处的成纤维细胞进行分裂、增生。成纤维细胞可由静止状态的纤维细胞转变而来，也可由未分化的间叶细胞分化而来。成纤维细胞胞体较大，两端常有突起而呈星芒状，胞核体积大、椭圆形、淡染；胞质多，略呈嗜碱性，有 1~2 个核仁。它可以合成、分泌前胶原蛋白，在细胞周围形成胶原纤维，自身逐渐成熟为纤维细胞，如图 1-6。

5. 神经组织的再生　脑和脊髓的神经细胞破坏后不能再生，由胶质细胞形成胶质瘢痕来修复。外周神经离断后，如神经细胞仍存活，可由两端的鞘细胞增生形成带状的合体细胞将断端连接。近端轴突以每天约 1 mm 的速度逐渐向远端生长,穿过神经鞘细胞带,最后达到末梢鞘细胞。若离断两端相隔超过 2.5 cm,或两端之间有其他组织阻隔,则再生纤维不能达到远端,与周围增生的结缔组织混杂成团,形成创伤性神经瘤,可引起顽固性疼痛。

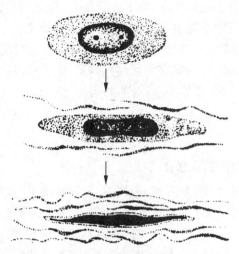

图1-6　成纤维细胞产生胶原纤维转化为纤维细胞

二、肉芽组织

肉芽组织(granulation tissue)是由新生的毛细血管以及增生的成纤维细胞构成的幼嫩的结缔组织,并伴有炎症细胞浸润,肉眼表现为鲜红色。

(一)肉芽组织的结构

当组织损伤后,大约从第 3 天起,肉芽组织从组织缺损的边缘和底部长出。镜下可见在肉芽组织内有许多新生的毛细血管芽枝,由下而上向创面的表面垂直生长,近表面处互相吻合形成弓状突起。在此种毛细血管的周围有许多新生的成纤维细胞,常有大量炎性渗出液及各种炎症细胞(图1-7)。

大体观察肉芽组织呈红色颗粒状,柔软、湿润,形似鲜嫩的肉芽,临床上称为健康肉芽。如创面伴有感染或局部血液循环障碍,使肉芽组织生长不良,表现局部苍白、水肿,颗粒大小不一,松弛无弹性,称为不良肉芽,这种肉芽生长迟缓,抗感染能力低,常造成伤口愈合慢,必须将其清除,才能有利于伤口愈合。

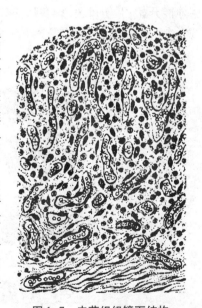

图1-7　肉芽组织镜下结构

（二）肉芽组织的功能及结局

肉芽组织的主要功能有：①抗感染，保护创面；②填补伤口及其他组织缺损；③机化或包裹坏死组织、血凝块、炎性渗出物及其他异物。

【思考】
肉芽组织的结构、功能、结局及其在组织损伤修复过程中的意义。

新生肉芽组织填充伤口后，由底部向表面逐渐成熟，表现为成纤维细胞转化为纤维细胞，胶原纤维增多并呈玻璃样变，毛细血管闭合、退化而消失，少数毛细血管演变成小动脉及小静脉；成纤维细胞也愈来愈少；炎性渗出物及炎症细胞也被吸收、消失，最后形成以胶原纤维为主的灰白色、质地坚韧的组织，称为瘢痕(scar)。瘢痕形成后，可长期填补连接组织缺损，保持器官完整性。但是，由于瘢痕收缩及其坚韧而缺乏弹性的特点，可引起器官变形、管腔狭窄、局部的运动受限等。

三、创伤愈合

（一）皮肤和软组织的创伤愈合

创伤愈合是机体遭受外力(刀伤、挫伤、撕裂、骨折等)作用，皮肤等组织出现离断或缺损后的愈合过程。根据皮肤创伤的程度及有无感染，将皮肤的创伤愈合分为三种类型。

1.一期愈合　又称直接愈合，见于组织缺损少，创缘整齐，无感染异物，经黏合或缝合后创面对接严密的伤口。这种创口炎症反应轻，渗出物不多，表皮再生在24~48 h内便可将伤口覆盖。肉芽组织第3天就可从伤口边缘长出并将伤口填满，第5~6天胶原纤维形成，此时切口达临床愈合标准，可以拆线。须2~3周完全愈合，留下一条线状瘢痕。一期愈合的时间短，形成的瘢痕少，是一种良好的愈合方式，如图1-8。

【讨论】
一期愈合与二期愈合有何区别？临床上各部位拆线时间为何不同。

2.二期愈合　又称间接愈合，见于缺损较大，创缘不整齐，坏死组织多，或伴有感染、异物的伤口。这种伤口的愈合与一期愈合有以下不同：①由于坏死组织多，或由于感染，伤口炎症反应明显，消退时间延长，只有感染得到控制，坏死组织被清除以后再生才能开始；②伤口大，只有从伤口底部及边缘长出多量肉芽组织才能将伤口填平；③愈合的时间较长，形成的瘢痕较大，如图1-8，可引起相应器官的功能障碍。

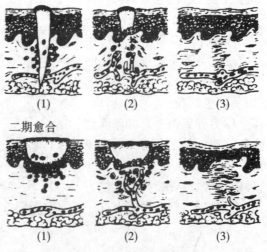

一期愈合
(1)　(2)　(3)
二期愈合
(1)　(2)　(3)

图1-8　创伤一、二期愈合

3. **痂下愈合**　有时在创口表面由于出血、坏死组织及炎性渗出的干燥凝固而形成硬痂,此时可在痂下进行上述愈合过程,称为痂下愈合(healing under scab)。这种愈合常需表皮再生完成后,硬痂才脱落。由于干燥的硬痂不利于细菌生长,故对伤口有保护作用。但愈合所需的时间较无痂者稍长。如深度烧伤的创口,应尽早采取措施去掉痂壳,植皮,以促进创面尽早愈合。

(二)骨折愈合

骨骼完整性或连续性的中断称为骨折(fracture),通常可分为外伤性骨折和病理性骨折两类。骨组织再生能力很强,骨折后通过骨膜细胞的再生可以完全恢复正常的结构与功能。其愈合过程可以分以下几个阶段。

1. **血肿期**　骨折处血管破裂出血,在断端间及其周围形成血肿。血液凝固使骨折两断端初步衔接起来,局部组织发生炎症反应,故外观红肿。

2. **纤维性骨痂期**　骨折后的2～3 d,在血肿分解产物的刺激下,骨外膜和骨内膜的骨膜细胞、成纤维细胞及毛细血管再生,组成肉芽组织向血凝块中长入,逐渐将其取代,形成软的梭形肿胀的纤维性骨痂,将两端连接起来,但不牢固。此期需经2～3周。

3. **骨性骨痂期**　在纤维性骨痂形成的基础上,成骨细胞分泌大量骨基质,沉积于细胞间,形成类骨组织(骨样组织)。骨基质的结构似骨,但无钙盐沉着。以后,成骨细胞发育成熟为骨细胞,骨基质钙化,形成骨性骨痂,此时骨折的两端已牢固地结合在一起,并具有支持、负重功能,但骨小梁排列较紊乱,结构较疏松,故仍比正常骨脆弱。此期需经4～8周。

【提问】

　　何谓骨折?谈谈临床骨折愈合的过程。

4. **骨痂改建期**　根据功能的需要,梭形膨大的骨性骨痂须进一步改建,功能需要处由成骨细胞产生新骨质并逐渐加强,不需要的骨质逐渐被破骨细胞吸收清除,骨小梁逐渐恢复正常的排列方向,于是梭形膨大的骨性骨痂逐渐缩小、变平。此期须经过较长时间(几个月到几年)才能完成。

以上过程如图1-9所示。

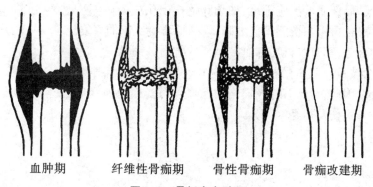

血肿期　　纤维性骨痂期　　骨性骨痂期　　骨痂改建期

图1-9　骨折愈合过程

了解骨折愈合的规律,就要运用这一规律促进骨折愈合的进程,因此在临床上应该做到:①对开放性骨折,注意清创,防止感染;②保护骨膜,因为骨折愈合过程是通过骨膜细胞再生完成的;③早期正确复位及固定是骨折愈合的重要条件,如复位、固定不正确,则延缓愈合甚至导致畸形愈合;④骨折复位固定后,既要注意局部的相对稳定性,又要重视全身和患部肌肉、关节的适当活动以调整血液循环,促进骨折愈合并防止发生失用性萎缩。

(三)影响创伤愈合的因素

创伤愈合除与损伤的程度、组织再生能力、伤口有无坏死组织及异物等因素有关外,还受机体全身性与局部性因素的影响,因此,积极地消除这些不利因素,创造有利条件,有利于促进组织的再生修复。

1. 全身性因素

(1)年龄 儿童和青少年组织再生能力强,创伤愈合也快。而老年人组织再生能力弱,创伤愈合也慢。这可能与老年人有动脉硬化使血液供应不足和老年人代谢功能减退等因素有关。

(2)营养状况 各种原因所引起的全身营养不良均会影响组织的再生修复能力,特别是蛋白质、维生素等。如蛋白质及某些必需氨基酸缺乏时,胶原纤维的形成和成纤维细胞的成熟过程受到抑制;维生素C缺乏时,胶原合成减少,使愈合延迟,瘢痕形成少、抗张力强度减弱,从而影响组织的再生修复。

(3)药物的影响 大量使用肾上腺皮质激素和促肾上腺皮质激素能抑制炎症反应,不利于消除伤口感染,还抑制肉芽组织生长和胶原合成、加速胶原分解,另外,青霉胺能使伤口愈合延迟及抗张力强度减弱。因此,在创伤愈合过程中,要避免大量使用这类药物。

2. 局部因素

(1)感染与异物 感染对再生修复的妨碍甚大。伤口感染时,许多化脓菌产生的一些毒素和酶能引起组织坏死,溶解基质或胶原纤维,加重局部组织损伤;伤口中残留坏死组织及异物也影响愈合,如线头、纱布、死骨、弹片、泥沙等异物,使伤口难以吸收和机化,这些均妨碍创伤愈合。

(2)局部血液循环 良好的局部血液供应,既保证了再生组织所需的氧和营养物质,也有利于对坏死组织的吸收与局部感染的控制。因此,局部血液循环良好,则再生修复好;相反,局部血液供应不足,如动脉粥样硬化或淤血等情况下,可造成局部营养不良、代谢障碍、再生和抗感染能力降低,从而影响组织的修复。临床应用热敷及内服活血化瘀中药等,都有改善局部血液循环的作用。

(3)神经支配 正常的神经支配有利于组织再生,若神经遭受严重的破坏,则创伤难以愈合。因此,对已有神经损伤的伤口须对受损的神经进行缝合处理,同时清创时也应注意避免伤及神经。

【思考】

当机体创伤后为什么多吃蔬菜、水果,适当运动和局部热敷等有利于伤口愈合。

小 结

本章主要介绍了细胞和组织对各种刺激因素的适应过程(萎缩、肥大、增生、化生),损伤的发生、发展及其形态和功能的改变(变性、细胞死亡),损伤修复过程(再生、肉芽组织、创伤愈合)三个方面。在生理负荷过多或过少时,或遇到轻度持续的病理性刺激时,细胞、组织和器官表现为适应。如内外因素的刺激超过了细胞和组织的适应能力,则可引起损伤,表现出代谢、功能和结构三个方面的变化,变性一般是可复性病变,而细胞死亡是不可复性病变。目前认为细胞死亡有两种途径,即细胞凋亡和坏死,凋亡是细胞的一种主动性"自杀行为",在生理及病理的情况下均可发生,这些细胞死得有规律,似乎在按照编好了的"程序"进行,故也叫"程序性死亡"。如机体的表皮细胞、血细胞,当这些细胞不再为机体所需要时即被清除,不引起炎症反应。而坏死是由致病因子引发的急性损伤,引起细胞破裂,胞内溶酶体释放,最终导致炎症反应。坏死可分为凝固性坏死、液化性坏死和坏疽三种类型。

细胞损伤和死亡是细胞代谢、功能和结构上连续的变化过程,但是这四种状态的界限有时不甚清楚,它们之间的关系如图1-10。机体根据组织细胞的程度进行修复,修复则又受各方面因素影响。大多数修复过程都伴有肉芽组织的参与,所以,肉芽组织在组织修复中具有重要意义。

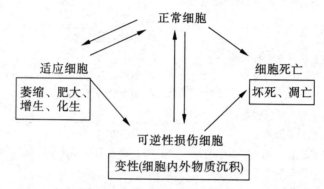

图1-10　正常细胞、适应、可逆性损伤和死亡细胞间的关系
（方框内为相应的形态学改变）

 病案讨论

　　病例摘要　男,65岁,患高血压20多年,半年前开始双下肢发凉、发麻,走路时常出现阵发性疼痛,休息后缓解。近一个月右足剧痛,感觉渐消失,足趾发黑渐坏死,左下肢逐渐变细,3 d前生气后,突然昏迷,失语,右半身瘫,渐出现抽泣样呼吸。今晨4时5分呼吸心跳停止。

　　尸检所见:老年男尸,心脏明显增大,重950 g,左心室明显增厚,心腔扩张。主动脉、下肢动脉及冠状动脉等内膜不光滑,有散在大小不等黄白色斑块。右胫前动脉及足背动脉,管壁不规则增厚,有一处管腔阻塞。左股动脉及胫前动脉有不规则黄白色斑块。右足趾变黑、坏死。左下肢肌肉萎缩,明显变细。左大脑内囊有大片状出血。

　　讨论:

　　1.上述病例有哪些病变?

　　2.右足发黑坏死的原因是什么?

　　3.左心室肥大、扩张及左下肢萎缩的原因是什么?

　　4.死亡原因是什么?

 同步练习

一、选择题

1.下列哪项不属于细胞和组织的适应性反应　　　　　　　　　　　　（　　）

　　A.肥大　　　　　　　　　　　　　B.增生

　　C.萎缩　　　　　　　　　　　　　D.变性

2.关于萎缩,下列哪项是正确的 （　　）

　　A.凡是比正常小的器官组织细胞均可称为萎缩

　　B.萎缩组织细胞不消失

　　C.细胞内线粒体变小,数目不减少

　　D.间质不减少,有时反而增生

3.下列哪一项不属于化生 （　　）

　　A.慢性萎缩性胃炎时胃黏膜内出现肠上皮

　　B.食管黏膜内出现灶状胃黏膜组织

　　C.骨化性肌炎时大量成纤维细胞增生并可见骨组织

　　D.慢性膀胱炎时可见移行上皮变为鳞状上皮

4.肾小管上皮细胞变性中,哪种损害最轻 （　　）

　　A.混浊肿胀　　　　　　　　　　　　B.水变性

　　C.玻璃样小滴变性　　　　　　　　　D.脂肪变性

5.细胞坏死的主要形态学特征是 （　　）

　　A.核分裂　　　　　　　　　　　　　B.细胞核异型

　　C.线粒体肿胀　　　　　　　　　　　D.细胞核碎裂

6.引起气性坏疽的常见原因是 （　　）

　　A.空气进入肌肉并且细菌感染　　　　B.真菌感染

　　C.伤口合并腐败菌感染　　　　　　　D.由产气荚膜杆菌等厌氧菌感染

7.一期愈合的下列叙述中正确的是 （　　）

　　A.创面大、边缘不齐　　　　　　　　B.须多量肉芽组织填平伤口

　　C.创面不洁,易感染,炎症反应明显　　D.见于手术即时缝合的切口

8.肉芽组织主要由下列哪项组成 （　　）

　　A.成纤维细胞和新生毛细血管　　　　B.成纤维细胞和巨噬细胞

　　C.炎症细胞和新生毛细血管　　　　　D.炎症细胞和成纤维细胞

9.下列组织中最易完全再生修复的是 （　　）

　　A.心肌组织　　　　　　　　　　　　B.骨组织

　　C.神经组织　　　　　　　　　　　　D.上皮组织

10.有一长期吸烟的患者,经常咳嗽,现以肺部感染入院,做痰涂片检查,发现脱落的气管黏膜

　　上皮中有鳞状上皮,但细胞无异型性,此为 （　　）

　　A.气管黏膜上皮鳞状化生　　　　　　B.痰中混有食管上皮

　　C.痰中混有口腔上皮　　　　　　　　D.气管黏膜上皮不典型增生

11.女,18岁,食欲不好,厌油腻,肝大,肝区疼痛,临床诊断为急性病毒性肝炎,此时患者肝出现

　　病变为 （　　）

　　A.肝细胞气球样变　　　　　　　　　B.肝细胞脂肪变

　　C.肝细胞透明变　　　　　　　　　　D.肝细胞碎屑坏死

12.有一患者长期饮酒,而后出现肝区疼痛,该患者肝脏的主要病变可能是哪一项 （　　）

　　A.肝细胞嗜酸性变　　　　　　　　　B.肝细胞脂肪变性

　　C.肝窦内皮增生　　　　　　　　　　D.肝细胞水样变性

13.男,24岁,吸烟,近1年来右下肢行走后疼痛,休息后好转,出现间歇性跛行,近1个月来右

　　脚大趾变黑、皱缩,失去知觉,此种病变是 （　　）

　　A.液化性坏死　　　　　　　　　　　B.固缩坏死

　　C.干性坏疽　　　　　　　　　　　　D.湿性坏疽

14.有一患者经常胃痛,钡透发现幽门区有一约1.5 cm的缺损,临床诊断为慢性胃溃疡,溃疡处

镜下可能见到何种主要病变 （ ）
    A. 病变区有肉芽组织长入   B. 病变区有钙化
    C. 病变区有骨化   D. 病变区有平滑肌增生
（15～17题共用备选答案）
    A. 干酪样坏死   B. 液化性坏死
    C. 坏疽   D. 纤维素样坏死
15. 乙型脑炎病变是 （ ）
16. 恶性高血压病细小动脉病变是 （ ）
17. 淋巴结结核病变是 （ ）

二、填空题

1. 组织器官在肥大时以细胞的_____为主，组织器官在增生时以细胞的_____为主。
2. 玻璃样变性常见的发生部位是_____、_____和_____。
3. 坏死的类型有_____、_____、_____和_____。
4. 坏死的结局有_____、_____、_____和_____。
5. 按再生能力的强弱，人体细胞分为_____、_____和_____。

三、名词解释

1. 化生   2. 透明变性   3. 坏疽   4. 机化   5. 创伤性神经瘤

四、简答题

1. 举例说明萎缩的分类。
2. 什么是肉芽组织，有何功能？

第二章
局部血液循环障碍

学习目标

◆熟记充血、出血、血栓形成、栓塞、梗死的概念。

◆说出淤血、出血、血栓形成、栓塞、梗死的原因。

◆解释心力衰竭细胞、槟榔肝的概念及形成机制。

◆描述淤血、出血、梗死的病理变化。

◆列出血栓的常见类型、转归及血栓形成对机体的影响,栓塞、梗死的类型及后果。

◆说明血栓形成的机制。

◆指出血栓形成、栓塞及梗死三者之间的关系。

正常的血液循环是保证机体各器官功能和代谢活动正常进行的基本条件。一旦血液循环发生障碍,即可导致各器官功能和代谢发生不同程度的变化。血液循环障碍可分为全身性和局部性两大类。全身性血液循环障碍表现为整个心血管功能失调,如休克、DIC、心力衰竭等,均在本书下篇相关章节中介绍。局部性血液循环障碍是某个器官或局部组织的血液循环障碍,亦可是全身性血液循环障碍的局部表现。本章主要介绍几种常见的局部血液循环障碍,包括局部血液量的异常(如充血和缺血)、血管内出现异常物质(如血栓形成和栓塞)及血管壁完整性的异常(如出血)等。

第一节 充 血

局部组织或器官的血管内血液量多于正常,称充血(hyperemia)。按其发生机制不同,可分为动脉性充血和静脉性充血两种类型(图2-1)。

一、动脉性充血

局部组织或器官的血管内动脉血液量多于正常,称为动脉性充血(arterial hyperemia),简称充血。它常常是由于动脉血输入量增多,而静脉回流正常引起。

(一)原因

动脉性充血主要发生在细动脉和毛细血管,凡能引起细动脉扩张的任何原因,都可引起动脉性充血。细动脉扩张受血管运动神经和血管活性物质的支配,凡能使血管舒张神经兴奋性增高或血管收缩神经兴奋性降低、血管扩张活性物质增多者,都是动脉性充血的原因。根据形成的具体原因不同,可将其分为生理性充血和病理性充血两类。

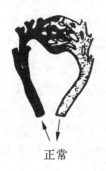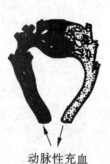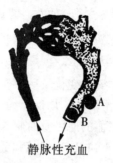

正常　　　　　动脉性充血　　　　　静脉性充血

图 2-1　局部血液循环障碍模式

深色为动脉,浅色为静脉,箭头示血流方向,A 为静脉受压,B 为管腔阻塞

1. 生理性充血　组织或器官生理活动加强时而发生的充血。如进食后的胃肠黏膜充血、机体运动时的横纹肌充血等。

2. 病理性充血　机体在病理状态下发生的充血。其最常见的类型如下。

(1)减压后充血　机体局部长期受压,如绷带绑扎肢体、肿瘤压迫局部脏器等,一旦压力突然解除,细动脉反射性扩张而引起充血。

(2)炎症性充血　主要是炎症时血管扩张性血管活性物质增多而引起(详见炎症章节)。

(二)病理变化

动脉性充血的基本病理变化是细动脉和毛细血管的扩张,含血量增多。局部组织或器官的体积增大,颜色鲜红,温度升高,功能增强。

(三)后果

一般对机体无不良影响,多在原因解除后不久即可恢复正常,极少数情况下可导致血管破裂而产生严重后果。如脑血管有畸形或老年人脑血管脆弱,充血可引起血管破裂而导致脑出血。

【说一说】
　　生活中还有哪些常见的充血的例子?

二、静脉性充血

局部组织或器官的血管内静脉血液量多于正常,称**静脉性充血**(venous hyperemia),简称**淤血**(congestion)。它是由于静脉血液回流受阻引起。静脉性充血较为多见,并具有重要的临床意义。

(一)原因

1. 静脉血管受压　任何原因造成静脉血管受压而使管腔变狭窄或闭塞,静脉血液笔记栏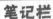

【想一想】
右心衰竭时常会引起哪些脏器淤血? 心力衰竭细胞是怎样形成的?

回流受阻均可使局部组织或器官淤血。如妊娠子宫压迫髂静脉引起下肢淤血,肿瘤压迫局部静脉引起相应部位淤血,肠扭转、肠套叠时压迫肠系膜静脉而引起相应肠段淤血等。

2. 静脉血管阻塞 主要见于静脉血栓形成而阻塞管腔,引起相应部位淤血。通常静脉的分支多,且互相连接形成侧支循环,只有当较大的静脉干受压、阻塞或多条静脉受压,血液不能充分地通过侧支回流时,才会出现淤血。

3. 心力衰竭 心力衰竭时,心输出量减少,心腔内血液滞留,压力增高,阻碍了静脉回流,造成淤血。如左心衰竭使肺静脉回流受阻而引起肺淤血,右心衰竭使下腔静脉和上腔静脉回流受阻而引起全身大部分组织和器官淤血。

(二)病理变化

1. 基本病理变化及后果 静脉性充血的基本病理变化是细小静脉和毛细血管的扩张,含血量增多。局部组织或器官体积增大、颜色暗红、温度降低。

如果淤血的原因及时解除,上述改变可恢复正常。若长期持续存在,可引起如下变化:①由于缺氧,小静脉和毛细血管的通透性增高,且其内流体静压升高,使血浆成分过多渗入组织间隙而形成水肿,称淤血性水肿;②重度淤血时,毛细血管损伤严重,红细胞也可漏入组织间隙引起出血,称淤血性出血;③长期淤血,可引起实质细胞发生不同程度的变性、萎缩甚至坏死;④长期淤血,在引起实质细胞变性、萎缩、坏死的同时,间质纤维组织增生,使局部组织、器官变硬,称淤血性硬化。

2. 主要脏器淤血的病理变化

(1)肺淤血 多见于左心衰竭,此时左心内压升高,阻遏肺静脉回流而形成。镜下见肺泡壁毛细血管和小静脉高度扩张淤血,肺泡腔内有少量漏出的水肿液和红细胞,还有巨噬细胞。有些巨噬细胞吞噬了红细胞并将其分解,形成含铁血黄素颗粒,这种含有含铁血黄素颗粒的巨噬细胞称为心力衰竭细胞(图2-2)。当患者体力活动时,肺循环的血量增加,肺静脉和毛细血管内压力增高,使大量液体漏出至肺泡腔内,造成肺水肿。患者有明显气促、缺氧、发绀,咳出大量粉红色泡沫痰等症状。长期的肺淤血,会引起肺间质纤维组织增生,使肺变硬,加之大量含铁血黄素的沉积,肺呈棕褐色,故称肺褐色硬化。

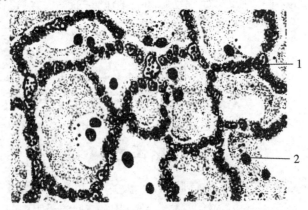

图 2-2 肺淤血
1.肺泡壁毛细血管扩张淤血 2.肺泡腔内心力衰竭细胞

(2)肝淤血 多见于右心衰竭,此时右心内压升高,阻遏下腔静脉回流而形成。

镜下见肝小叶中央静脉和肝窦扩张,充满红细胞;肝小叶中央区的肝细胞因受压缺氧而萎缩或消失;肝小叶周边的肝细胞发生不同程度的脂肪变性（图2-3）。这种淤血和脂肪变性的存在,使肝切面上呈现红、黄相间的花纹状外观,形似槟榔切面的条纹,故称槟榔肝。长期肝淤血,肝小叶中央发生网状纤维胶原化,门管区结缔组织增生并向肝小叶内延伸,使肝变形、变硬,称淤血性肝硬化,又因多在右心衰竭时发生,故又称心脏性肝硬化。

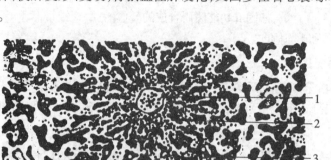

图2-3 肝淤血
1.中央静脉及周围肝血窦扩张淤血 2.肝小叶中央肝细胞萎缩或
消失 3.肝小叶周边部肝细胞脂肪变性

第二节 出 血

血液由心血管内逸出,称为出血(hemorrhage)。逸出的血液进入器官、组织或体腔称为内出血,流出体外称为外出血。内出血可发生在机体的任何部位,出血灶大小不一,若出血较多,局部形成肿块称为血肿(hematoma)。发生于皮肤、黏膜和浆膜小而广泛的出血点称瘀点(petechia),较大的出血斑称为瘀斑(ecchymosis)。若血液积聚于体腔称为体腔积血。

【议一议】
漏出性出血的常见原因有哪些?

（一）类型
出血可分为破裂性出血和漏出性出血两类。

1.破裂性出血 这类出血通常发生在心脏和较大的血管,一般出血量较多。破裂可由心脏和血管本身的病变引起,如心肌梗死、动脉瘤和静脉曲张的破裂等;或为局部组织病变如溃疡、结核性空洞和肿瘤等侵蚀血管壁的结果。此外,血管创伤也是出血的常见原因。

2.漏出性出血 因毛细血管和毛细血管后静脉通透性增加,血液漏出至血管外,称漏出性出血。

（1）血管损害 发生于缺氧、毒素、败血症、药物、变态反应、维生素C缺乏以及静脉血压升高等因素对毛细血管的损害。

（2）血小板减少和功能障碍　当血小板减少到一定数量时会发生漏出性出血。血小板减少的原因有生成减少（如再生障碍性贫血、白血病等）和破坏及消耗过多（如脾功能亢进、DIC 等）两种。此外，血小板先天性功能障碍，血小板黏附和聚集能力缺陷，也是导致漏出性出血的原因。

（3）凝血因子缺乏　可分为先天性的和后天性的。先天性的，如与血友病有关的Ⅷ、Ⅸ等因子缺乏，后天性的，如因肝功能障碍合成的凝血酶原、纤维蛋白原、Ⅴ因子等减少，均可导致凝血障碍和出血倾向。

（二）病理变化

新鲜的出血呈红色，以后随着红细胞降解形成含铁血黄素而带棕黄色。镜下观，组织的血管外见红细胞和巨噬细胞。较大的血肿吸收不完全，可发生机化和包裹。

（三）后果

出血对机体的影响取决于出血量、出血的速度和出血的部位。破裂性出血较迅速，若出血量超过循环血量的 20% ～25% 可发生失血性休克。重要器官（如心、脑）的出血常危及生命。漏出性出血过程比较缓慢，一般出血量较少，但出血不止亦可威胁生命。

第三节　血栓形成

在活体的心血管内血液成分形成固体质块的过程，称为血栓形成（thrombosis）。在此过程中所形成的固体质块称为血栓（thrombus）。

正常情况下，血液中存在着凝血与抗凝血系统，通过复杂而精细的调节，既维持血液在血管内呈液体状态流动，又在一旦出现血管破裂的情况下迅速地在局部凝固形成止血塞，防止出血。在某些病理情况下，凝血系统占优势，血液便可在心血管内凝固而形成血栓。

【议一议】
血栓形成的条件有哪些？临床上如何预防？

一、血栓形成的条件和机制

1. 心血管内皮细胞的损伤　心血管内膜损伤时，内皮细胞可发生变性、坏死及脱落，使内皮下胶原暴露。由于损伤的内皮改变了细胞表面的电荷而易于吸引血小板，使血小板黏附在其表面。同时，受损的内皮细胞释放出 ADP 与血小板上 ADP 受体结合，促进血小板的黏附。黏附的血小板可释放出内源性 ADP，促进更多的血小板黏附及凝集，并使血小板发生释放反应，释放出多种促凝物质，促进凝血过程。同时，内皮下胶原暴露，使Ⅻ因子活化，损伤的内皮释放组织因子，启动内、外源性凝血系统，从而引起凝血过程，形成血栓。

2. 血流状态的改变　正常血流是分层的，由于比重的关系，红细胞和白细胞在血管的中轴流动，构成轴流，血小板在其外围，周边为流动较慢的血浆，构成边流。这种分层的血流将血小板与血管内膜隔开，防止血小板与内膜接触和激活。当血流缓慢时或产生涡流时，血小板则进入边流，黏附于内膜的可能性大为增加，同时凝血因子也容易在局部堆积和活化而启动凝血过程，涡流产生的离心力和血流缓慢，都会损伤内皮细胞,使抗血小板黏集、抗凝血和降解纤维蛋白能力降低。上述两方面都是导致血栓形成的原因。

血流缓慢是静脉血栓形成的重要原因,下肢静脉血流比上肢缓慢,血栓形成远比上肢为多见。静脉血栓在血流异常缓慢的情况下发生,多见于久病和术后卧床或心力衰竭患者的下肢深静脉或盆腔静脉,亦可发生于大隐静脉曲张。心脏和动脉在某些病理情况下也会出现血流缓慢和涡流而形成血栓,常见于风湿性二尖瓣狭窄时高度扩张的左心房内以及病变的动脉壁局部膨出所形成的动脉瘤内。

3. 血液的凝固性增高 血液的凝固性增高或称血液的高凝状态是血栓形成的又一原因,常见于:①严重创伤、产后或大手术后,出现代偿性的血小板增加,尤其是幼稚的血小板增加,而幼稚的血小板易于黏附,且纤维蛋白原、凝血酶原及其他因子(XII、VII等)含量同时也增加;②某些恶性肿瘤(如胰腺癌、胃癌、乳腺癌、前列腺癌等)及胎盘早期剥离等患者,体内释放大量组织因子入血,从而增高血液的凝固性。在有血液凝固性增高的因素存在时,临床医师要特别注意血栓的形成。

必须指出,上述血栓形成的三个条件,往往合并存在,常以某一条件为主。

二、血栓形成的过程和血栓的类型

在血栓形成的过程中,无论是何处的血栓形成,都是以血小板黏附于心血管内膜开始的。血小板黏附于内膜后,即释放 ADP 并合成血栓素 A_2,二者又促使血小板继续彼此黏集。血小板黏集堆的形成,是血栓形成的第一步,以后血栓的形态、大小就取决于血栓发生的部位和局部血流速度(图2-4)。

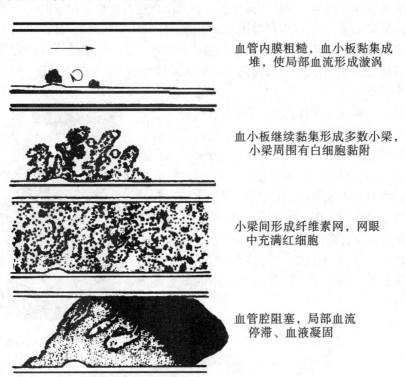

血管内膜粗糙,血小板黏集成堆,使局部血流形成漩涡

血小板继续黏集形成多数小梁,小梁周围有白细胞黏附

小梁间形成纤维素网,网眼中充满红细胞

血管腔阻塞,局部血流停滞、血液凝固

图2-4 血栓形成

[想一想]
四种血栓的形成和对机体的影响有什么不同?

1. 白色血栓　此种血栓在血流较快的情况下形成。多发生于心脏、动脉或静脉血栓的起始部(即延续性血栓的头部)。肉眼观,呈灰白色,表面有粗糙的波纹,质硬,与血管壁黏着紧密不易脱落。镜下见,由许多聚集呈珊瑚状的血小板梁构成,表面有许多中性粒细胞黏附,形成白细胞边层。

2. 混合血栓　当白色血栓逐渐增大,被激活的凝血因子在局部达到足够的浓度时,白色血栓下游近旁的血液发生凝固(凝固性血栓)。由于血栓逐渐增大,可使血栓下游的血流产生旋涡,从而形成新的白色血栓,继而又形成凝固性血栓,如此反复,就形成了白色血栓(灰白色)和凝固性血栓(暗红色)交错的血栓,称混合血栓,即延续性血栓的体部。

3. 红色血栓　主要见于静脉,随混合血栓逐步增大,最终阻塞管腔,局部血流停止,血液发生凝固,构成静脉血栓的尾部。肉眼观呈红色,故称红色血栓。新鲜的红色血栓较湿润,并有一定的弹性,与血凝块无异。经一定时间后,由于水分被吸收而失去弹性,变得干燥易碎,并容易脱落而造成血栓栓塞。

4. 透明血栓　见于DIC(见第十八章),发生于全身微循环小血管内,只能在镜下见到,故又称微血栓,主要由纤维蛋白构成。

按血栓形成的部位以及血管有无完全闭塞,又有附壁性血栓和闭塞性血栓之分。前者发生在心腔和动脉瘤内或者黏附在血管上,尚未将血管完全堵塞;后者血管完全被血栓闭塞。

三、血栓的结局

1. 溶解吸收或脱落　激活的XII因子在启动凝血过程使血栓形成的同时,也激活了纤维蛋白溶解系统,开始降解纤维蛋白和溶解血栓的作用。血栓内崩解的中性粒细胞释放的蛋白溶解酶也可溶解血栓。小的新鲜血栓可完全被溶解吸收,较大的血栓可部分发生溶解,未溶解的血栓受血流的冲击易脱落成为栓子,随血流运行,可引起栓塞,造成严重后果。

2. 机化与再通　血栓形成后,由血管壁向血栓长入肉芽组织并逐渐取代血栓,称血栓机化。血栓机化在血栓形成后1~2 d即开始,较大的血栓完全机化需2~4周。在机化过程中,因血栓逐渐干燥收缩,其内部或与血管壁间出现裂隙,新生的内皮细胞长入并被覆其表面,形成互相沟通的管道,使血栓上下游的血流得以部分恢复,这种现象称为再通(图2-5)。

3. 钙化　长久的血栓未能被充分机化,可发生钙盐沉积。发生在静脉内有大量钙盐沉积的血栓称为静脉石。

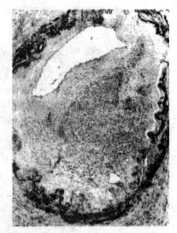

图2-5　机化的血栓
血管腔内血栓已经被肉芽组织取代并有再通现象

四、血栓对机体的影响

血栓的形成能对破裂的血管起阻止出血的作用。如胃、十二指肠溃疡和结核性空洞内的血管,有时在被病变侵袭破坏之前管腔内已有血栓形成,避免了大量出血,这是对机体有利的一面。然而,在多数情况下,血栓形成会对机体造成不利影响。

1.阻塞血管　阻塞动脉又不能建立有效的侧支循环时,引起局部组织的缺血性坏死(梗死),如脑梗死、心肌梗死等;阻塞静脉可引起淤血、出血等。

2.栓塞　血栓部分脱落成为栓子,随血流运行可引起栓塞。

3.心瓣膜变形　发生在心瓣膜上的血栓,机化后可以引起瓣膜增厚、皱缩、粘连、变硬,形成慢性心瓣膜病。

4.出血　见于DIC,微循环内广泛的血栓形成,消耗大量的凝血因子和血小板,从而造成血液的低凝状态,导致全身广泛出血。

第四节　栓　塞

在循环血液中出现的不溶于血液的异常物质,随血流运行,阻塞血管腔的现象,称为栓塞(embolism)。阻塞血管腔的异常物质,称为栓子(embolus)。最常见的栓子是脱落的血栓。此外,脂滴、羊水、气体、肿瘤细胞团等亦可作为栓子引起栓塞。

一、栓子的运行途径

栓子的运行途径一般与血流方向一致。左心和体循环动脉内的栓子,最终栓塞于口径与其相当的动脉分支;体循环静脉和右心内的栓子,栓塞于肺动脉主干或其分支;肠系膜静脉或脾静脉的栓子引起肝内门静脉分支的栓塞(图2-6)。有房间隔或室间隔缺损者,心腔内栓子偶尔可由压力高的一侧通过缺损进入另一侧心腔,再随动脉血流栓塞于相应的分支,这种栓塞称为交叉性栓塞。在罕见的情况下,会发生逆行性栓塞,如下腔静脉内的栓子,在剧烈咳嗽、呕吐等胸腹腔内压力增加时,可能逆血流方向运行,栓塞下腔静脉的所属分支。

【议一议】
栓子的运行途径有哪些? 空气栓塞是如何形成的?

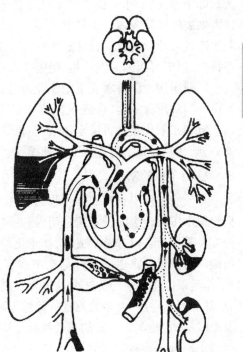

图2-6　栓子运行途径与栓塞模式

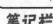

二、栓塞的类型和对机体的影响

（一）血栓栓塞

由血栓引起的栓塞称为血栓栓塞，是栓塞中最常见的一种。

1. 肺动脉栓塞　血栓栓子 90% 以上来自下肢深静脉。肺动脉栓塞的后果取决于栓子的大小、数量和心功能的状况。肺具有肺动脉和支气管动脉双重血液供应，一般情况下肺动脉小分支的栓塞不会引起明显的后果。若栓塞前已有左心衰竭和肺淤血，此时肺静脉压明显升高，单一支气管动脉不能克服其阻力而供血，因此造成局部肺组织缺血而发生出血性梗死（详见梗死章节）。若栓子巨大，栓塞于肺动脉主干或其大分支内，或肺动脉分支有广泛的多数栓塞，则会造成严重后果。患者出现突发性呼吸困难、发绀、休克等表现，大多因呼吸、循环衰竭而死亡。

2. 体循环动脉栓塞　栓子大多来自左心，常见的有亚急性感染性心内膜炎时左心瓣膜上的赘生物，以及二尖瓣狭窄的左心房血栓和心肌梗死时合并的附壁血栓。栓塞的后果视栓塞部位动脉供血情况而定。在肾、脾、脑，因终末动脉供血缺乏侧支循环，栓塞的结果是局部梗死。下肢大动脉以及肠系膜动脉主干栓塞亦会造成梗死。上肢动脉吻合支异常丰富，肝有肝动脉和门静脉双重供血，故很少发生梗死。

（二）气体栓塞

这是一种由多量气体迅速进入血液循环或溶解于血液内的气体迅速游离形成气泡，阻塞血管所引起的栓塞。

1. 空气栓塞　多发生于静脉破裂后空气的进入，尤其在静脉内呈负压的部位，如头颈部手术、胸壁和肺创伤时易发生空气栓塞。分娩时，子宫的强烈收缩亦可将空气压入破裂的静脉窦内。少量空气随血流进入肺组织后会溶解，一般不引起严重后果。若迅速进入静脉的空气量超过 100 mL，空气会在右心聚集，因心脏跳动，空气和血液经搅拌，形成可压缩的泡沫血，阻塞于右心和肺动脉出口，会导致循环中断而猝死。

2. 减压病　深潜水或沉箱作业者迅速浮出水面或航空者由地面迅速升入高空时发生。当气压骤减时，溶解在血液和组织液中的氧、二氧化碳和氮迅速游离，形成气泡。氧和二氧化碳易再溶于体液，但氮气难以溶解，遂在血管内形成气体栓塞。当影响心、脑、肺和肠时，可造成缺血和梗死，引起相应的症状，甚至危及生命。

（三）羊水栓塞

在分娩过程中子宫的强烈收缩，尤其是在羊膜破裂又逢胎头阻塞阴道口时，可能会将羊水压入破裂的子宫静脉窦内，并进入肺循环，造成羊水栓塞。镜下，见肺动脉小分支及毛细血管内有羊水成分，如角化的鳞状上皮细胞、胎毛、胎脂、脂便、黏液等，即可确诊。少量羊水也可通过肺毛细血管到左心，引起全身各器官的栓塞。本病很少见，但后果严重。表现为在分娩过程中或分娩后产妇突然出现严重呼吸困难、发绀、休克、抽搐甚至昏迷，大多数死亡。除肺循环的机械性阻塞外，羊水还可引起过敏性休克及 DIC 等，也是羊水栓塞的重要致死原因。

（四）脂肪栓塞

脂滴进入血液成为栓子引起的栓塞，称为脂肪栓塞。常见于长管状骨粉碎性骨折或脂肪组织严重挫伤时,骨髓或脂肪组织的脂肪细胞破裂所释放的脂滴进入血液,经静脉到达肺,栓塞肺小动脉和毛细血管。脂肪栓塞的后果取决于脂滴的大小和量的多少,以及全身受累的程度。若进入肺内的脂滴多,广泛栓塞于肺微血管,会引起肺功能不全的表现。直径小于 20 μm 的脂滴可通过肺进入左心,到达全身各器官,引起栓塞和小的梗死灶。尤其在脑,引起点状出血和梗死甚至脑水肿,患者可出现烦躁不安、幻觉甚至昏迷等表现。

(五)其他栓塞

细菌团、寄生虫及肿瘤细胞都可作为栓子引起栓塞。如脓毒血症、阿米巴痢疾引起的阿米巴肝脓肿、恶性肿瘤的转移瘤等。

第五节　梗　死

器官和局部组织由于血流中断,侧支循环不能迅速建立而引起的缺血性坏死,称为梗死(infarct)。由动脉阻塞引起的梗死多而且重要,静脉回流中断或静脉和动脉先后受阻亦可引起梗死。

一、梗死的原因和条件

任何引起血管阻塞,导致局部组织血液循环中断和缺血的因素都可引起梗死。

(一)原因

1. 血栓形成　是梗死最常见的原因,主要发生在冠状动脉、脑、肾、脾和下肢大动脉的粥样硬化合并血栓形成时。静脉内血栓形成一般只引起淤血、水肿,梗死偶见于肠系膜主干血栓形成而无有效的侧支循环时。DIC 引起的微小血栓可造成微小梗死。

2. 动脉栓塞　这也是梗死的常见原因,大多为血栓栓塞,亦见于气体、羊水、脂肪栓塞等。在肾、脾和肺的梗死中,由血栓栓塞引起者远比血栓形成者常见。

3. 动脉痉挛　如在冠状动脉粥样硬化的基础上,若发生强烈和持续的痉挛,可引起心肌梗死。

4. 管腔受压闭塞　多发生于静脉,如嵌顿性疝、肠套叠、肠扭转时,先有肠系膜静脉受压,血液回流受阻,静脉压升高,进一步肠系膜动脉亦会不同程度地受压使血流减少和阻断,静脉和动脉先后受压造成梗死。动脉受肿瘤或其他机械性压迫而致管腔闭塞时亦可引起相应器官组织的梗死。

(二)条件

侧支循环是否有效建立:双重血液循环的器官,有丰富吻合支,一般不会引起梗死,如肺、肠等;有些器官动脉吻合支较少,如心、脾、肾、脑等,当侧支循环不能有效建立时,常导致梗死。

二、梗死的病变和类型

梗死是局部性的组织坏死,梗死的部位、大小和形态,与受阻动脉的供血范围一

【议一议】
梗死在什么情况下发生?梗死是由于局部缺血而引起的坏死,为什么还有出血性梗死?

致。肺、肾、脾等器官的动脉呈锥形分支,因此梗死灶也呈锥体形,其尖端位于血管阻塞处,底部为该器官的表面,在切面上呈三角形(图2-7)。心冠状动脉分支不规则,梗死灶呈地图状。肠系膜动脉呈辐射状供血,故肠梗死呈节段性。在梗死的最初数小时内,无明显的形态改变。以后由于细胞溶酶体水解酶的释放,梗死区组织自溶,引起形态改变。

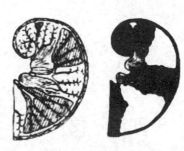

图2-7 肾动脉分支栓塞及肾贫血性梗死模式

根据梗死灶内含血量的多少,梗死可分为贫血性梗死和出血性梗死两大类。

(一)贫血性梗死

贫血性梗死主要是动脉阻塞的结果,常发生在组织结构比较致密和侧支血管细而少的器官,如脾、肾、心等脏器。梗死灶常呈灰白色,因而又称白色梗死。脑梗死多半为贫血性梗死,脑组织结构虽较疏松,但梗死主要发生在终末支之间只有少许吻合支的大脑中动脉和大脑前动脉供血区,梗死时不造成明显出血。梗死灶的各种形态改变,随动脉阻塞后时间的延续,才逐渐显露出来。心肌梗死在血流中断后6 h以上才能辨认,以后梗死区域逐渐变清晰,周围有中性粒细胞浸润而形成白细胞浸润带,3～4 d后,其边缘出现充血、出血带。梗死12～18 h后才能出现镜下凝固性坏死的改变,早期梗死灶内可见核固缩、核碎裂和核溶解,细胞质红染等坏死的特征;后期,细胞崩解呈红染的均质性结构,边缘有肉芽组织和瘢痕组织形成。

(二)出血性梗死

出血性梗死主要见于肺和肠等有双重血液供应或吻合支丰富和组织结构疏松的器官,并往往在淤血的基础上发生。梗死处有明显的出血,故称出血性梗死。梗死灶呈红色,所以又称红色梗死。

肺有双重血液供应,一般情况下,肺动脉分支的血栓栓塞不引起梗死;左心衰竭时,在肺静脉压力增高和肺淤血的情况下,结果则不同。此时,单以支气管动脉的压力,不足以克服肺静脉增高的阻力,以致血流中断发生梗死。因肺组织疏松,淤积在局部的血液和来自支气管动脉的血液从缺血损伤的毛细血管内大量漏出,进入肺泡腔内,造成出血性梗死。

肠梗死总是出血性的,无论是动脉或静脉的阻塞还是静脉和动脉先后受压,常见于肠套叠、肠扭转和嵌顿性疝,首先肠系膜静脉受压而淤血,受累肠段因压力增高而使血流减少或中断,导致局部缺血坏死,同时,淤积于血管网的红细胞大量漏出,造成出血性梗死。肠梗死亦可见于肠系膜上动脉主干的血栓栓塞或动脉粥样硬化合并血栓形成。肠系膜动脉主干阻塞时,虽有吻合支供血,但很有限,尤其在肠系膜动脉血栓栓塞时,常伴有心功能不全和心脏淤血,肠段乃发生梗死,此时来自吻合支的血液进入梗死区造成出血,形成出血性梗死。

三、梗死对机体的影响和结局

梗死对机体的影响决定于梗死的器官及梗死灶的大小和部位。肾、脾的梗死一般影响较小,肾梗死通常出现腰痛和血尿,不影响肾功能;肺梗死有胸痛和咯血;肠梗死常出现剧烈腹痛、血便和腹膜炎的症状;心肌梗死影响心脏功能,严重者可导致心力衰竭甚至猝死。四肢、肺、肠梗死等会继发腐败菌感染而造成坏疽。

梗死形成时,病灶周围血管扩张充血并有白细胞浸润,继而出现肉芽组织,并逐渐取代坏死组织,以后变为瘢痕。

小　结

本章主要介绍了几种常见的局部血液循环障碍,即充血、出血、血栓形成、栓塞和梗死五部分。

局部组织或器官内血液量多于正常称为充血,包括动脉性充血和静脉性充血。动脉性充血根据原因可分为生理性充血和病理性充血两类,其基本病理变化是细动脉和毛细血管的扩张。静脉性充血的原因有静脉血管受压、静脉血管阻塞和心力衰竭等,其基本的病理变化是细小静脉和毛细血管的扩张,若静脉性充血持续存在,可产生淤血性水肿,淤血性出血,实质细胞的变性、萎缩和坏死及淤血性硬化等后果。

血液由心血管内逸出称为出血。根据原因不同可分为破裂性出血和漏出性出血两大类。其基本的病理变化是血管外见红细胞和巨噬细胞,对机体的影响取决于出血量、出血速度和出血部位等。

在活体的心血管内血液成分形成固体质块的过程称为血栓形成。其发生条件有心血管内皮细胞的损伤、血流状态的改变及血液的凝固性增高三个方面。常见的血栓有白色血栓、混合血栓、红色血栓和透明血栓四种,可造成阻塞血管、栓塞、形成心瓣膜病、出血等影响。血栓的结局为溶解吸收或脱落、机化与再通、钙化。

血液中的异常物质随血流运行阻塞血管腔的现象称为栓塞。栓子的运行途径一般与血流方向一致,最终栓塞于口径与其相当的血管内。常见的有血栓栓塞、气体栓塞、羊水栓塞、脂肪栓塞等,每一种栓塞均可对机体造成严重影响。

器官或局部组织由于血流中断,侧支循环不能迅速建立而引起的缺血性坏死称梗死。形成的原因主要有血栓形成、动脉栓塞、动脉痉挛及血管受压闭塞等。根据梗死灶内含血液量的多少可将其分为贫血性梗死和出血性梗死两大类。梗死对机体的影响取决于梗死的器官及梗死灶的大小和部位。梗死灶形成后常被肉芽组织机化形成瘢痕。

📖 病案讨论

病例摘要　患者,男,27岁,因车祸3 h急诊入院。体检:呈休克状,双下肢严重挫伤,左小腿皮肤、肌肉撕裂出血。X射线检查见左侧胫腓骨中段骨折、右股骨下段骨折。经输液、输血、止血并手

笔记栏

术治疗后情况稳定。入院24 h后清醒。住院第6天自述胸部疼痛,咯血痰,观察1 d后胸痛自然减退,但时感胸闷。住院第15天,用力大便后忽感剧烈胸痛、气急,随即发绀,脉搏快弱,面色苍白,经抢救无效死亡。

尸检所见:①左右肺动脉内有灰褐色长形固体团块物阻塞,表面干燥,可见灰白色条纹。②右髂静脉切开见暗红色团块状物,中有灰白色条纹,质松脆,局部与血管壁粘连,其远段为均匀暗红色。镜下见固体团块物由粉红色及红色两种成分构成,前者呈分支小梁状。③左腘静脉切开腔内容物与髂静脉内容物相似,但部分呈灰白色,与静脉壁紧密粘连。④双肺边缘可见多数小楔形暗红实变区,其边缘部呈淡红及灰白色。镜下见暗红实变区仅见肺泡结构轮廓,细胞核消失,肺泡腔内可见红细胞或淡红染小泡(红细胞轮廓),淡红色区为新生毛细血管及成纤维细胞,其中有较多白细胞,灰白色区为胶原纤维。

讨论:

1.请做出病理诊断并列出诊断依据。
2.患者死亡的原因及机制是什么?
3.肺内病变的形成过程及机制如何?

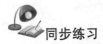**同步练习**

一、选择题

1.下列哪项不是慢性肺淤血引起的　　　　　　　　　　　　　　　　　　　　(　　)

　A.实质细胞增生　　　　　　　　　　　B.间质细胞增生

　C.肺水肿　　　　　　　　　　　　　　D.漏出性出血

2.右心衰竭时发生淤血的部位是　　　　　　　　　　　　　　　　　　　　　(　　)

　A.肺、肝、脾　　　　　　　　　　　　B.肝、脾、肾

　C.肺、脑、肝　　　　　　　　　　　　D.脑、脾、肺

3.槟榔肝发生于下列哪种情况　　　　　　　　　　　　　　　　　　　　　　(　　)

　A.肝细胞水肿　　　　　　　　　　　　B.肝细胞脂肪变性

　C.肝硬化　　　　　　　　　　　　　　D.慢性肝淤血

4 与血栓形成无关的是　　　　　　　　　　　　　　　　　　　　　　　　　(　　)

　A.血流缓慢　　　　　　　　　　　　　B.涡流产生

　C.纤维蛋白溶解酶增多　　　　　　　　D.心血管内膜损伤

5.有关血栓的论述,错误的是　　　　　　　　　　　　　　　　　　　　　　(　　)

　A.静脉血栓多于动脉血栓

　B.下肢血栓多于上肢

　C.层状血栓是混合血栓

　D.延续性血栓的形成顺序为红色血栓、白色血栓、混合血栓

6.肺动脉栓塞的栓子主要来自　　　　　　　　　　　　　　　　　　　　　　(　　)

　A.门静脉　　　　　　　　　　　　　　B.颈静脉

　C.下肢浅静脉　　　　　　　　　　　　D.下肢深静脉

7.肠系膜静脉系统的栓子,随血流运行,首先栓塞在哪一个器官　　　　　　　(　　)

　A.肺　　　　　　　　　　　　　　　　B.肝

　C.肠　　　　　　　　　　　　　　　　D.脑

8.附壁血栓脱落后可引起　　　　　　　　　　　　　　　　　　　　　　　　(　　)

　A.门静脉栓塞　　　　　　　　　　　　B.脑动脉栓塞

　C.肝静脉栓塞　　　　　　　　　　　　D.肺动脉栓塞

9. 栓塞时常伴有 DIC 发生,主要见于　　　　　　　　　　　　　（　　）

　　A. 血栓栓塞　　　　　　　　　　B. 脂肪栓塞

　　C. 空气栓塞　　　　　　　　　　D. 羊水栓塞

10. 肾梗死属于下列哪种坏死类型　　　　　　　　　　　　　　　（　　）

　　A. 凝固性坏死　　　　　　　　　B. 液化性坏死

　　C. 干酪样坏死　　　　　　　　　D. 坏疽

11. 梗死灶的形状取决于　　　　　　　　　　　　　　　　　　　（　　）

　　A. 梗死区血管的走向　　　　　　B. 梗死灶的大小

　　C. 梗死灶的含血量　　　　　　　D. 梗死的类型

12. 心肌梗死灶的肉眼形状常呈　　　　　　　　　　　　　　　　（　　）

　　A. 楔形　　　　　　　　　　　　B. 地图状

　　C. 节段性　　　　　　　　　　　D. 锥形

13. 贫血性梗死可发生于　　　　　　　　　　　　　　　　　　　（　　）

　　A. 心、肝、肾　　　　　　　　　B. 脑、肺、肝

　　C. 心、肾、脾　　　　　　　　　D. 肺、肠、肝

14. 男,14 岁,右大腿深部巨大血管瘤,术后情况良好,伤口一期愈合。拆线后下床活动 5 min
后,突然晕倒,抢救无效死亡。应考虑　　　　　　　　　　　　（　　）

　　A. 脑血管意外　　　　　　　　　B. 心肌梗死

　　C. 休克致死　　　　　　　　　　D. 肺动脉栓塞

15. 一位心肌梗死患者,心内膜有附壁血栓,主要是因为　　　　　（　　）

　　A. 血流缓慢　　　　　　　　　　B. 涡流形成

　　C. 心血管内膜损伤　　　　　　　D. 血液凝固性升高

16. 肺组织病理学检查显示:肺组织肿胀,重量增加,质地变硬。光镜下见纤维组织增生,肺泡
壁增厚,可见巨噬细胞吞噬含铁血黄素。该患者最可能的临床诊断是　　（　　）

　　A. 尘肺　　　　　　　　　　　　B. 细菌性肺炎

　　C. 肺结核　　　　　　　　　　　D. 慢性充血性心力衰竭

(17～20 题共用备选答案)

　　A. 白色血栓　　　　　　　　B. 红色血栓　　　　　　　C. 混合血栓

　　D. 透明血栓　　　　　　　　E. 静脉血栓

17. 由血小板和少量纤维蛋白构成的血栓属于　　　　　　　　　（　　）

18. 形成于微循环血管内的血栓属于　　　　　　　　　　　　　（　　）

19. 延续性血栓的尾部属于　　　　　　　　　　　　　　　　　（　　）

20. 室壁瘤内的附壁血栓属于　　　　　　　　　　　　　　　　（　　）

二、填空题

1. 根据血管壁损伤的情况,局部出血可分为_____和_____两类。

2. 羊水栓塞的主要部位是_____。

3. 发生出血性梗死时,组织器官除应具备双重血液循环外,还应具备的条件是_____
和_____。

三、名词解释

1. 动脉性充血　2. 心力衰竭细胞　3. 血栓形成

四、问答题

1. 简述淤血的原因及后果。

2. 简述血栓形成对机体的影响。

3. 试比较贫血性梗死和出血性梗死。

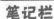

第三章

炎　症

学习目标

◆熟记炎症、炎症介质、渗出、脓肿、蜂窝织炎、假膜性炎、肉芽肿性炎的概念。
◆阐述炎症的基本病理变化。
◆举例说出炎症的病理类型和病变特点。
◆指出炎症的临床表现及其经过与结局。
◆列出炎症的常见原因。

【议一议】
　　我们所知道的哪些是炎症性疾病? 炎症对机体的意义及基本病理变化有哪些?

　　炎症(inflammation)是具有血管系统的活体组织对损伤因子所发生的防御性反应。其基本病理变化包括变质、渗出和增生。炎症局部的主要临床特征是红、肿、热、痛和功能障碍,全身反应有发热、血液中细胞成分发生变化等。

　　炎症是一种十分常见而又重要的基本病理过程。如疖、痈、阑尾炎、肝炎、肺炎、肾炎、脑膜炎、某些过敏性疾病和传染性疾病等均属炎症性疾病。在炎症过程中,一方面致炎因子直接或间接地使局部组织变质,代谢紊乱及功能障碍;另一方面通过炎性渗出,能局限、消灭致炎因子,清除异物和自身伤亡细胞,阻止损伤加剧;最终,增生使损伤组织得以修复。总之,炎症是致炎因子对机体的损伤和机体抗损伤的对立过程。

　　尽管炎症是机体一种以防御为主的病理过程,但这个过程却不可避免地给机体造成一定程度的伤害,特别是一些过敏性炎症,还可能危及患者的生命。因此,我们必须充分认识和运用炎症的基本知识,扬利避害,最大可能地减少致炎因子对机体的损伤。

第一节　炎症的原因

　　凡是能引起组织损伤的因素均可成为炎症的原因。致炎因子种类繁多,可归纳为以下几类:

　　1.生物性因素　包括细菌、病毒、立克次体、螺旋体、支原体、真菌和寄生虫等,是炎症最常见而重要的原因。由生物因素引起的炎症又称为感染。病原体除了能侵入局部组织繁殖,产生毒素引起直接损害或者蔓延扩散外,还可由其抗原性诱发免疫反应导致炎症。

　　2.物理因素　如温度的高低、放射线、机械性切割和挤压等。

3.化学因素　包括强酸、强碱等腐蚀性物质,由组织坏死产生的崩解产物和某些病理情况下堆积于体内的代谢产物如尿酸、尿素等。

4.免疫反应　免疫反应所造成的组织损伤常见于各型变态反应性炎症,如变应性鼻炎、荨麻疹及某些类型的肾小球肾炎等。

第二节　炎症的基本病理变化

各种炎症性疾病在临床上表现各异,但不论是何种致炎因子,或是发生在何种组织,炎症局部均表现为变质、渗出及增生这三种基本病理变化,其中以血管反应为中心的渗出性变化是炎症的重要标志。不同的炎症或炎症的不同阶段,三者的变化程度和组成方式不同,有时也可互相转化。

一、变　质

变质(deterioration)是指炎症局部组织发生的变性和坏死。致炎因子的直接损伤作用、炎症过程中发生的血液循环障碍和炎症反应产物的共同作用,造成局部组织的变质。此时局部组织的代谢和功能也发生不同程度的障碍。

(一)形态变化

1.实质细胞　常见的有细胞水肿、脂肪变性及凝固性坏死或液化性坏死等。

2.间质　结缔组织可发生黏液样变性、纤维蛋白样坏死及组织崩解等。

(二)代谢变化

炎症局部组织的代谢改变以分解代谢增强为特点,表现为以下两个方面:

1.局部酸中毒　炎症早期血流加快,氧化过程增强,局部耗氧量增加。继之发生局部血液循环障碍和酶系统受损,氧化不全的中间代谢产物(乳酸、脂肪酸、酮体等)堆积,使炎症区氢离子浓度增高,导致局部酸中毒。局部酸中毒有抑制病菌生长和促使血管壁通透性增加的作用。

2.组织内渗透压增高　由于分解代谢活跃、氧化不全的中间产物堆积及坏死组织崩解,炎症区内的胶体渗透压和晶体渗透压均有不同程度增高,形成炎性渗出的基础。

(三)炎症介质

参与并诱导炎症发生的具有生物活性的化学物质称炎症介质或化学介质。这类物质在致炎因子作用下,由局部细胞或血浆中某些成分产生和释放。炎症介质种类繁多,发挥的作用也不尽相同,但它们有着十分密切的联系,且相互交织,相互促进,在炎症的发生和发展中有着举足轻重的介导作用。依据炎症介质的来源,可划分为细胞源性炎症介质和血浆源性炎症介质。本节主要介绍以下几种。

1.细胞源性炎症介质

(1)血管活性胺　①组胺:主要存在于嗜碱性粒细胞和肥大细胞的胞质异染颗粒中。当致炎因子激活上述细胞膜表面的卵磷脂酶或蛋白酶时,细胞膜受损,细胞脱颗粒,释放组胺。组胺可使细动脉扩张;细静脉内皮细胞收缩,静脉管壁的通透性增高;并对嗜酸性粒细胞有趋化作用。②5-羟色胺(5-HT):主要来自于血小板和肠嗜铬细胞,作用与组胺相似。

(2)花生四烯酸代谢产物　细胞的磷脂酶在致炎因子和炎症介质的刺激下被激活,从而增强了花生四烯酸的代谢并释放其代谢产物,包括前列腺素和白三烯。其主要作用为:使血管扩张、血管壁通透性增高、白细胞渗出、发热、疼痛等。某些抗炎药物如阿司匹林、吲哚美辛和类固醇激素能抑制花生四烯酸代谢,减轻炎症反应。

(3)溶酶体释放的介质　由中性粒细胞和单核细胞释放,其作用为:使组织受损,促进肥大细胞释放组胺。

(4)淋巴因子　致敏的T淋巴细胞再次与相应的抗原接触,可产生多种淋巴因子。淋巴因子有调节其他类型细胞的功能,在变态反应性炎症和慢性炎症中起重要作用。

2.血浆源性炎症介质

(1)激肽系统　炎症造成的组织损伤可激活血浆中凝血因子Ⅻ,经过一系列反应激活激肽系统,产生缓激肽。缓激肽扩张细动脉的作用十分显著,并使细静脉管壁通透性增高;同时还是最强烈的致痛物质。

(2)补体系统　是血浆中具有酶活性的一组蛋白质,在脾、淋巴结和骨髓内合成。补体系统能促使肥大细胞和血小板释放组胺,其中C5a对吞噬细胞有强烈的趋化作用。

(3)凝血酶系统　炎症时由于各种刺激,第Ⅻ因子被激活,启动了血液凝固系统和纤维蛋白溶解系统,血浆中的凝血酶原转为凝血酶,后者使纤维蛋白原变为纤维蛋白。纤维蛋白在纤维蛋白溶解系统的作用下降解为纤维蛋白多肽,纤维蛋白多肽能使血管壁通透性增强并对白细胞有趋化作用。

主要炎症介质的作用小结如表3-1。

表3-1　主要炎症介质的作用及种类

作用	炎症介质的种类
血管扩张	组胺、缓激肽、前列腺素、一氧化氮
血管通透性升高	组胺、缓激肽、补体、白三烯
趋化作用	白三烯、C5a、阳离子蛋白、细胞因子
发热	前列腺素、细胞因子
疼痛	缓激肽、前列腺素
组织损伤	溶酶体酶、氧自由基、一氧化氮

二、渗　出

【思考】
　　炎症渗出的基本过程有哪些?炎症渗出液对机体有何利弊?

渗出(exudation)是指在炎症局部,血管内的液体、蛋白质和细胞成分通过血管壁进入组织间隙、浆膜腔、黏膜表面及体表的过程。渗出在炎症反应中具有重要的防御作用,是消除病原因子和有害物质的积极因素。急性炎症及炎症早期,渗出病变最为明显,以血管反应为主,包括血流动力学改变,血管壁通透性增高和白细胞的渗出及吞噬等。

(一)血流动力学改变

当致炎因子作用于局部组织后,局部微循环很快发生血流动力学改变,这种改变一般按下列顺序发生:①迅速出现短暂的细动脉痉挛,持续仅几秒;②细动脉和毛细血管扩张,局部血流量增多,发生动脉性充血,即炎症充血,这个时期持续时间不等,有的可长达数小时;③在毛细血管大量开放和扩张之后,血流变慢,血管壁通透性增高,血液的液体成分渗出,致使局部血液浓缩,黏度增加;④随着血流变慢,轴流加宽,最后血流停滞,此时白细胞靠边或附壁(图3-1)。

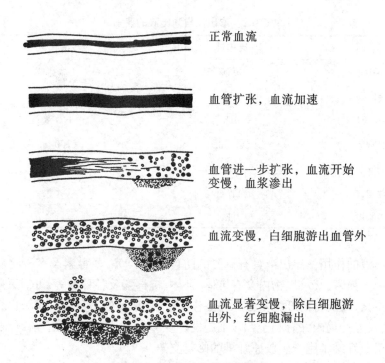

正常血流

血管扩张,血流加速

血管进一步扩张,血流开始变慢,血浆渗出

血流变慢,白细胞游出血管外

血流显著变慢,除白细胞游出外,红细胞漏出

图3-1　血流动力学变化模式

炎症充血的发生机制与神经体液因素有关。①神经因素:当局部组织受到致炎因子刺激时,通过轴突反射和血管运动神经的兴奋,使血管扩张,这种作用时间短暂。②体液因素:炎症介质如组胺、激肽及补体等均具有较强的扩张血管作用,体液因素作用时间较长。

(二)血管壁通透性增高

炎症时由于致炎因子的作用,血管壁通透性增高,致使大量液体及细胞成分渗出。

1.血管壁通透性增高的机制

(1)内皮细胞收缩　组胺、缓激肽和其他炎症介质与内皮细胞受体结合后引起内皮细胞收缩,使其连接处缝隙加大。

(2)内皮细胞的损伤　严重烧伤或细菌感染,可直接损伤内皮细胞,使之坏死脱落。

(3)穿胞作用增强　炎症时内皮细胞吞饮小泡增多,吞饮能力增强,血浆中分子量较小的物质可通过内皮细胞的吞饮作用渗出到血管外。

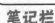

2. 液体渗出　由于血管壁通透性增高,血液中的液体成分通过血管壁到达血管外的过程,称为液体渗出。渗出的液体称为渗出液。渗出液积存于组织间隙,称为炎性水肿。积存在体腔的渗出液称为积液。

炎性渗出液与非炎性漏出液在发生机制、成分和治疗上都有所不同。非炎性漏出液积留于体腔时,也称积液。所以,临床上如遇到体腔积液的患者,首先应当鉴别是炎症引起的渗出液还是其他疾病引起的漏出液,以便明确诊断,进行正确的治疗。其鉴别要点如表3-2。

表3-2　渗出液与漏出液的鉴别

鉴别项目	渗出液	漏出液
原因	炎症	淤血
蛋白质	25 g/L↑	25 g/L↓
比重	1.018↑	1.018↓
细胞数	>500/mm^3	<100/mm^3
Rivalta 试验	+	-
凝固性	自凝	不凝
透明度	浊	清

3. 渗出液的作用　渗出液具有重要的防御作用:①稀释毒素及有害物质,以减轻毒素对组织的损害;②渗出物内含有抗体、补体、抗毒素及各种酶等,可消灭病原体,中和或灭活毒素;③所含的纤维蛋白原在酶作用下,变成交织成网的纤维蛋白,能阻止细菌扩散,使炎症灶局限并有利于吞噬细胞发挥吞噬作用;④在炎症后期,纤维蛋白网还可成为利于成纤维细胞产生胶原纤维的修复支架。

渗出虽然是机体对抗致炎因子的积极反应,但渗出物过多时,可压迫邻近器官,影响其功能,如:严重的喉头水肿引起的窒息;心包纤维蛋白渗出不能完全被吸收时,发生机化,引起组织粘连。

(三)白细胞的渗出和吞噬作用

白细胞的渗出是炎症反应的重要形态学特征。各种白细胞通过血管壁游出到血管外的过程,称为白细胞渗出。渗出的白细胞称为炎症细胞。炎症细胞聚集在炎症区域的现象,称为炎症细胞浸润。白细胞渗出是一种主动过程,是防御反应的主要表现,其大致步骤为白细胞附壁、游出、趋化性和吞噬等。

1. 附壁　正常情况下,血液中的有形成分在血流中心带流动称为轴流。血浆成分在血流的边缘带流动,称为边流。炎症局部血管扩张、血流变慢或停滞,则轴流变宽、消失,白细胞由轴流进入边流。白细胞靠近血管壁缓慢滚动的这种现象,称为白细胞靠边。靠边的白细胞与血管壁黏附,紧贴在内皮细胞表面,这种现象称为白细胞附壁或黏着。

目前认为这种黏着是由内皮细胞及白细胞表面的黏附分子介导完成的。炎症时,白细胞表达的黏附分子增加,促进了二者的亲和性。

2. 游出　白细胞穿过血管壁进入周围组织的过程,称为白细胞游出。附壁的白细胞在内皮细胞的连接处伸出伪足,首先是部分胞体穿出,继之为核,最后是细胞器及剩余胞质穿出,在内皮细胞和基底膜之间停留片刻后,穿过基底膜到达血管外(图3-2)。这种以阿米巴样运动游出的形式,是主动移动过程。血浆中所有的白细胞都以这样的方式游出,但中性粒细胞的运动能力最强,游出最快,淋巴细胞的运动能力最弱。白细胞游出是炎症的一个显著特点。白细胞一旦游出血管外,就不能再回到血管内,而是沿组织间隙向炎症区中心集中。白细胞离开血管、聚集于炎症区组织间隙的现象称炎症细胞浸润。

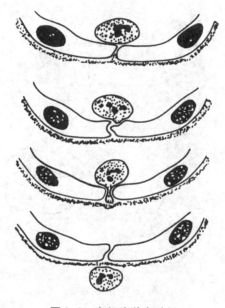

图 3-2　白细胞游出过程

关于白细胞游出的机制,还不完全清楚,可能与致炎因子、组织坏死的崩解产物及炎症介质的刺激有关。

3. 趋化作用　白细胞游出后,沿着组织间隙向炎症灶集中,由于这种定向游走受某些化学物质的吸引,故称为趋化性或趋化作用。能引起白细胞定向游走的物质,称为趋化因子。趋化因子的作用是有特异性的,不同的趋化因子吸引不同的白细胞,不同的白细胞对趋化因子的反应能力也不一样。中性粒细胞与单核细胞对趋化物质反应明显,而淋巴细胞反应较弱。趋化机制尚不十分清楚,目前认为,白细胞表面有一种能与趋化因子结合的特殊受体,当二者结合后,发生一系列生化反应,导致白细胞内游离 Ca^{2+} 增多,刺激胞质内的收缩蛋白,促使白细胞定向运动。趋化因子来源于血浆(内源性)或细菌及其代谢产物(外源性)。

4. 吞噬作用　白细胞到炎症灶内对病原体和组织崩解碎片进行吞噬与消化的过程,称为吞噬作用。吞噬作用是炎症过程中重要的防御反应。吞噬细胞有两种,其一是中性粒细胞(又称小吞噬细胞),数量最多,是机体清除和杀灭病原生物的主要成分;其二是巨噬细胞(又称大吞噬细胞),它能吞噬中性粒细胞不能吞噬的某些病原生物(如结核杆菌、伤寒杆菌、寄生虫及其虫卵)和较大的组织碎片、异物、坏死的细胞等。

吞噬过程大致分为三个阶段：

（1）识别和黏着　在炎症灶内，吞噬细胞首先与病原体或组织崩解碎片等异物接触，借助表面的 Fc 和 C3b 受体，识别被抗体或补体包裹的病原体，并与其结合，病原体就此黏着在吞噬细胞表面。

（2）包围吞入　吞噬细胞伸出伪足或者胞膜内陷将黏着在其表面的异物包围，而后互相融合形成含有吞噬物的泡状小体，称为吞噬体。然后吞噬体移入细胞内部与溶酶体融合，形成吞噬溶酶体（图 3-3）。

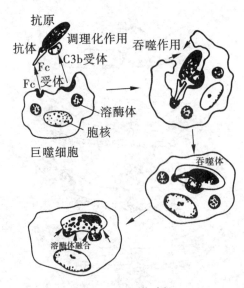

图 3-3　吞噬过程

（3）杀灭与降解　将吞噬的异物杀灭主要通过吞噬细胞的溶酶体酶及代谢产物来完成。溶酶体内的溶菌酶水解细菌细胞壁的肽聚糖成分，使细菌崩解；溶酶体的乳铁蛋白能夺取细菌所必需的铁，抑制细菌生长；炎症局部的酸性代谢产物降低了吞噬细胞溶酶体的 pH 值，当 pH 值在 4.0 以下时，细菌难以继续生长，有许多病原体就是在这种环境中被杀死的。

5.炎症细胞的种类和功能　炎症区内的炎症细胞多数从血液中渗出而来，如中性粒细胞、单核细胞、嗜酸性粒细胞、淋巴细胞等，也有的来自组织增生的各类细胞如淋巴细胞、巨噬细胞、浆细胞等。

（1）中性粒细胞　细胞质中富含中性颗粒，是溶酶体的表现方式，颗粒内有多种酶类，主要有碱性磷酸酶、溶蛋白酶、溶菌酶等。中性粒细胞的运动能力与吞噬能力均较强，能吞噬多种细菌、坏死组织碎片及抗原-抗体复合物。完成吞噬作用后中性粒细胞很快死亡（3~4 d），继之释放出各种蛋白溶解酶，溶解坏死组织及纤维蛋白以利吸收或排出。其阳离子蛋白对单核巨噬细胞有趋化作用，常见于急性炎症及炎症早期。

（2）巨噬细胞　炎症区的巨噬细胞主要来自血液中的单核细胞，少数由局部组织的细胞增生而来。巨噬细胞具有很强的吞噬能力，能吞噬中性粒细胞不能吞噬的病原体、异物和较大的组织碎片。遇到体积太大的异物,它便采用细胞融合或胞核分裂的方式,形成多核巨细胞,对异物包围和吞噬。巨噬细胞遇到不同的病原体,表现出具有一定特异性的形态变化,具有十分重要的形态学诊断价值。有时巨噬细胞吞噬的病原体未能被杀死,可随细胞的游走在体内扩散。巨噬细胞常出现在急性炎症后期、慢性炎症、非化脓性炎症(如结核病、伤寒病)、病毒性感染和原虫感染等。

(3)嗜酸性粒细胞 运动能力弱,主要吞噬免疫复合物。嗜酸性粒细胞增多见于寄生虫病(如蛔虫病、血吸虫病等)和某些变态反应性疾病(如哮喘、变应性鼻炎等)。

(4)淋巴细胞和浆细胞 淋巴细胞运动能力弱,也无吞噬能力。在慢性炎症时,尤其是结核杆菌、病毒感染时,淋巴细胞可分化为 T 细胞和 B 细胞两类。T 淋巴细胞受抗原刺激后,转变为致敏淋巴细胞,当再次与相应抗原接触时释放淋巴因子发挥细胞免疫作用;B 淋巴细胞在抗原刺激下增殖转化为浆细胞,产生、释放各种免疫球蛋白(抗体),起体液免疫作用。淋巴细胞和浆细胞是进行免疫反应的主要细胞。

(5)嗜碱性粒细胞和肥大细胞 嗜碱性粒细胞来自血液,肥大细胞则存在于结缔组织内与血管周围。这两种细胞在形态和功能上有许多相似之处,胞质中均含有嗜碱性、异染性颗粒,当受到炎症(特别是变态反应性炎症)刺激时,细胞脱颗粒,释放组胺、肝素和 5-羟色胺,引起炎症反应。

三、增 生

增生(hyperplasia)是指在致炎因子和组织崩解产物的作用下,炎症区内细胞增殖,细胞数目增多的现象,以巨噬细胞、血管内皮细胞和成纤维细胞的增生最为常见。在某些情况下,炎症灶周围的上皮细胞或实质细胞也增生。增生是一种防御反应,可限制炎症的蔓延,使受损组织得以修复。一般在炎症后期或慢性炎症时增生现象较显著。但某些炎症在疾病的初期,就表现明显的细胞增生,如伤寒病时,全身单核巨噬细胞系统增生;急性肾小球肾炎时,肾小球的血管内皮细胞及间质细胞明显增生等。

在炎症增生和修复过程中,增生的成纤维细胞、毛细血管和各种炎症细胞等构成肉芽组织,最后演变成瘢痕组织,使受损组织得以修复。但是,过度的增生又可对原有组织造成破坏,影响器官的功能,如肝炎后的肝硬化、心肌炎后的心肌硬化等。

综上所述,任何炎症都具有变质、渗出、增生三种基本病变。同时由于致炎因子的不同,机体反应性的不同,炎症发生部位和发展阶段的不同,形成的基本病变亦各有侧重。有的炎症以变质为主,有的炎症渗出明显,有的炎症则增生突出。一般在急性炎症或炎症早期,往往以变质与渗出性变化为主,慢性炎症或炎症的后期则以增生性变化为主。变质、渗出与增生三者之间密切联系,相互促进,相互转化,构成炎症的复杂过程。

第三节　炎症局部的临床表现和全身反应

一、炎症局部的临床表现

炎症局部的临床表现为红、肿、热、痛和功能障碍,以体表的急性炎症最为明显,其发生机制如下。

1.红　炎症早期由于动脉性充血,局部氧合血红蛋白较多,组织呈鲜红色;随之静脉性充血,还原型血红蛋白增多而呈暗红色。

2.肿　急性炎症时由于炎性充血、渗出物增多致炎性水肿。慢性炎症时,则由局部组织细胞增生所致。

3.热　由于炎症局部动脉性充血,血流量增多以及血流速度加快,炎症区域代谢增强,产热增多使局部温度升高。

4.痛　炎症局部疼痛与多种因素有关。炎症介质的释放,如缓激肽、前列腺素、5-羟色胺的刺激是引起疼痛的首要原因;其次,炎症造成的组织损伤、坏死,使局部钾离子、氢离子集聚,组织张力增高,压迫神经末梢也可引起疼痛。一些结构致密或者感觉神经末梢分布较多的部位,如牙髓、手指、外耳道等部位发生炎症时疼痛尤为明显。

5.功能障碍　炎症灶内实质细胞的变性、坏死、代谢异常、渗出物增多所造成的机械性压迫、阻塞等,都可能引起炎症局部组织和器官的功能障碍。同时,局部组织的肿胀和疼痛,也会引起功能障碍,肢体的活动受限更为明显。

二、炎症的全身反应

虽然致炎因子主要作用于局部,引起局部的炎症性病变,但局部的病变也可波及全身。炎症病变较严重时,尤其是病原生物性因素引起的炎症,病原生物在体内蔓延扩散时常有显著的全身反应。

1.发热　炎症性疾病,特别是急性炎症常伴有发热。

一般情况下,发热可促进抗体形成和增强单核巨噬细胞系统的功能,并加强肝的解毒功能,具有重要的防御意义。但体温过高或发热持续过久可引起物质消耗过多,防御反应减弱而对机体不利。有些严重的炎症病变,体温反而不升高,说明机体反应性差,抵抗力低,是预后不良的征兆。

2.血中白细胞变化　炎症时,血液中白细胞的数量、比值等均发生变化。这些变化随炎症的原因、炎症所处的阶段而不同。由细菌引起的急性炎症常伴有中性粒细胞增多,而伤寒病、病毒感染时有减少的趋势。寄生虫和变态反应性疾病,血中嗜酸性粒细胞增多,慢性炎症则常见淋巴细胞增多。患者机体的抵抗力和感染的严重程度不同,其变化各异,在严重感染而抵抗力较强时,外周血液中幼稚的杆状核中性粒细胞增多,这种现象称为核左移。而抵抗力差时,中性粒细胞的数目反而减少。

检查血液中白细胞的变化,对炎症的诊断、病原体的种类、病情及病程的判断具有重要的临床意义。

3.单核巨噬细胞系统的增生　炎症灶中的病原体、组织崩解产物,经淋巴管到局部淋巴结或经血液到全身其他单核巨噬细胞系统,刺激该系统的细胞增生,功能加强,对吞噬、消化病原体和组织崩解产物十分有利。临床上表现为肝、脾、淋巴结肿大。

4.实质器官的病变　炎症严重时,因病原微生物及其毒素、发热和血液循环障碍等因素的作用,患者心、肝、肾等器官的实质细胞常发生水样变性、脂肪变性,甚至出现坏死,由此引起相应的临床表现。

【讨论】
　　炎症时,血液中的白细胞有哪些变化?有何临床意义?

第四节　炎症的类型

　　根据炎症局部组织的基本病变将炎症分为变质性炎症、渗出性炎症和增生性炎症三大类型。这种分类是相对的。同一致炎因子作用于同一机体,在不同的功能状态下,炎症发生的类型不同,病变发展过程也不一样。

一、变质性炎症

　　变质性炎症(degenerative inflammation)是指以组织、细胞的变性、坏死为主,而渗出与增生性变化比较轻微的一类炎症。常见于某些重症感染、中毒及变态反应等。如急性普通型肝炎,病变主要为肝细胞广泛变性;流行性乙型脑炎,病变主要是神经细胞的变性、坏死。

　　变质性炎症多呈急性经过,也可以迁延不愈。这类炎症常发生在实质器官,引起相应器官的实质细胞变性、坏死,造成相应器官的功能障碍。

二、渗出性炎症

　　以渗出性变化为主的炎症称为渗出性炎症。炎症灶内形成大量渗出物为其显著特征。这类炎症往往伴有较明显的细胞变性、坏死,而增生性改变比较轻微。

　　根据渗出物的主要成分和病变特点,一般将渗出性炎症分为浆液性炎症、纤维蛋白性炎症、化脓性炎症和出血性炎症。

(一)浆液性炎症

　　浆液性炎症(serous inflammation)以血浆渗出为主,其中含有少量白细胞及纤维蛋白。浆液性炎症常发生于黏膜、浆膜、皮肤、肺及疏松组织等部位。浆液性炎症发生于皮肤时,可形成水疱(如皮肤二度烧伤时渗出液蓄积于表皮内);发生于浆膜时形成积液,如渗出性结核性胸膜炎;发生在疏松组织,局部出现明显的炎性水肿;发生于黏膜时,渗出物可排出体外,如感冒初期的流鼻涕等。

　　浆液性炎症一般呈现急性经过,病变组织破坏轻微,病因消除后即刻消退,不留痕迹。但是如果心包腔和胸膜腔内有大量积液,可影响到心肺的功能。

(二)纤维蛋白性炎症

　　纤维蛋白性炎症(fibrinous inflammation)以纤维蛋白原渗出并在炎症灶内形成纤维蛋白为特征。渗出的纤维蛋白原在凝血酶的作用下,转化为交织成网的纤维蛋白,网中有数量不等的中性粒细胞及坏死组织的碎屑。引起纤维蛋白性炎症的致炎因子多为白喉杆菌、痢疾杆菌、肺炎球菌的毒素、尿毒症时的尿素、汞中毒等。纤维蛋白性炎症好发于黏膜(咽、喉、气管、结肠)、浆膜(胸膜、腹膜、心包膜)及肺,根据致炎因子和炎症部位的差异,病变表现的特征也不相同。

　　1.黏膜纤维蛋白性炎症　渗出的纤维蛋白、白细胞、脱落的上皮细胞和坏死组织等混合在一起,形成灰白色膜状物,覆盖在黏膜表面,称假膜。因此,黏膜的纤维蛋白性炎又称假膜性炎。有的假膜牢固附着于黏膜面不易脱落,如咽白喉;而有的假膜容易脱落,如气管白喉,脱落的假膜堵塞支气管引起窒息。

2. 心包膜的纤维蛋白性炎症 由于心脏的不断搏动,使渗出物附着在心包脏、壁两层表面形成绒毛状,故称"绒毛心"。

3. 肺的纤维蛋白性炎症 多见于肺炎球菌引起的大叶性肺炎。渗出物充满肺泡腔,并交织成网,网中有数量不等的中性粒细胞或红细胞等,引起肺实变。

纤维蛋白性炎症多呈急性经过,渗出的纤维蛋白被渗出物内的中性粒细胞释放的溶蛋白酶溶解后,可被机体吸收或排出。血浆和组织中含有抗胰蛋白酶,对溶蛋白酶有拮抗作用。如果浆膜腔的纤维蛋白性炎症渗出较多,溶蛋白酶相对较少或抗胰蛋白酶较多,纤维蛋白则不能被完全溶解,而发生机化,导致浆膜增厚、粘连,甚至浆膜腔闭塞,严重影响相应器官的功能。

(三)化脓性炎症

化脓性炎症(suppurative inflammation)以中性粒细胞大量渗出,并伴有不同程度的组织坏死和脓液形成为特征。

化脓性炎症灶内,渗出的中性粒细胞变性、坏死崩解释放出蛋白溶解酶,将坏死组织溶解液化的过程称化脓。化脓过程中形成的脓性渗出物称脓液。脓液为一种灰黄色或黄绿色的混浊凝乳状液体,其主要成分为大量变性、坏死的中性粒细胞,溶解的坏死组织、细菌及少量浆液等。其中变性、坏死的中性粒细胞称脓细胞。

根据化脓性炎症发生的原因和部位,可将其分为如下三种类型:

1. 脓肿(abscess) 脓肿为器官或组织内局限性化脓性炎症,主要特征是局部组织发生坏死溶解,形成充满脓液的腔。脓肿多发生在皮下或内脏,常由金黄色葡萄球菌引起。这些细菌产生的毒素使局部组织坏死,继而大量中性粒细胞浸润,释放蛋白酶将坏死组织液化,形成含有脓液的空腔。小的脓肿机体可以自行吸收消散,较大的脓肿则由于脓液过多无法吸收完全,须切开排脓或穿刺抽脓,而后由肉芽组织修复,形成瘢痕。

疖(furuncle):是单个毛囊及其所属皮脂腺所发生的脓肿。

痈(carbuncle):是多个疖的融合,在皮下脂肪、筋膜组织中形成许多互相沟通的脓肿,必须及时切开引流排脓,才能修复愈合。好发于颈项部和肩背部等毛囊及皮脂腺丰富的部位。

深部组织脓肿向体表或自然管道穿破,可形成窦道或瘘管。

窦道(sinus tract):是指向体表、体腔或自然管道穿破,形成只有一个开口的病理性盲管。

瘘管(fistula):是指一端向体表穿破,另一端向自然管道(消化道或呼吸道等)穿破,或两个有腔器官之间沟通,形成有两个以上开口的排脓管道。如肛门周围脓肿,可向皮肤穿破,形成窦道;也可一端开口于皮肤,另一端开口于直肠肠腔,形成肛瘘。

窦道和瘘管不断排出脓性渗出物,经久不愈(图3-4)。

【比较】
脓肿和蜂窝织炎有何不同?脓肿穿破后可引起哪些病变?

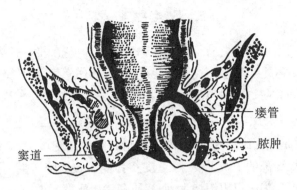

图 3-4　肛门直肠周围脓肿的窦道、瘘管形态

2.蜂窝织炎(cellulitis)　在疏松组织中发生的弥漫性化脓性炎症称为蜂窝织炎,常见于皮下组织、肌肉和阑尾,主要由溶血性链球菌引起。链球菌能分泌透明质酸酶,分解结缔组织基质的透明质酸;同时也能分泌链激酶,溶解纤维蛋白。因此,细菌容易扩散造成炎症弥漫性浸润,全身中毒症状明显。炎症区组织间隙有明显水肿和大量中性粒细胞弥漫浸润。原有的组织不发生显著的坏死和溶解,炎症灶与周围正常组织无明显界限。单纯的蜂窝织炎愈后一般不留痕迹。

3.表面化脓和积脓　表面化脓是指发生在浆膜或黏膜组织的化脓性炎症。脓液蓄积在浆膜腔或黏膜管腔时,称为积脓。主要病变是中性粒细胞向表面渗出,深部组织没有明显的炎症细胞浸润,也不发生深部组织坏死。如化脓性尿道炎、化脓性支气管炎。脓液可通过尿道、气管排出体外。炎症发生在心包、输卵管、胆囊等部位时,常引起积脓。

(四)出血性炎症

出血性炎症(hemorrhagic inflammation)是指当炎症灶内的血管壁损伤较重时,红细胞漏出,渗出物中含有大量红细胞的炎症。常发生于毒性甚强的病原微生物感染,如鼠疫、钩端螺旋体病、流行性出血热等。

出血性炎症不是一种独立的炎症类型,常与其他类型的炎症混合出现,如浆液性出血性炎、纤维蛋白性出血性炎等。

附:卡他性炎

卡他性炎是指发生在黏膜的渗出性炎症,由于黏膜腺分泌亢进,渗出物较多,沿黏膜表面向外排出("卡他"一词来自希腊语,向下滴流之意)。依据渗出物的性质,又有浆液性卡他性炎、黏液性卡他性炎及脓性卡他性炎之分,它们之间可相互转变或混合发生。

上述炎症分类并不是绝对的,各种类型的炎症可以单独发生,也可以由一种类型转变为另一种,如浆液性炎症可发展成纤维蛋白性炎症或化脓性炎症。渗出性炎症往往有两种不同类型的炎症并存,如化脓性出血性炎症、浆液性纤维素性炎症等。

三、增生性炎症

以组织、细胞的增生为主要特征的炎症称为增生性炎症,炎症灶内变质、渗出等病理变化较轻。临床经过多呈慢性,少数呈急性经过,如伤寒病、急性链球菌感染后的肾小球肾炎等。由于病因及病变特点不同,增生性炎症常有如下几种表现:

(一)一般增生性炎症

病变主要表现是成纤维细胞、血管内皮细胞和组织细胞增生,有慢性炎症细胞浸润,也可伴有炎症灶局部的被覆上皮、腺上皮及其他实质细胞增生。淋巴组织发生的增生性炎症,主要表现为淋巴组织增生,而变质和渗出病变轻微。

(二)肉芽肿性炎症

炎症局部以巨噬细胞及其演变的细胞增生为主,形成境界明显的结节状病灶,称为肉芽肿性炎症,也称炎性肉芽肿。肉芽肿的形态视病因而异,因此可作为病理诊断的重要依据。根据致炎因子和病变特点,可将肉芽肿性炎症分为感染性肉芽肿和异物性肉芽肿两大类。

1. 感染性肉芽肿　由感染因子引起,如结核杆菌、麻风杆菌、霉菌等。如结核性肉芽肿、伤寒肉芽肿、麻风肉芽肿、梅毒肉芽肿、风湿性肉芽肿等。针对不同的病原生物,增生的细胞在形态及其排列形式方面均有一定的特异性,临床上病理诊断时,往往依据这些特异性进行鉴别诊断。

结核性肉芽肿(结核结节)由类上皮细胞、朗汉斯巨细胞、成纤维细胞和淋巴细胞构成,中央可见干酪样坏死。结核性肉芽肿的形态结构对结核病的确诊意义重大。

2. 异物性肉芽肿　是由异物引起的一种以巨噬细胞增生为主的局灶性组织反应。常见的异物有外科缝线、滑石粉、寄生虫虫卵等。镜下可见异物周围有数量不等的巨噬细胞、异物性多核巨细胞(细胞核数个至数十个,聚集于细胞中央)和成纤维细胞等包绕。

(三)炎性息肉

炎性息肉是黏膜组织的慢性增生性炎症。在致炎因子长期刺激下,黏膜下组织血管内皮细胞和成纤维细胞增生,同时伴有黏膜上皮和腺体局限性过度增生,形成向表面突出、根部带蒂的肿物,称炎性息肉。如子宫颈息肉、鼻息肉等,可单个或多个。

(四)炎性假瘤

局部组织的炎性增生所形成的境界清楚的肿块,肉眼形态和 X 射线下观察都与肿瘤十分相似,称炎性假瘤。常见于眼眶及肺,临床上须通过多种方法及组织结构与肿瘤鉴别。

第五节　炎症的经过与结局

一、炎症的经过

根据炎症发生、发展过程中持续时间的长短,可将炎症大致分为以下四型:

（一）超急性炎症

超急性炎症（super acute inflammation）呈暴发性经过，病程为数小时至数天，短期引起严重的组织器官损伤，甚至导致机体死亡，多见于变态反应性炎症。如器官移植的超急性排斥反应，在移植器官血管接通后数分钟，即可引起移植组织和器官的严重破坏，功能丧失。

（二）急性炎症

急性炎症（acute inflammation）的病程经过较短，一般数天到一个月痊愈。临床上起病急骤，症状明显。局部病变常以变质、渗出为主。炎症灶内浸润的细胞以中性粒细胞为主。

（三）慢性炎症

慢性炎症（chronic inflammation）病程较长，一般从数月到数年。慢性炎症多由急性炎症转化而来，也可一开始即呈慢性经过。临床上起病缓慢，临床症状较轻。局部病变常以增生为主，变质、渗出较轻。

当机体抵抗力下降时，病原体繁殖和活动增强，在慢性炎症的基础上可转化为急性炎症，如慢性阑尾炎的急性发作等。

（四）亚急性炎症

亚急性炎症（subacute inflammation）是指病程介于急性和慢性之间的炎症。临床上较少见，有的亚急性炎症是从急性炎症迁延而来，如亚急性重型肝炎；有的与致炎因子相关，如亚急性细菌性心内膜炎，多为毒力较弱的草绿色链球菌引起。

二、炎症的结局

炎症的结局与致炎因子、机体抵抗力和治疗措施等因素有密切关系，通常表现为以下三种情况。

（一）痊愈

1. 完全痊愈　由于机体的抵抗力较强或经过适当治疗，病原体被及时清除，炎性渗出物和坏死组织及时溶解液化和吸收，通过周围正常细胞再生修复，使病变组织完全恢复正常结构和功能。

2. 不完全痊愈　如果机体抵抗力较弱，炎症灶渗出、坏死的范围较大，则由增生的肉芽组织长入形成瘢痕或纤维性粘连，即瘢痕性修复，不能完全恢复其正常的结构和功能。

（二）迁延不愈

当致炎因子在体内持续存在或机体抵抗力低下时，炎症反复发作，炎症过程可由急性转变为慢性，使炎症长期不愈，病情时轻时重。如急性病毒性肝炎转为慢性肝炎。

（三）蔓延扩散

病原体大量繁殖，炎症灶向周围蔓延扩散，病原体通过侵入淋巴管、血管扩散到全身，引起不良后果。

1. 局部蔓延　病原体经组织间隙或器官的自然管道向周围组织、器官扩散。如肾结核可沿泌尿道向下扩散，引起输尿管结核和膀胱结核。

【议一议】
炎症蔓延扩散，可引起哪些不良后果？

2.淋巴道扩散　由于病原生物侵入淋巴管内,随淋巴液到达局部或远处淋巴结,引起继发性淋巴管炎和淋巴结炎。如肺结核原发灶的结核杆菌经淋巴管引起肺门淋巴结结核。

3.血道扩散　炎症灶内病原生物侵入血液,其毒素被吸收入血,引起菌血症、毒血症、败血症和脓毒败血症,严重者可危及生命。

(1)菌血症(bacteremia)　细菌由局部病灶入血,血液中可查到细菌,但临床上没有全身中毒症状。感染性炎症的早期常有菌血症,如肠伤寒和大叶性肺炎等。

(2)毒血症(toxemia)　细菌产生的毒素或毒性代谢产物被吸收入血,临床上出现全身中毒症状,如高热、寒战甚至中毒性休克。常伴有心、肝、肾等器官的实质细胞变性或坏死。血培养找不到细菌。

(3)败血症(septicemia)　细菌入血,在血中大量繁殖并产生毒素,临床上出现严重的全身中毒症状,如高热、寒战、皮肤和黏膜的出血点,脾及全身淋巴结明显肿大等。血液中常可培养出病菌。

(4)脓毒败血症(pyaemia septica)　化脓菌在局部引起化脓性炎症的同时侵入血流,不但可以引起败血症症状,而且血液中的化脓菌团可随血液到达身体各处并引起多发性小脓肿,称栓塞性脓肿或迁徙性脓肿,即脓毒败血症。

小　结

炎症是有血管的机体组织对各种致炎因子引起的损害所发生的一种以防御为主的综合性反应。任何炎症,局部组织中都存在着变质、渗出和增生三种基本病变。变质属于损伤性改变,局部组织出现变性、坏死,同时伴随着代谢变化及炎症介质的释放,促进炎症的发展;渗出是血液中液体及细胞成分的外出,渗出在对抗细菌和毒素等致炎因子方面可发挥积极作用,渗出愈明显,器官和组织的炎症特征就愈典型,局部临床表现也较明显;增生是机体防御性反应,可促使炎症的愈复。

由于引起炎症的原因及机体反应状态的不同,炎症基本病变的程度和组成方式也不一样,表现出不同类型的炎症特点。炎症愈复时,如组织损伤轻、渗出少,可完全恢复形态和功能,不留痕迹;若损伤严重、渗出物较多,则常留下瘢痕或粘连。当机体抵抗力低或治疗不彻底时,炎症可呈慢性经过。

 病案讨论

病例摘要(一)　男,42岁,慢性阑尾炎患者,突发性右下腹部疼痛,行阑尾切除术。病理学检查:阑尾肿胀,浆膜面充血,可见黄白色渗出物。阑尾腔内充满脓液。

讨论:

1.该阑尾发生了什么性质的炎症?

2.其镜下的病理变化是什么?

病例摘要(二)　男,43岁,半年前颈部发现一肿块,切除后现又复发,再次手术切除送病理检查,镜下见原手术部位形成一肉芽肿。

讨论:

1.病理所见为哪种肉芽肿?属于什么样的炎症?

2.其镜下主要成分是什么?

同步练习

一、选择题

1.下列有关炎症的理解,哪项不正确　　　　　　　　　　　　　　( )
　　A.血管反应是炎症的中心环节　　　　　B.炎症对机体有利,又有潜在危险性
　　C.凡是炎症都需用抗生素治疗　　　　　D.炎症既有局部反应,又可有全身反应

2.下列有关炎症介质的作用中,错误的是　　　　　　　　　　　( )
　　A.血管扩张　　　　　　　　　　　　　B.血管通透性增加
　　C.趋化作用　　　　　　　　　　　　　D.吞噬作用

3.炎症介质组胺在炎症灶内最主要的作用是　　　　　　　　　　( )
　　A.白细胞趋化　　　　　　　　　　　　B.使血管扩张和通透性增高
　　C.引起疼痛　　　　　　　　　　　　　D.导致发热

4.急性炎症过程中,下列哪种变化最先发生　　　　　　　　　　( )
　　A.静脉性充血　　　　　　　　　　　　B.动脉性充血
　　C.细动脉痉挛　　　　　　　　　　　　D.白细胞附壁

5.不符合渗出液作用的描述是　　　　　　　　　　　　　　　　( )
　　A.稀释毒素　　　　　　　　　　　　　B.带来抗体和补体
　　C.带来营养物质　　　　　　　　　　　D.对机体有益无害

6.从一患者腹腔抽取出的液体,外观混浊,呈黄色,比密大,白细胞数目多,放置不久后发生凝
　固。由此判断,引起该患者腹腔积液的原因可能为　　　　　　　( )
　　A.心力衰竭　　　　　　　　　　　　　B.门静脉高压
　　C.营养不良　　　　　　　　　　　　　D.腹膜炎

7.炎症细胞自血管内游出,在组织内做定向运动的现象称　　　　( )
　　A.炎性浸润　　　　　　　　　　　　　B.炎性渗出
　　C.炎性漏出　　　　　　　　　　　　　D.趋化作用

8.急性细菌性感染时,患者周围血常规可能出现　　　　　　　　( )
　　A.中性粒细胞增高　　　　　　　　　　B.嗜酸性粒细胞增高
　　C.淋巴细胞增高　　　　　　　　　　　D.嗜碱性粒细胞增高

9.变应性鼻炎的时候,机体哪种炎症细胞升高比较明显　　　　　( )
　　A.中性粒细胞　　　　　　　　　　　　B.嗜酸性粒细胞
　　C.单核细胞　　　　　　　　　　　　　D.淋巴细胞

10.急性炎症时组织变红的主要原因是　　　　　　　　　　　　( )
　　A.组织间隙水肿　　　　　　　　　　　B.炎症灶内炎症细胞浸润
　　C.肉芽组织增生　　　　　　　　　　　D.血管扩张,血流加快

11.下列疾病的病变性质,不属于变质性炎症的是　　　　　　　( )
　　A.病毒性肝炎　　　　　　　　　　　　B.阿米巴痢疾
　　C.乙型脑炎　　　　　　　　　　　　　D.梅毒

12.假膜性炎症是　　　　　　　　　　　　　　　　　　　　　( )
　　A.发生在浆膜的纤维素性炎　　　　　　B.发生在浆膜的化脓性炎
　　C.发生在黏膜的纤维素性炎　　　　　　D.发生在黏膜的化脓性炎

13.关于纤维素性炎的描述,错误的是　　　　　　　　　　　　( )
　　A.常发生于浆膜、黏膜和肺

B.浆膜的纤维素性炎易导致浆膜粘连

C.心外膜的纤维素性炎常形成绒毛心

D.肺的纤维素性炎不会导致机化

14.下列选项中属于化脓性炎症的是 （　　）

  A.亚急性细菌性心内膜炎　　　　　　B.风湿性心内膜炎

  C.冷脓肿　　　　　　　　　　　　　D.白喉

15.蜂窝织炎是指 （　　）

  A.发生于皮下组织及阑尾的炎症

  B.一种弥漫性化脓性炎症

  C.以淋巴细胞渗出为主的炎症

  D.由链球菌感染引起的局限性化脓性炎症

16.溶血性链球菌直接感染最常引起 （　　）

  A.蜂窝织炎　　　　　　　　　　　　B.卡他性炎

  C.增生性炎　　　　　　　　　　　　D.出血性炎

17.皮肤、黏膜的坏死组织脱落,在局部遗留的较深缺损,称为 （　　）

  A.糜烂　　　　　　　　　　　　　　B.溃疡

  C.窦道　　　　　　　　　　　　　　D.瘘管

18.下列哪种炎症是增生性炎 （　　）

  A.急性肝炎　　　　　　　　　　　　B.慢性肝炎

  C.急性肾小球肾炎　　　　　　　　　D.急性扁桃体炎

19.不属于肉芽肿性炎病变的是 （　　）

  A.伤寒小结　　　　　　　　　　　　B.结核结节

  C.肺肉质变　　　　　　　　　　　　D.慢性虫卵结节

20.临床出现多种器官的脓肿,血中可查到细菌,应为 （　　）

  A.菌血症　　　　　　　　　　　　　B.毒血症

  C.脓毒血症　　　　　　　　　　　　D.败血症

（21～25题共用备选答案）

  A.蜂窝织炎　　　　　　　　　　　　B.脓肿

  C.卡他性炎　　　　　　　　　　　　D.纤维素性炎

  E.变质性炎

21.菌痢假膜形成属 （　　）

22.疖和痈属 （　　）

23.急性阑尾炎属 （　　）

24.黏膜大量浆液渗出属 （　　）

25 阿米巴肝脓肿属 （　　）

二、填空题

1.炎症时全身反应是＿＿＿＿＿＿、＿＿＿＿＿＿、＿＿＿＿＿＿和实质器官的病变。

2.炎症发生过程中,白细胞渗出的功能有＿＿＿＿ 、＿＿＿＿ 和＿＿＿＿ 。

3.具有吞噬功能的炎症细胞主要是＿＿＿＿＿＿ 、＿＿＿＿＿＿ 。

三、名词解释

1.变质　2.炎症介质　3.假膜　4.炎性肉芽肿　5.炎性息肉　6.炎性假瘤

四、问答题

炎症局部可有哪些临床表现,其病理学基础是什么?

第四章
肿 瘤

🎓 学习目标

◆阐述肿瘤的概念、肿瘤的危害性。
◆熟悉肿瘤的特性,肿瘤性增生与非肿瘤性增生的区别。
◆认识肿瘤的大体形态和基本组织结构。
◆说出肿瘤的异型性,肿瘤的生长与扩散方式。
◆比较良性肿瘤与恶性肿瘤的区别,癌与肉瘤的区别。
◆列出肿瘤的命名与分类。
◆熟记异型性、转移瘤、癌、肉瘤、原位癌、非典型增生等常用名词术语。
◆熟记常见肿瘤肺癌、胃癌、食管癌、结直肠癌、肝癌、胰腺癌、鼻咽癌、乳腺癌、
 子宫颈癌、淋巴瘤、甲状腺癌及膀胱癌的病理变化。

【讨论】
    生活中听说过哪些肿瘤?人们为什么对肿瘤恐惧?肿瘤的防治关键是什么?

　　肿瘤(tumor)是机体在各种致瘤因素的作用下,局部组织细胞的基因发生改变,导致异常增生而形成的新生物,通常形成肿块(lump)。这种新生物大多数都形成肿块,但少数(如白血病)可以没有肿块形成。肿瘤一旦形成,在增生方式、组织形态、生化代谢、生物学行为诸方面均与正常组织不同。其异常增生与炎症、损伤时组织的增生也完全不同。炎症、损伤时增生的组织是适应机体的需要,当病因消除后,组织的结构、功能可恢复正常,增生就停止了。但肿瘤组织生长旺盛,呈持续性、自主性生长,与机体不协调,即使致瘤因素停止刺激,仍保持自主性生长。

　　根据肿瘤的生物学特征和对机体的影响,可分为良性肿瘤和恶性肿瘤两大类。恶性肿瘤统称为癌症(cancer),其中主要包括上皮组织来源的癌和间叶组织来源的肉瘤。

　　在欧美一些国家,恶性肿瘤的死亡率仅次于心血管系统疾病而居第二位。在我国,随着人口的老龄化,肿瘤的发病率和死亡率都有增加。据全国肿瘤登记中心发布《2012中国肿瘤登记年报》的资料,全国肿瘤死亡率为180.54/10万,估计每年因恶性肿瘤死亡病例达270万例。全国每年新发肿瘤病例估计为312万例,平均每天8 550人,全国每分钟有6人被诊断为恶性肿瘤。我国常见的恶性肿瘤,如肺癌、胃癌、食管癌、肝癌、大肠癌、鼻咽癌、乳腺癌、子宫颈癌、白血病和淋巴瘤,是引起死亡的重要原因,是肿瘤防治的重点。

　　目前在肿瘤的防治方面,国内外还缺乏根本有效的方法。近年来,我国在肿瘤的

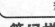

防治研究方面已取得了很大的成就,特别是在某些肿瘤的防治研究工作上已达到或超过国际水平,如绒毛膜上皮癌、食管癌、肝癌、鼻咽癌、子宫颈癌等。

早期发现、早期诊断、早期治疗在肿瘤的防治中,占有重要位置。早期子宫颈癌、早期食管癌、早期胃癌等防治的 5 年存活率分别为 100%,90% 和 95%,摒弃不良生活习惯、提高环境质量、加强防治肿瘤的公民意识,降低癌症的发病率,提高治愈率,是卫生健康事业的重要任务。

第一节 肿瘤的一般形态与结构

发现肿瘤后,确定肿瘤的良恶性是第一位的问题。了解肿瘤的一般形态结构,在临床上判断肿瘤的性质有一定的实用价值。

一、肿瘤的形态

肿瘤的形态多种多样,可在一定程度上反映肿瘤的良、恶性。

1. 形状 肿瘤的形状多种多样,发生的部位不同,形状各异。发生在体表和空腔器官内的肿瘤常突出于皮肤或黏膜面,呈息肉状、蕈伞状、乳头状或菜花状,也可呈斑块状或溃疡状。发生在深部组织和器官的肿瘤多呈结节状、分叶状或囊状。恶性肿瘤多为侵袭性生长,常呈蟹足状、树根状或溃疡状(图 4-1)。

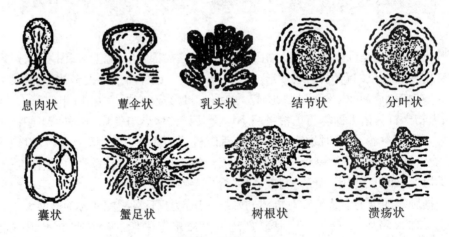

| 息肉状 | 蕈伞状 | 乳头状 | 结节状 | 分叶状 |

| 囊状 | 蟹足状 | 树根状 | 溃疡状 |

图 4-1 肿瘤的形态

2. 大小 肿瘤的体积与肿瘤的性质、生长时间、生长速度、发生部位等有关。肿瘤多表现为局部肿块,但有的恶性肿瘤却无肿块(如原位癌)。有的肉眼可见,有的只有在显微镜下才能发现(如原位癌、早期浸润癌等)。大的可重达数十千克,小的肉眼看不见。良性肿瘤生长缓慢,时间长,可长得很大;恶性肿瘤生长迅速,短期内即可造成不良后果,常长得不大。体腔中的肿瘤可长得很大(如卵巢肿瘤),颅腔中的肿瘤体积较小(如垂体腺瘤),这与肿瘤周围的限制有关。

3. 数目 肿瘤大多为单发,但多发性肿瘤也不罕见,如多发性子宫平滑肌瘤、家族性腺瘤性结肠息肉病和多发性神经纤维瘤病等,肿瘤可多达数十个甚至数千个。恶性肿瘤多发者少见。

4.颜色　根据肿瘤的起源和所含某种成分不同,其颜色有所差别。如脂肪瘤呈浅黄色,血管瘤呈红色,纤维瘤和平滑肌瘤呈灰白色,黑色素瘤呈黑色,黏液瘤呈灰白半透明状。

5.硬度　肿瘤的硬度与肿瘤的种类、肿瘤实质与间质的比例以及有无变性、坏死等有关。因肿瘤的质地差异较大,通常有软(如脂肪瘤)、硬(如骨癌)、韧(如纤维瘤)、脆(如软骨瘤、癌)等四种硬度。

二、肿瘤的组织结构

肿瘤的组织结构多种多样,但任何一个肿瘤的组织成分都可分为实质和间质两部分。

1.肿瘤的实质　是肿瘤细胞的总称,是肿瘤的主要成分,它决定肿瘤的良恶性、组织起源、分化程度及侵袭转移等。肿瘤分化是指肿瘤细胞与起源的正常成熟细胞在结构和功能上的相似程度。一般说良性肿瘤接近成熟细胞,分化良好;而恶性肿瘤与起源组织相差很远,分化差。大多数肿瘤只有一种实质,但少数肿瘤可由两种或多种实质成分构成,如畸胎瘤、乳腺纤维瘤、涎腺多形性腺瘤等。因此,肿瘤实质是病理诊断中判断肿瘤的组织来源和良恶性的重要形态学基础。

2.肿瘤的间质　各种肿瘤的间质基本相同,一般由纤维结缔组织、血管、淋巴管等成分构成,故无特异性,它起支持营养作用。仅有少数肿瘤无间质,如白血病、原位癌、绒毛膜上皮癌。间质中还常见淋巴细胞、浆细胞和巨噬细胞浸润,是机体抗肿瘤免疫反应的表现。已证明这些细胞数量多少与患者的预后有密切关系。近年来在肿瘤结缔组织间质中除发现成纤维细胞外,尚出现肌成纤维细胞。由于此种细胞的增生、收缩和胶原纤维形成,共同包绕肿瘤细胞,可对肿瘤细胞的浸润过程有所延缓,并限制瘤细胞的活动和遏止瘤细胞侵入血管内或淋巴管内,从而减少播散机会。

三、肿瘤的异型性

异型性(atypia)在肿瘤的诊断中具有决定性的作用。在多数情况下,依据肿瘤的异型性可以对肿瘤的良、恶性进行准确的诊断。

异型性是指肿瘤在细胞形态和组织结构上,与其发源的正常组织所存在的不同程度的差异。异型性是肿瘤的形态学特点,是肿瘤性增生区别于修复和炎症性增生的重要标志。肿瘤异型性的大小反映了肿瘤组织的成熟程度(即分化程度)。异型性小者,说明它与起源的正常细胞、组织相似,肿瘤组织成熟程度高(分化程度高);反之,异型性大者,表示瘤细胞、组织成熟程度低(分化程度低)。区别这种异型性的大小是诊断肿瘤,确定其良、恶性的主要组织学依据。恶性肿瘤常具有明显的异型性。

根据分化程度的高低、异型性的大小,将恶性肿瘤分为四级:Ⅰ级(高分化),属低度恶性;Ⅱ级(中等分化),属中等度恶性;Ⅲ级(低分化),属高度恶性;Ⅳ级(未分化),属极高度恶性。由未分化细胞构成的恶性肿瘤也称为间变性肿瘤。间变

【思考】
何谓异型性?恶性肿瘤细胞核的异型性表现在哪些方面?肿瘤分级分期的理论依据是什么?

（anaplasia）指的是恶性肿瘤细胞缺乏分化，异型性显著。

1. 肿瘤细胞的异型性

（1）肿瘤细胞的多型性 表现为肿瘤细胞大小不一致，形态不规则，有时出现单核和多核瘤巨细胞（图4-2），畸形，分化程度很低时可表现为肿瘤细胞较小。

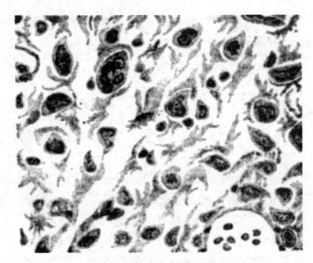

图4-2 恶性肿瘤细胞的多型性

（2）肿瘤细胞核的多型性 ①核大，形状不规则；②核质比（核直径与胞质直径之比）失调；③核染色加深（DNA增多），染色质颗粒粗大，常堆积在核膜下，使核膜增厚；④核仁变大，数目增多（2~5个）；⑤病理性核分裂象增多。核分裂象指在细胞有丝分裂中期染色质高度浓缩的状态，正常核分裂象为对称的双极核分裂，恶性肿瘤除正常核分裂象增多外，更重要的是出现不对称性三极、四极、多极及顿挫性病理性核分裂，表明细胞增殖十分活跃，这对诊断恶性肿瘤具有十分重要的价值（图4-3）。

染色质过多型核分裂　　染色质过少型核分裂　　不对称两极核分裂　　三极核分裂

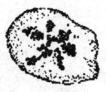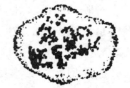

四极核分裂　　　　多极核分裂　　　染色质杂乱排列的核分裂

图4-3 病理性核分裂象

（3）肿瘤细胞质的改变 由于胞质内核蛋白体增多而多呈嗜碱性，并可因为瘤细胞产生的异常分泌物或代谢产物（如激素、黏液、糖原、脂质、角蛋白和色素等）而具有不同特点。

上述瘤细胞的形态,特别是胞核的多型性常为恶性肿瘤的重要特征,在区别良、恶性肿瘤上有重要意义,而胞质内的特异性产物常有助于判断肿瘤的来源。

2.肿瘤组织结构的异型性　肿瘤的组织结构与其起源的组织不尽相同,但仍有相似之处。良性肿瘤组织结构异型性小,如平滑肌瘤、纤维瘤、脂肪瘤等。从组织排列结构上与正常起源组织稍有不同或相似。恶性肿瘤组织结构异型性明显,失去正常的结构,极向紊乱,确认其来源不如良性肿瘤容易。如纤维肉瘤,瘤细胞大小不一,排列紊乱,胶原纤维少。

第二节　肿瘤的生长与扩散

肿瘤细胞是正常细胞转化来的,当其转化为肿瘤细胞后,即表现出与机体不协调的相对无限制的增生(失控性增生),并不同程度地丧失了分化成熟的能力(分化障碍),这种肿瘤细胞所特有的异常增生称为肿瘤性增生。恶性肿瘤还具有明显的侵袭破坏能力及转移特性,占据和破坏原有组织器官甚至远处组织器官的结构和功能。肿瘤细胞的这些生物学特性可遗传给子代细胞,即使致瘤因素的作用停止后,肿瘤细胞仍可持续增生,其旺盛的生长夺取机体所需营养,使肿瘤体积不断增大,对机体有害无益。

机体在生理状态下及在炎症、损伤修复等病理状态下也常有细胞、组织的增生,称为非肿瘤性增生。这类增生有的属于正常新陈代谢所需的细胞更新,有的是针对一定刺激或损伤的防御性、修复性的反应,皆为机体生存所需。此外,这类增生的细胞、组织能分化成熟,在一定程度上能恢复原来正常组织的结构和功能。并且,这类增生是有一定限度的,一旦增生的原因消除后就不再继续。而肿瘤性增生却与此不同,二者有着本质上的区别,见表4-1。

表4-1　肿瘤性增生与非肿瘤性增生的区别

肿瘤性增生	非肿瘤性增生
对各种致瘤因素作用的反应	对某种刺激产生的反应
遗传物质(DNA)改变	遗传物质(DNA)不改变
失去接触性抑制,呈失控性生长	具有接触性抑制的特点
具有异常的形态、代谢、功能	具有正常的形态、代谢、功能
失去分化成熟能力	分化为正常成熟的细胞
对机体有害,破坏、浸润、转移	对机体有利,起修复作用
致瘤因素去除后增生仍继续,并将信息传给子代	刺激去除后增生停止,不将信息传给子代

一、肿瘤生长的生物学

（一）肿瘤的发生与演进

细胞遗传学的研究证实，肿瘤是由一个转化细胞不断增生繁衍形成，即肿瘤性增生是一种单克隆性增生而非多克隆性增生。一个典型的恶性肿瘤的自然生长史可以分成几个阶段：一个细胞的恶性转化→转化细胞的克隆性增生→局部浸润→远处转移。在此过程中，恶性转化细胞的内在特点（如肿瘤的生长分数）和宿主对肿瘤或其产物的反应（如肿瘤血管形成）共同影响肿瘤的生长与演进。

（二）肿瘤的生长速度

肿瘤细胞的生长速度主要决定于其分化程度。分化程度高的良性肿瘤生长慢，几年甚至几十年，往往长得较大。如肿瘤生长速度突然加快，就要考虑恶性转化的可能。恶性肿瘤分化程度低，生长速度快，短期内可形成明显的肿块。由于血供相对不足，多发生出血、坏死、囊性变等继发性改变。

（三）肿瘤的生长方式

1.膨胀性生长（expansive growth） 这是大多数良性肿瘤所表现的生长方式。肿瘤只限于其发生部位，生长缓慢，不向周围侵袭，随体积的逐渐增大，将周围组织推挤，肿瘤多呈结节状，有完整的包膜。触诊时，良性肿瘤表面光滑、境界清楚，有容易移动的肿块，与周围组织分界清楚，可手术摘除干净，术后很少复发。

2.外生性生长（exophytic growth） 发生在皮肤、黏膜及空腔器官的肿瘤，常向表面生长，形成突起的乳头状、息肉状、菜花状、蕈伞状肿物。良、恶性肿瘤均可呈外生性生长，但恶性肿瘤在外生性生长的同时，基底部还可向下呈浸润性生长。由于恶性肿瘤生长迅速，血供不足，常发生坏死、脱落，形成底部高低不平、边缘隆起的癌性溃疡。

3.侵袭性生长（invasive growth） 这是大多数恶性肿瘤所表现的生长方式。肿瘤细胞分化程度低，生长迅速，不断侵袭、破坏周围组织，并侵袭血管、淋巴管，如树根长入泥土样与周围正常组织发生粘连，分界不清。手术不易切净，且术后容易复发。

二、肿瘤的代谢特点

生长活跃、代谢旺盛是肿瘤组织的一大特点，尤其是恶性肿瘤。肿瘤细胞在合成代谢与分解代谢方面均与正常细胞有明显差异。

1.氨基酸与蛋白质代谢 肿瘤细胞的氨基酸与蛋白质的合成代谢与分解代谢均增强，但合成代谢明显超过分解代谢，对氨基酸的摄取、利用能力明显增强，甚至夺取正常组织的蛋白质分解产物，结果可使机体呈现恶病质状态。肿瘤组织还可合成肿瘤蛋白，作为肿瘤特异性抗原或肿瘤相关抗原，引起机体免疫反应。有的肿瘤蛋白与胚胎组织有共同的抗原性，称为肿瘤胚胎性抗原。如肝癌能合成胎儿肝细胞所能产生的甲胎蛋白（alpha-fetal protein，AFP）。生殖细胞肿瘤患者血中 AFP 也升高。结直肠癌等可产生癌胚抗原（carcinoembryonic antigen，CEA）。它的临床意义就在于检查这些抗原，结合其他方面改变，可帮助诊断相应的肿瘤和判断治疗后有无复发。

2.核酸代谢 肿瘤细胞内合成脱氧核糖核酸（deoxyribonucleic acid，DNA）和核糖核酸(ribonucleic acid,RNA)的聚合酶活性均高于正常细胞,故核酸合成代谢增强,导致细胞内 DNA、RNA 的含量明显增加,这是肿瘤迅速增长的物质基础。

3.糖代谢　肿瘤组织无论在有氧还是无氧条件下,主要以无氧糖酵解获取能量。这是恶性肿瘤组织代谢最显著的特点之一。糖酵解过程中产生的能量和形成的中间代谢产物,又分别被肿瘤细胞消耗和用于合成其不断增生所需的物质。

4.酶系统改变　肿瘤组织酶的改变是复杂的。恶性肿瘤的酶变化主要表现在特殊功能酶的丧失及异常酶的增加,如前列腺癌时酸性磷酸酶增高,骨肉瘤、肝癌时碱性磷酸酶升高。根据肿瘤组织中和患者血清中酶的含量变化,有助于临床上对某些肿瘤做出诊断。

三、肿瘤的扩散

恶性肿瘤具有侵袭性生长的特性,不仅可以在原发部位继续生长、蔓延(直接蔓延),而且还可以通过多种途径扩散到身体其他部位(转移),称为肿瘤的扩散(spread of tumor)。扩散是恶性肿瘤的主要特征之一。

1.直接蔓延　随着肿瘤的不断扩大,肿瘤细胞沿组织间隙、淋巴管、血管或神经束侵入并破坏邻近的正常组织器官,继续生长,称为直接蔓延。如晚期子宫颈癌可向两侧直接蔓延到宫旁组织或骨盆壁,或向前、向后累及膀胱和直肠;晚期乳腺癌可穿过胸肌和胸腔,甚至到达肺。

2.转移　恶性肿瘤细胞从原发部位侵入淋巴管、血管或体腔,被带到他处继续生长,形成与原发瘤组织学类型相同的肿瘤,这个过程称为转移,所形成的肿瘤称为转移瘤或继发瘤。转移是恶性肿瘤本质的表现,良性肿瘤不转移,只有恶性肿瘤才可能发生转移。

侵袭和转移是恶性肿瘤的生物学标志。肿瘤细胞从原发部位进入血管或淋巴管,在远隔器官形成转移灶,必须经过一系列步骤。瘤细胞脱离原发瘤、侵袭细胞外基质、侵入脉管内运行(瘤细胞栓子)、停留于靶器官的脉管内、穿出脉管、进入组织间增殖,最终形成转移瘤。常见转移途径有以下三种:

(1)淋巴道转移　是癌最常见的转移途径。癌细胞首先侵入毛细淋巴管,随淋巴液进入局部淋巴结,先聚集在边缘窦,逐渐累及、破坏整个淋巴结,在淋巴结内形成转移癌(图4-4)。如乳腺癌的转移首先到同侧腋下淋巴结,阴茎癌首先到达腹股沟淋巴结,肺癌首先到达肺门淋巴结。受累淋巴结常为无痛性肿块,质地较硬,切面呈灰白色。

(2)血道转移　各种恶性肿瘤均可发生血道转移,瘤细胞侵入血管后可随血流到达远隔器官继续生长,形成转移瘤。血道转移是肉瘤最常见的转移途径。此外,晚期癌、未分化癌和间质富含薄壁血管的癌(如肝细胞癌、肾细胞癌等)、绒毛膜上皮癌、黑色素瘤等也易经血道转移。由于静脉壁较薄,同时管内压力较低,故瘤细胞多经静脉入血。少数亦可经淋巴管入血。血道转移的运行途径与血栓栓塞过程相似,肿瘤栓子进入门静脉引起肝转移,进入体静脉引起肺转移,进入肺静脉引起全身性转移。

血道转移瘤常为多发、散在、界清、圆球形结节。血道转移的后果是导致治疗上的困难,失去手术切除机会,加快病程的进展。血道转移虽然可见于许多器官,但最常见的是肺,其次是肝。故临床上判断有无血道转移,以确定患者的临床分期和治疗方案时,做肺及肝的影像学检查是非常必要的。

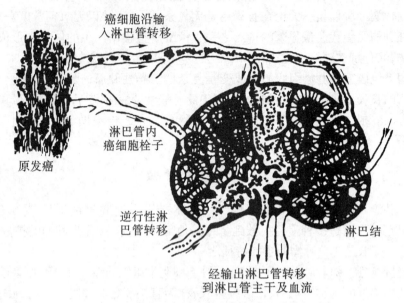

癌细胞沿输入淋巴管转移

淋巴管内癌细胞栓子

原发癌

逆行性淋巴管转移

淋巴结

经输出淋巴管转移到淋巴管主干及血流

图4-4 肿瘤的淋巴道转移

（3）种植性转移 体腔内器官的肿瘤蔓延至器官表面时,瘤细胞可以脱落,并像播种一样种植在体腔内各器官的表面,形成多数的转移瘤。这种转移的方式称为种植性转移。如侵破浆膜的胃癌,可种植到大网膜、腹膜、肠及卵巢等处。种植于卵巢形成的转移性黏液癌称为 Krukenberg 瘤。

种植性转移常伴有浆膜腔血性积液和癌性粘连,临床上抽取少量积液做细胞学检查,是一种简便的诊断方法。此外,偶见因手术操作不慎,导致肿瘤的医源性种植性转移,应引起重视。

四、肿瘤的复发

肿瘤的复发是指恶性肿瘤经手术切除或放、化疗后,经过一段治愈期后又重新出现同样类型的肿瘤。复发可在原发部位,也可在其他部位。引起复发的原因是多方面的。

1.肿瘤细胞的残留 由于肿瘤细胞在手术过程中未被切除干净,残留在组织中,或因放射治疗受放射剂量的限制,致使不能将所有肿瘤细胞杀灭。

2.肿瘤细胞的转移 手术切除原发病灶时,未能将隐性转移灶切除,当机体免疫功能下降时,瘤细胞即可重新恢复生长活力。

3.肿瘤细胞的多克隆灶 有时多发性恶性肿瘤的先后发生,可被误认为是肿瘤的复发,对这种所谓"复发性肿瘤",仍具有手术切除的价值。

有些良性肿瘤,如腮腺多型性腺瘤、滑膜瘤、血管瘤等,由于它们与周围组织分界不清,如切除不彻底也易复发。因此,对上述肿瘤在手术切除时,应予以注意。

第三节 肿瘤对机体的影响

良性肿瘤对机体影响较小,但发生在要害部位或体积过大时也可产生严重后果。恶性肿瘤因其侵袭与转移的生物学特征,对机体影响严重,可危及患者生命。

肿瘤因其良、恶性的不同,对机体的影响也有所不同。

1.良性肿瘤 良性肿瘤分化较成熟,生长缓慢,停留于局部,无浸润,不转移,故一般对机体的影响相对较小,主要表现为局部压迫和阻塞症状。

2.恶性肿瘤 恶性肿瘤由于分化不成熟,生长较迅速,浸润破坏器官的结构和功能,并可发生转移,因而对机体的影响严重。恶性肿瘤除可引起与上述良性肿瘤相似的局部压迫和阻塞症状外,常因瘤细胞的侵袭破坏作用或缺血性坏死而发生出血,有时肿瘤产物或合并感染可引起发热。晚期可因癌细胞侵袭或肿块压迫神经引起顽固性疼痛。恶性肿瘤晚期,患者出现食欲缺乏、极度消瘦、严重贫血等进行性全身衰竭综合征,称为恶液质(cachexia)。近年来发现巨噬细胞产生的肿瘤坏死因子(tumor necrosis factor,TNF)可降低食欲和增加分解代谢,与恶液质的发生有一定关系。还可引起异位内分泌综合征和副肿瘤综合征。

第四节 肿瘤的命名与分类

一、肿瘤的命名原则

人体任何部位,任何组织、任何器官几乎都可发生肿瘤,因此肿瘤的种类繁多,命名也比较复杂。一般根据其组织起源、生物学行为和对机体的影响进行命名,同时反映肿瘤的良性或恶性。

1.良性肿瘤命名 良性肿瘤命名简单,肿瘤的组织起源加"瘤",即为肿瘤的名称。如脂肪组织的良性肿瘤称为脂肪瘤,纤维结缔组织起源的良性肿瘤称为纤维瘤,腺上皮起源的良性肿瘤称为腺瘤。

部分良性肿瘤依据其形态命名,皮肤、膀胱的良性上皮性肿瘤形成细小的指状突起,称为乳头状瘤。胃肠道腺上皮的乳头状腺瘤,其结构纤细如绒毯状,因而又叫绒毛状腺瘤。一些腺瘤分泌黏液,形成囊肿,称为囊腺瘤;囊肿壁形成乳头,则称为乳头状囊腺瘤。

少数良性肿瘤是由混合性细胞成分构成的。如乳腺纤维腺瘤是由纤维组织和腺上皮构成的。畸胎瘤则由多个胚层的细胞组成,它们来自具有分化潜能的全能细胞,这些全能细胞分化为不同胚层的任何组织,如皮肤、肌肉、脂肪、肠上皮、牙齿结构,软骨和骨等。

2.恶性肿瘤命名

(1)一般原则 恶性肿瘤根据组织来源分为癌和肉瘤。①癌(carcinoma):是来源于上皮组织的恶性肿瘤。其命名为起源组织加"癌",如鳞状上皮来源的恶性肿瘤叫

【思考】
如何从肿瘤名称判断肿瘤的良、恶性?结核瘤是肿瘤吗?血管瘤与动脉瘤有何不同?

鳞状细胞癌,简称鳞癌;腺上皮来源的叫腺癌;移行上皮来源的叫移行细胞癌。有些癌还结合其形态特点命名,如形成乳头状及囊状结构的腺癌,则称为乳头状囊腺癌;呈腺样囊状结构的癌称为腺样囊性癌;由透明细胞构成的癌称为透明细胞癌。②肉瘤(sarcoma):是间叶组织来源的恶性肿瘤。其命名为起源组织加"肉瘤",如纤维结缔组织来源的恶性肿瘤叫纤维肉瘤,骨组织来源的恶性肿瘤叫骨肉瘤。③癌肉瘤(carcinosarcoma):是指一个肿瘤内既有癌的成分,又有肉瘤的成分。真性癌肉瘤罕见,偶见于乳腺、食管和肺等处。人们常说的"癌症"(cancer),是泛指所有恶性肿瘤。

(2)特殊命名 有少数肿瘤不按上述原则命名。来源于幼稚和神经组织的肿瘤称为母细胞瘤,其中大多数为恶性,如视网膜母细胞瘤、髓母细胞瘤和肾母细胞瘤等;也有良性者,如成骨细胞瘤、软成骨细胞瘤和脂肪母细胞瘤等。有些肿瘤习惯上在前面加"恶性",如恶性畸胎瘤、恶性神经鞘瘤和恶性脑膜瘤等。有些恶性肿瘤习惯以病为后缀命名,如白血病、霍奇金病、Bowen 病、Paget 病等。有些恶性肿瘤冠以人名,如 Ewing瘤、Wilms 瘤和霍奇金淋巴瘤等。以"瘤"字命名的恶性肿瘤,如精原细胞瘤、无性细胞瘤、骨髓瘤等。

应当指出,有些以瘤为后缀的名称,并不是真性肿瘤。如错构瘤是局部存在的组织结构紊乱而形成的瘤样包块;迷离瘤(choristoma)是指异位的组织增生形成肿块,如胃的胰腺异位形成的肿块。动脉瘤是指动脉管壁的局限性病理性扩张。心室壁局限性病理性扩张形成室壁瘤等。

二、肿瘤的分类

目前肿瘤的分类通常是根据肿瘤的组织来源,以形态学特征为基础,按其分化程度及对机体的影响分为良性肿瘤和恶性肿瘤两大类,其分类举例见表4-2。

表4-2 肿瘤的分类举例

组织来源	良性肿瘤	恶性肿瘤	好发部位
一、上皮组织			
鳞状上皮	乳头状瘤	鳞状细胞癌	良性见于皮肤、鼻、鼻窦、喉等处,恶性见于宫颈、皮肤、食管、鼻咽、肺、喉和阴茎等
基底细胞		基底细胞癌	头面部皮肤
腺上皮	腺瘤	腺癌(各种类型)	良性多见于乳腺、甲状腺、胃、肠,恶性见于胃、肠、乳腺、甲状腺等
	囊腺瘤(浆液、黏液性)	囊腺癌(浆液、黏液性)	卵巢
	多形性腺瘤	恶性多形性腺瘤	涎腺

续表 4-2

组织来源	良性肿瘤	恶性肿瘤	好发部位
移行上皮	乳头状瘤	移行上皮癌	膀胱、肾盂
二、间叶组织			
纤维结缔组织	纤维瘤	纤维肉瘤	四肢
纤维组织细胞	纤维组织细胞瘤	恶性纤维组织细胞瘤	四肢
脂肪组织	脂肪瘤	脂肪肉瘤	良性多见于皮下组织，恶性多见于下肢和腹膜后深部
平滑肌组织	平滑肌瘤	平滑肌肉瘤	子宫和胃肠道
横纹肌组织	横纹肌瘤	横纹肌肉瘤	肉瘤多见于头颈、生殖泌尿道及四肢
血管/淋巴管组织	血管/淋巴管瘤	血管/淋巴管肉瘤	皮肤和皮下组织、舌、唇等
骨组织	骨瘤	骨肉瘤	骨瘤见于颅骨、长骨，骨肉瘤见于长骨两端，以膝关节上下为多见
软骨组织	软骨瘤	软骨肉瘤	良性多见于手足短骨，恶性多见于盆骨、肋骨、股骨及肩胛骨等
滑膜组织	滑膜瘤	滑膜肉瘤	膝、腕、肩等关节附近
间皮	间皮瘤	恶性间皮瘤	胸膜、腹膜
三、淋巴造血组织			
淋巴组织		淋巴瘤	颈部、纵隔、肠系膜和腹膜后淋巴结
造血组织		白血病、多发性骨髓瘤	胸骨、椎骨、肋骨、颅骨和长骨
四、神经组织			
神经鞘膜组织	神经纤维瘤	神经纤维肉瘤	单发性见于全身皮神经，多发性深部神经及内脏也受累
神经鞘细胞	神经鞘瘤	恶性神经鞘瘤	头、颈、四肢等处皮神经
胶质细胞	胶质细胞瘤	恶性胶质细胞瘤	大脑
原始神经细胞		髓母细胞瘤	小脑

续表 4-2

组织来源	良性肿瘤	恶性肿瘤	好发部位
脑膜组织	脑膜瘤	恶性脑膜瘤	脑膜
交感神经节	节细胞神经瘤	神经母细胞瘤	良性见于纵隔和腹膜后,恶性见于肾上腺髓质
五、其他肿瘤			
黑色素细胞	色素痣	黑色素瘤	皮肤
胎盘滋养叶细胞	葡萄胎	绒毛膜上皮癌、恶性葡萄胎	子宫
生殖细胞		精原细胞瘤、胚胎性癌、无性细胞瘤	睾丸、卵巢
三胚层组织	畸胎瘤	恶性畸胎瘤	骶尾部、纵隔、腹膜后、性腺

第五节　癌前病变、非典型增生、原位癌和浸润癌

肿瘤的发生和演进是多因素作用下经长时间、多步骤发展并有多种基因参与的一个渐进过程。在内因和外因作用下,细胞从恶性转化、成瘤到生长至一定体积,最后侵袭周围组织,转移到远隔器官,可能需要几年甚至十几年的时间。恶性肿瘤的演进,一般要经过细胞的增生→恶性转化细胞的克隆性增生(原位癌)→肿瘤细胞内部分细胞附加基因突变→局部浸润(浸润癌)→远处转移(转移癌)。这一过程平均为 15 ~ 30年。所以正确地认识与处理癌前病变、原位癌,是防止肿瘤发生发展的重要环节,是阻断肿瘤向浸润癌发展的重要一步,对于肿瘤的防治和提高患者的生存率都具有重要的现实意义。以家族性腺瘤性息肉病发展到大肠癌为例,患者常在 7 ~ 8 岁时大肠黏膜开始出现腺瘤性息肉,早期的腺瘤体积小,腺上皮只有轻度非典型性;腺瘤体积不断增大,非典型性演变为中度、重度,进一步出现局灶性癌变、黏膜下癌,最后进展为中晚期大肠癌,并发生转移。及时地对家族性腺瘤性息肉病患者进行随访和普查,有利于癌的早期发现、早期诊断、早期治疗,有利于恶性肿瘤的治愈率的提高。

【讨论】
　　癌前病变、原位癌及浸润癌在临床上有何重要意义?

一、癌前病变

癌前病变(precancerous lesions)是指某些具有癌变潜在可能性的病变。如能及时治愈,就有可能恢复正常。反之,如不积极治疗,则可发展为癌。临床上常见的癌前病变如下。

1. 子宫颈糜烂　在慢性宫颈炎的基础上,子宫颈阴道部的鳞状上皮脱落,被来自子宫颈管内膜的单层柱状上皮所取代,称为鳞状上皮柱状化生。该处呈粉红色或鲜红

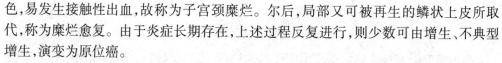

色,易发生接触性出血,故称为子宫颈糜烂。尔后,局部又可被再生的鳞状上皮所取代,称为糜烂愈复。由于炎症长期存在,上述过程反复进行,则少数可由增生、不典型增生,演变为原位癌。

2.纤维囊性乳腺病　常见于40岁左右的妇女,本病的发生与体内的内分泌失调有关,主要病变为乳腺小叶导管和腺泡上皮细胞增生,大汗腺样化生及导管囊性扩张。间质内纤维组织也有增生,如伴导管内乳头状瘤则更易发生癌变。

3.胃和结、直肠腺瘤性息肉　较为常见,可单发或多发,均可发生癌变。多发性者常有家族遗传史,更易发生癌变,据统计癌变率为40%～50%。

4.慢性萎缩性胃炎及胃溃疡　慢性萎缩性胃炎伴肠上皮化生者与胃癌发生有一定关系。有报道53%～97%的胃癌同时伴有慢性萎缩性胃炎,也有报道癌变率为10%左右。慢性胃溃疡边缘的黏膜不断刺激增生,可发生癌变,其癌变率大约为1%。

5.慢性溃疡性结肠炎　为一慢性疾病,肠道炎症持续存在,黏膜受反复刺激而增生。在此基础之上可发生结肠腺癌。

6.皮肤慢性溃疡　经久不愈的皮肤慢性溃疡、窦道、瘘管,特别是小腿的慢性溃疡,由于长期慢性刺激,鳞状上皮发生增生、癌变。

7.交界痣　发生在足底、肛周、手掌、阴囊等处的色素痣,通常为交界痣,无毛光滑,浅棕色,略高于皮肤。若出现突然增大、痒,周围出现红晕,则为恶变信号,应予以切除。

及时发现和治疗癌前病变,可预防相应部位癌的发生。但必须指出,并非所有的癌前病变都必然转变为癌,也不是所有的癌都可见到明确的癌前病变阶段。

二、非典型增生

非典型增生是指细胞增生活跃并出现一定程度的异型性,尚不足诊断为恶性肿瘤。

根据增生细胞的异型性和累及范围,非典型增生可分轻、中、重度三级。以鳞状上皮非典型增生为例,增生的异型上皮细胞累及上皮层的下1/3为轻度非典型增生,累及上皮层的下2/3为中度非典型增生,累及上皮层的2/3以上,但尚未达到全层为重度非典型增生。轻、中度非典型增生在病因消除后,可以恢复正常;重度非典型增生很难逆转。发生在上皮的轻、中度非典型增生,分别称为上皮内瘤变Ⅰ、Ⅱ级,将重度非典型增生和原位癌称为上皮内瘤变Ⅲ级。

三、原位癌

原位癌(carcinoma in situ)是指癌细胞已累及上皮全层,但仍局限于黏膜上皮层内或皮肤表皮层内未突破基底膜的非侵袭性癌,亦称为上皮内癌。一般由中、重度不典型增生发展而来。较常见的原位癌有:子宫颈、食管、皮肤等处的鳞状细胞原位癌,乳腺的导管原位癌和小叶原位癌等。

原位癌在临床上或肉眼观察多无明显异常,或仅见局部糜烂或稍隆起等改变。因此,原位癌的诊断主要靠病理组织学检查。由于上皮既无血管又无淋巴管,所以,如能早期发现,经恰当治疗完全可以治愈;否则,则可发展为侵袭性癌。

四、浸润癌

癌细胞突破基底膜向周围组织中浸润生长者,称为浸润癌。根据浸润生长的深度和范围将浸润癌分为早期浸润癌和浸润癌。

1. 早期浸润癌 指癌细胞已侵破基底膜并向固有膜浸润,其浸润深度不超过基底膜下 3~5 mm,并在固有膜中形成一些不规则的癌细胞条索或小团块。早期浸润癌可来源于原位癌的进展,也可由上皮异常甚或完全正常的鳞状上皮增生直接发展形成。早期浸润癌只能在显微镜下做出诊断,肉眼不能判断。

2. 浸润癌 指癌细胞突破基底膜,明显浸润到间质内,其深度超过基底膜下 5 mm 并伴有临床症状,肉眼可做出判断。

第六节   肿瘤的鉴别

【比较】
良性肿瘤与恶性肿瘤有何不同?从哪些方面进行区别?为什么说这些区别对肿瘤的诊断和治疗具有重要意义?

一、良性肿瘤与恶性肿瘤的鉴别

良性肿瘤与恶性肿瘤的生物学特征是明显不同的,正确区分良、恶性肿瘤,必须根据肿瘤的病理形态改变并结合其临床表现,进行综合分析,才能做出客观、正确的诊断。良、恶性肿瘤的鉴别见表4-3。

表4-3 良性肿瘤与恶性肿瘤的鉴别

鉴别项目	良性肿瘤	恶性肿瘤
生长形态	分叶状,结节状,乳头状	溃疡状,蟹足状,树根状
分化程度	分化程度高,异型性小,与起源组织的形态相似	分化程度低,异型性大,与起源组织的形态差别大
病理性核分裂	无	多见
生长速度	缓慢	较快
生长方式	膨胀性生长,边界清,有包膜	侵袭性生长,边界不清,无包膜
浸润转移	无,罕见	有,为其主要的生物学特性
继发改变	很少有	常见,出血、坏死、囊性变
对机体的影响	小,主要为压迫、阻塞	大,破坏合并感染,出现恶液质
复发	很少复发	易复发

鉴别良、恶性肿瘤,对于正确诊断和治疗具有重要的实际意义。必须指出,良、恶性肿瘤之间并无截然界限,有些肿瘤的组织学形态和生物学特征介于良性与恶性之间,称之为交界性肿瘤(borderline tumor)。如膀胱乳头状瘤、涎腺多形性腺瘤、卵巢交界性浆液性或黏液性囊腺瘤等。因交界性肿瘤具有不同程度的潜在恶性表现,临床上

应针对其生物学特征采取相应的治疗措施,以免复发或恶变。此外,肿瘤的良、恶性也并非一成不变,有些良性肿瘤如不及时治疗,也可以转变为恶性肿瘤,称为恶变,如结肠息肉状腺瘤可以恶变为腺癌。而个别恶性肿瘤(如黑色素瘤)有时由于机体免疫力增强等原因,可以停止生长甚至完全自然消退。

二、癌与肉瘤的鉴别

鉴别癌与肉瘤,对于正确地诊断和治疗以及估计预后有重要意义。癌与肉瘤的鉴别见表4-4。

表4-4　癌与肉瘤的鉴别

鉴别项目	癌	肉瘤
发病年龄	多见于40岁以上的成年人	多见于青少年
组织来源	上皮组织	间叶组织
发病率	较常见,约为肉瘤的9倍	较少见
肉眼观	灰白或灰褐色,干燥,质硬且脆,切面粗糙、颗粒状,如土豆	粉红,湿润,质软,切面细腻、光滑,如鱼肉状
镜下观	形成巢状,实质、间质分界清楚,间质内血管少,纤维组织多	弥漫分布,实质与间质分界不清,间质内血管多,纤维组织少
网状纤维	细胞间多无,只在癌巢周围有少量	多,瘤细胞间多有
转移途径	多经淋巴道	多经血道

三、原发瘤与转移瘤的鉴别

原发瘤与转移瘤的鉴别见表4-5。

表4-5　原发瘤与转移瘤的鉴别

鉴别项目	原发瘤	转移瘤
部位	不定,任何部位都可发生	常位于原发瘤器官的附近,血道转移多见于肺和肝
数目	多为单个,极少为多个	多个
形态	不规则	多为圆形、椭圆形
界线	不清	较清
镜下	与起源组织关系密切,有过渡,类型相同	与受累组织器官关系不密切,界线较清,无过渡现象,类型不相同,可通过瘤细胞的某些特征来判断其原发部位或器官

笔记栏

第七节 肿瘤的病因和发病机制

近年来,随着分子生物学的迅速发展,特别是对癌基因和抑癌基因的深入研究,揭示肿瘤的病因及发病机制已为期不远。

一、肿瘤的病因

肿瘤的病因从目前的认识来看,它是一个复杂的综合性因素。

(一)外源性因素

1. 化学致癌因素　目前已知的化学致癌物有 1 000 多种,其中有 30 余种与人类的癌症发生关系密切。化学致癌物质分布很广,一般都要有一定的剂量和作用时间,常需要反复接触。环境中的化学致癌物,大多需要在体内代谢使之活化,才具有致癌作用。常见的致癌物有下列几种:

【讨论】
在日常生活中,具有致癌的物质有哪些?如何预防?

(1)多环碳氢化合物　多环碳氢化合物是一种具有致癌作用的物质,如煤焦油中的 3,4-苯并(α)芘和甲基胆蒽等,这些物质小剂量即可使实验动物发生恶性肿瘤(如皮肤癌)。工厂里排出的煤烟、汽车排出的废气、燃烧的纸烟等均含有这些物质。此外,熏制的肉类中也含有这些物质,胃癌的发生可能与此有关。

(2)亚硝胺类化合物　亚硝胺类化合物的致癌性强,致癌谱广。实验证明,它可引起胃癌、肝癌、食管癌、肺癌、鼻咽癌等多种癌症。它的合成过程在体内进行:在鱼类、肉类食品中亚硝酸盐作为保存剂与着色剂进入人体→在胃内酸性环境下→亚硝酸盐(也可经细菌分解硝酸盐产生)与来自食物中的各种二级胺合成→亚硝胺→在体内经过羟化作用而活化→具有很强的致癌作用。

(3)霉菌毒素　霉菌毒素对人体具有致癌作用,主要有黄曲霉菌产生的黄曲霉毒素,它的致癌性极强,化学性质稳定,不易被加热分解,煮熟后食入仍具有致癌作用。黄曲霉菌广泛存在于霉变的食品(如花生、玉米及谷类)中,经实验研究和流行病学调查均证实可诱发肝癌、食管癌。

(4)芳香胺类　有致癌作用,主要存在于染料中,印染厂工人的高膀胱癌发病率与此有关。

(5)氨基偶氮染料　可引起实验性大白鼠肝癌。这是一类具有颜色的化合物,曾用作纺织品、食品和饮料的染料。

(6)氯乙烯　目前使用最为广泛的一种塑料制品聚氯乙烯,氯乙烯是合成聚氯乙烯的单体。塑料厂工人的肝血管肉瘤、肺癌、白血病、脑瘤等高发病率与此有密切关系。

(7)其他　如砷、铬、石棉等都有致癌作用。近年来还发现某些微量元素如钼、硒、镁、铂等缺乏与肿瘤的发生有关。

2. 物理致癌因素　目前已经证明具有致癌作用的物理因素有紫外线、电离辐射、慢性刺激等。

(1)紫外线　长期暴露于日光下的人,可诱发皮肤癌、黑色素瘤等。

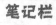

（2）电离辐射　包括 X 射线、γ 射线和粒子辐射。长期接触 X 射线和放射性元素，如镭、铀、氡、钴、锶、钍等，可引起皮肤癌、白血病和肺癌等。在日本的广岛和长崎原子弹爆炸后的幸存者中，慢性粒细胞性白血病、甲状腺癌、乳腺癌和肺癌的发病率明显增高。某些放射性元素如磷、锶、钚、钋等，能诱发骨肉瘤。

（3）慢性刺激　慢性炎性刺激和机械性刺激，均可刺激细胞增生，在此基础上发生癌变，如皮肤的慢性溃疡癌变、慢性胃溃疡癌变等。

3. 生物性致癌因素

（1）病毒　近来的研究证明病毒与肿瘤的发生有关，其中 1/3 为 DNA 病毒，2/3 为 RNA 病毒，特别是对 RNA 病毒（反转录病毒）的研究，导致了癌基因的发现，并由此开创了肿瘤分子遗传学。DNA 病毒如人乳头状瘤病毒（human papilloma virus，HPV）主要与子宫颈、肛周、生殖器区域的鳞状细胞癌有关，也与口腔癌和喉癌有关；EB 病毒（Epstein-Barr virus，EBV）与人类伯基特淋巴瘤和鼻咽癌有关；乙型肝炎病毒（hepatitis B virus，HBV）与肝癌有关。RNA 病毒如人 T 细胞白血病病毒 I 型（HTLV-I）与 T 细胞白血病/淋巴瘤的形成有关。

（2）细菌　大量证据表明，胃幽门螺杆菌感染与胃淋巴瘤及胃癌的发生有关，与胃 B 细胞淋巴瘤的关系更为密切。

（3）寄生虫　已知日本血吸虫病与结肠癌的发生有关，埃及血吸虫病与膀胱癌的发生有关，华支睾吸虫病与胆管细胞性肝癌的发生有关。

（二）内源性因素

1. 遗传因素　现代研究发现，人类肿瘤的发生与遗传因素的关系有以下几种情况。

（1）显性遗传的作用　其特点是幼年发病，肿瘤呈多发性，常见双侧器官，如视网膜母细胞瘤、肾母细胞瘤、肾上腺和神经节的神经母细胞瘤等。还有一些癌前疾病，其恶变率极高，如结肠多发性腺瘤性息肉、神经纤维瘤病等。

（2）隐性遗传的作用　它决定于肿瘤的易感性，不决定肿瘤的发生，但在一定的条件下容易发生肿瘤。如 Bloom 综合征患者易发生白血病，毛细血管扩张性共济失调症患者易发生淋巴瘤和白血病，着色性干皮病患者易患皮肤癌或黑色素瘤。

（3）遗传与环境协同的作用　环境因素更重要，常见有肿瘤的家族史，如乳腺癌、胃肠癌、食管癌、肝癌、鼻咽癌、白血病、子宫内膜腺癌、前列腺癌、黑色素瘤等。

2. 免疫因素　机体免疫功能状态在肿瘤的发生、发展中起着十分重要的作用。大量临床和实验证据表明，免疫功能低下易患肿瘤。如免疫（尤其是细胞免疫）缺陷或大量使用免疫抑制剂者，其肿瘤发病率明显升高；幼儿期（免疫功能不成熟）和老年期（免疫功能衰退）肿瘤发生率高于其他年龄组；临床病理观察也发现癌间质中淋巴细胞浸润较多者预后较好。

3. 激素因素　内分泌功能紊乱与某些肿瘤的发生关系密切，如雌激素水平过高或雌激素受体的异常与乳腺癌发生发展有关，垂体前叶激素可促进肿瘤的生长和转移，肾上腺皮质激素对某些造血系统的恶性肿瘤有抑制其生长和转移的作用。

4. 性别与年龄因素　肿瘤在其发生上与年龄和性别有一定的关系。如女性的乳腺癌明显高于男性（约 100∶1），这可能与内分泌的特点有关。男性的食管癌、肺癌、肝癌、胃癌、鼻咽癌等则高于女性，这可能与男性接触某些致癌物较多有关。年龄对肿笔记栏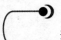

瘤的发生也有一定影响。如神经母细胞瘤、肾母细胞瘤、髓母细胞瘤等好发于儿童，骨肉瘤、横纹肌肉瘤好发于青年人，而大部分癌则以老年人多见。

5. 种族因素　在肿瘤的发生中有一定的种族差别，如欧美国家的乳腺癌发生率较高；亚洲地区（如日本、中国）的胃癌发生率较高；我国广东省的鼻咽癌发生率高，甚至移居国外后其发生率也明显高于当地人。

二、肿瘤的发病机制

肿瘤的发病机制是一个正在探索之中的极其复杂的问题。

上述一些致癌因素以协同或序贯的方式引起细胞的非致死性 DNA 损伤，从而激活原癌基因或（和）使肿瘤抑制基因失活，同时凋亡调控基因、细胞周期调控基因和（或）DNA 修复基因的异常，使细胞发生转化（transformation），出现克隆性增殖。这些细胞经过多阶段演进过程，形成具有异质性、侵袭性和转移性的恶性肿瘤。因此，肿瘤是一种多基因异常导致的疾病。近年来，对于肿瘤病因和发病机制的研究有了很大的进展，肿瘤的发生和演进涉及多种基因的多种改变，包括癌基因与肿瘤抑制基因、转移基因与转移抑制基因、凋亡相关基因、DNA 修复基因、细胞周期调控基因等基因的改变，端粒酶活性的增高以及 DNA 甲基化异常，肿瘤在本质上是一类基因病。原癌基因激活或抑癌基因的失活可以导致细胞的恶性转化，它的发生是瘤细胞单克隆性扩增的结果，但绝不是单个基因突变的结果，它是一个长期的、分阶段的、多种基因突变积累的过程，体内免疫功能的丧失在肿瘤的发生上起重要作用。

1. 原癌基因的激活　原癌基因是正常细胞内存在的一大类促进细胞分裂、阻止其发生分化并有潜在致癌或促癌作用的基因群。在各种致癌因素作用下，正常细胞内处于正常或有限表达的原癌基因，可被激活为有致癌活性的癌基因。目前，原癌基因被激活有如下两种学说。

（1）基因突变学说　认为细胞的形态和功能是由基因的遗传信息决定的，所以癌变是致癌物质的作用或由外来的基因（如肿瘤病毒）掺入（整合）到细胞基因组内，从而导致细胞遗传物质 DNA 结构发生改变（基因突变），使正常细胞获得新的遗传信息转变为癌细胞。

（2）基因表达调控失调学说　正常情况下，人体内细胞的千百万个基因，只启动了某些部分来合成特殊的蛋白质和酶，这种表达是受严格控制和调节的。当某种致癌物质作用后，扰乱了正常细胞基因调控程序，使正常情况下不应启动的基因启动起来了，导致细胞的分化失控，发生癌变。

2. 抑癌基因的失活　抑癌基因又称抗癌基因或肿瘤抑制基因，是正常细胞内存在的一大类对细胞增殖起负调节作用的基因群，如 Rb、P^{53}、P^{16}。这些基因的主要作用是抑制细胞的过度增殖，其机制可能是通过抑制原癌基因的活化和表达，或使癌基因的蛋白产物失活而起到抑制细胞恶性转化的作用。当肿瘤抑制基因缺失、突变及重排后，失去抑制活性时，往往会导致细胞过度增生和分化不成熟，进而发生恶变，使细胞呈恶性生长。

小　结

肿瘤是机体在各种致瘤因素作用下,局部组织细胞在基因水平上发生改变,导致细胞过度增生和异常分化形成的新生物。间叶组织来源的恶性肿瘤称为肉瘤,上皮组织来源的恶性肿瘤称为癌。

肿瘤的组织结构分为实质和间质两部分:①肿瘤的实质即肿瘤细胞,是肿瘤的主要成分,它决定肿瘤的性质、肿瘤的分化程度、良恶性、侵袭转移等;②各种肿瘤的间质基本都相同,一般由纤维结缔组织、血管、淋巴管等成分构成,故无特异性,起支持营养作用。肿瘤无论在组织结构上还是在细胞形态上都与其起源的正常组织有着不同程度的差异,这种差异性称为异型性。肿瘤的分化是指机体的组织细胞从幼稚到成熟阶段的生长发育过程,在这种过程中组织细胞获得形态、功能和代谢方面的特性。分化越高异型性越小,见于良性肿瘤;分化越低异型性越大,见于恶性肿瘤。肿瘤的生长方式可分为膨胀性生长、外生性生长和侵袭性生长三种。

具有浸润性生长的恶性肿瘤,不仅可以在原发部位继续生长蔓延(直接蔓延),而且还可以通过其他途径扩散到其他部位(转移)。常见的转移途径有淋巴道转移(癌常见的转移途径)、血道转移(各种恶性肿瘤均可发生血道转移,但常见于肉瘤)及种植性转移(体腔内器官的肿瘤蔓延至器官表面时,肿瘤细胞即可脱落下来,像播种一样种植于体腔和体腔内器官的表面,形成多数转移瘤)。临床上准确鉴别良、恶性肿瘤具有重要意义,一般情况下,良性肿瘤分化好,异型性小,外生性或膨胀性生长,不转移,对机体影响小;恶性肿瘤分化差,异型性大,浸润性生长,易转移,对机体影响大。根据恶性肿瘤的分化程度、异型性大小及核分裂象分为高分化(低度恶性)、中分化(中度恶性)、低分化(高度恶性)。

常见的恶性肿瘤有食管癌、胃癌、大肠癌、肝癌、肺癌、鼻咽癌、肾腺癌、膀胱癌、乳腺癌、宫颈癌。

充分认识癌前病变和癌前疾病,高度重视非典型增生,准确无误地判断原位癌,对癌症的治疗及提高患者生存率具有重要的现实意义。

肿瘤的病因和发病学多年来一直是研究的重点和难点。最常见的外源性因素有亚硝胺类化合物、霉菌毒素、病毒,内源性因素有遗传因素、免疫因素、激素因素。近年来,对于肿瘤的病因和发病机制的研究有了很大的进展,认为肿瘤是一种基因病,原癌基因激活或抑癌基因的失活可以导致细胞的恶性转化,它的发生是瘤细胞单克隆性扩增的结果,但绝不是单个基因突变的结果,它是一个长期的、分阶段的、多种基因突变积累的过程,体内免疫功能的丧失在肿瘤的发生上起重要作用。

病案讨论

病例摘要　患者,男,56岁,养路工人。颈部包块1个月。1个月前,家人发现其左颈部稍隆起,扣之有蚕豆大结节,质地较硬,无红、热现象,无压痛,未引起足够重视。1个月中结节逐渐长大至3 cm×3 cm,仍不红,无压痛。

讨论:

1.该患者左颈部可能发生哪些性质的病变?

2.可以做何种检查以确定诊断?

3.这些病变的镜下特点是什么?

 同步练习

一、选择题

1. 肿瘤性增生与炎性增生的根本区别是 （　）

    A. 有肿块形成　　　　　　　　　　　　　B. 细胞生长活跃

    C. 有核分裂象　　　　　　　　　　　　　D. 细胞不同程度失去了分化成熟的能力

2. 关于肿瘤间质的描述,下列哪项是错误的 （　）

    A. 一般是由结缔组织和血管组成　　　　　B. 起着营养和支持肿瘤实质的作用

    C. 与肿瘤的预后无关　　　　　　　　　　D. 一般不具有特异性

3. 肿瘤的特性主要取决于 （　）

    A. 肿瘤的间质　　　　　　　　　　　　　B. 肿瘤的生长速度

    C. 肿瘤的实质　　　　　　　　　　　　　D. 肿瘤的生长方式

4. 恶性肿瘤细胞的细胞质多呈 （　）

    A. 嗜碱性　　　　　　　　　　　　　　　B. 中性,但有时呈酸性

    C. 嗜酸性,但有时呈中性　　　　　　　　D. 囊泡气球样变,内无细胞质

5. 关于恶性肿瘤的说法正确的是 （　）

    A. 组织结构具有高度异型性而细胞无　　　B. 组织结构和细胞都具有高度异型性

    C. 细胞具有高度异型性而组织结构无　　　D. 没浸润性,也不转移

6. 胃肠道的恶性肿瘤细胞可侵入肠系膜静脉,因此胃肠道的肿瘤最易转移至 （　）

    A. 肺　　　　　　　　　　　　　　　　　B. 肾

    C. 脑　　　　　　　　　　　　　　　　　D. 肝

7. 下列哪一种不属于真正的肿瘤 （　）

    A. 白血病　　　　　　　　　　　　　　　B. 淋巴瘤

    C. 霍奇金病　　　　　　　　　　　　　　D. 动脉瘤

8. 下列肿瘤中,哪项属于良性瘤 （　）

    A. 多发性骨髓瘤　　　　　　　　　　　　B. 精原细胞瘤

    C. 成骨细胞瘤　　　　　　　　　　　　　D. 黑色素瘤

9. 下列哪种肿瘤的恶性型,不能称为肉瘤 （　）

    A. 脂肪瘤　　　　　　　　　　　　　　　B. 血管瘤

    C. 软骨瘤　　　　　　　　　　　　　　　D. 乳头状瘤

10. "癌"是恶性肿瘤的一大类,下述哪种组织发生的肿瘤是"癌" （　）

    A. 淋巴管　　　　　　　　　　　　　　　B. 脂肪组织

    C. 骨组织　　　　　　　　　　　　　　　D. 甲状腺

11. 来源于三个胚层组织的肿瘤,称为 （　）

    A. 混合瘤　　　　　　　　　　　　　　　B. 畸胎瘤

    C. 错构瘤　　　　　　　　　　　　　　　D. 癌肉瘤

12. 良性与恶性肿瘤判定中,最有诊断意义的是 （　）

    A. 生长方式　　　　　　　　　　　　　　B. 生长速度

    C. 肿瘤的异型性　　　　　　　　　　　　D. 对机体影响

13. 肉瘤与上皮组织来源的恶性肿瘤的区别有　　　　　　　　　　　　（　　）

A. 异型性明显,核分裂象多见　　　　　　B. 瘤细胞弥漫分布,与间质界限不清

C. 无包膜　　　　　　　　　　　　　　　D. 生长速度快

14. 血道转移瘤通常不会出现的是　　　　　　　　　　　　　　　　　　（　　）

A. 呈多个球形结节　　　　　　　　　　　B. 瘤结节边界较清楚

C. 常有包膜　　　　　　　　　　　　　　D. 瘤结节靠近脏器被膜

15. 上皮内肿瘤Ⅲ级是指　　　　　　　　　　　　　　　　　　　　　　（　　）

A. 不典型增生Ⅲ级和原位癌　　　　　　　B. 不典型增生Ⅱ级和原位癌

C. 不典型增生Ⅰ级和原位癌　　　　　　　D. 不典型增生Ⅰ级和Ⅱ级

16. 原位癌与浸润癌的主要区别在于　　　　　　　　　　　　　　　　　（　　）

A. 肿瘤大小　　　　　　　　　　　　　　B. 肿瘤的发生部位

C. 淋巴管有无瘤栓　　　　　　　　　　　D. 基底膜是否受侵犯

17. 常见于老年人面部,生长缓慢,表面常形成溃疡,癌细胞向深部浸润破坏,但很少发生转移,
呈低度恶性经过,对放疗敏感,是下列哪一种肿瘤　　　　　　　　　　（　　）

A. 鳞状细胞癌　　　　　　　　　　　　　B. 基底细胞癌

C. 腺癌　　　　　　　　　　　　　　　　D. 移行上皮癌

18. 早期胃癌术后5年生存率>90%,早期胃癌是指　　　　　　　　　　（　　）

A. 病变直径<0.5 cm者　　　　　　　　　B. 癌组织只限于黏膜层或黏膜下层者

C. 病变直径<1.0 cm者　　　　　　　　　D. 癌组织只限于黏膜层者

19. 革囊胃是指　　　　　　　　　　　　　　　　　　　　　　　　　　（　　）

A. 溃疡型胃癌　　　　　　　　　　　　　B. 浸润型胃癌

C. 胃溃疡大量瘢痕形成　　　　　　　　　D. 慢性肥厚性胃炎

20. 肺癌最常见的组织学类型是　　　　　　　　　　　　　　　　　　　（　　）

A. 小细胞未分化癌　　　　　　　　　　　B. 鳞状细胞癌

C. 腺癌　　　　　　　　　　　　　　　　D. 大细胞未分化癌

21. 泌尿道最常见的恶性肿瘤是　　　　　　　　　　　　　　　　　　　（　　）

A. 肾透明细胞癌　　　　　　　　　　　　B. 膀胱移行细胞癌

C. 输尿管癌　　　　　　　　　　　　　　D. 肾母细胞瘤

22. 霍奇金病最有诊断意义的细胞是　　　　　　　　　　　　　　　　　（　　）

A. R-S细胞　　　　　　　　　　　　　　B. 霍奇金细胞

C. 陷窝细胞　　　　　　　　　　　　　　D. 多形性瘤细胞

(23～24题共用备选答案)

A. 交界性肿瘤　　　　　　　　　　　　　B. 早期癌

C. 良性肿瘤　　　　　　　　　　　　　　D. 恶性肿瘤

E. 癌前病变

23. 直、结肠家族性多发性腺瘤性息肉属于　　　　　　　　　　　　　　（　　）

24. 未成熟型畸胎瘤属于　　　　　　　　　　　　　　　　　　　　　　（　　）

(25～27题共用备选答案)

A. 癌　　　　　　　　　　　　　　　　　B. 肉瘤

C. 母细胞瘤　　　　　　　　　　　　　　D. 精原细胞瘤

E. 霍奇金病

25. 胚胎性肿瘤是　　　　　　　　　　　　　　　　　　　　　　　　　（　　）

26. 来源于间叶组织的恶性肿瘤是　　　　　　　　　　　　　　　　　　（　　）

27. 来源于上皮组织的恶性肿瘤是　　　　　　　　　　　　　　　　　　（　　）

二、填空题

1.恶性肿瘤的分级处于Ⅲ级时,其分化程度为_____分化。

2.肿瘤的生长方式有_____、_____、_____。

3.恶性肿瘤转移的方式有淋巴道转移、_____和_____,Krukenberg瘤属于_____。

4.生物学行为介于良性与恶性之间的肿瘤称为_____。

5.在高分化鳞癌中,癌巢的中央可出现_____,癌细胞之间可见_____。

三、名词解释

1.恶液质 2.癌前病变 3.肿瘤的演进 4.燕麦细胞癌

四、问答题

1.简述异型性的概念,并叙述异型性与分化程度及肿瘤恶性度的关系。

2.简述恶性肿瘤细胞的异型性。

3.简述恶性肿瘤对机体的影响。

4.试以胃癌为例,分析恶性肿瘤的扩散途径。

第五章
心血管系统疾病

◆ 熟记下列概念:动脉粥样硬化、高血压、风湿病、心瓣膜病、冠心病、心绞痛、
　心肌梗死。
◆ 描述动脉粥样硬化、高血压、风湿病的基本病变。
◆ 分析动脉粥样硬化、高血压、风湿病病理变化对机体的影响。
◆ 列出动脉粥样硬化、高血压、风湿病、心瓣膜病的病因、发病机制。

　　心血管系统疾病是指病变主要损害心脏、血管的正常结构,从而导致循环功能障碍的一系列疾病。各种心血管疾病中,尤以冠状动脉粥样硬化、高血压病最为常见,而风湿性心脏病、感染性心内膜炎等在临床上也屡见不鲜。

　　发达国家人口中,心血管系统疾病的发病率高居首位。我国虽然是发展中国家,但随着人们生活节奏加快和生活水平改善,心血管系统疾病的发病率呈逐年上升趋势,成为严重威胁国人健康的重要因素。

第一节　动脉粥样硬化

　　动脉硬化(arteriosclerosis)是指动脉壁增厚、变硬和弹性降低的一类动脉疾病。它包括动脉粥样硬化、动脉中膜钙化和细动脉硬化,其中动脉粥样硬化最常见、最重要。

　　动脉粥样硬化(atherosclerosis,AS)是一种与脂质代谢障碍有关的全身性疾病,病变特点是血液中的脂质进入动脉血管壁并沉积于内膜形成粥样斑块,导致动脉硬化。当其发生于心、脑等重要器官时,常造成严重后果,是严重危害人类健康的常见病,近年来动脉粥样硬化在我国的发病率有明显上升的趋势。

(一)病因及发病机制

　　动脉粥样硬化症的病因尚未完全阐明,临床、流行病学调查及大量实验研究资料表明,引起动脉粥样硬化的主要因素为高脂血症、高血压病、糖尿病和不良生活习惯(吸烟)等,这些因素称为易患因素或危险因素。

　　1.高脂血症　高脂血症是动脉粥样硬化的重要危险因素。食用富含胆固醇食品的人群,血中胆固醇含量较高,动脉粥样硬化的发病率亦相应较高。糖尿病、甲状腺功

【思考】

　　动脉粥样硬化发生的危险因素有哪些?主要累及哪些动脉?基本病变是什么?

能低下、肾病综合征等患者常伴有高胆固醇血症,其动脉粥样硬化的病变也就比较严重。除胆固醇外,血中三酰甘油的含量也起重要作用,一些冠心病患者往往只表现血中三酰甘油增多,高胆固醇血症并不明显。

胆固醇和三酰甘油在血浆中并不是以游离的形式存在,而是与血浆蛋白质和磷脂结合,构成亲水性脂蛋白。血浆脂蛋白按密度不同分为四类,即乳糜微粒(chylomicron,CM)、极低密度脂蛋白(very low density lipoprotein,VLDL)、低密度脂蛋白(low density lipoprotein,LDL)和高密度脂蛋白(high density lipoprotein,HDL)。由于LDL胆固醇含量最高,且分子量较小,十分容易透过动脉内膜沉积于动脉管壁,形成粥样斑块;VLDL降解后形成LDL,因此LDL和VLDL与动脉粥样硬化的发病密切相关。HDL除了能将胆固醇运送到肝进行代谢,还能抑制LDL与血管内皮细胞受体的结合,从而减少胆固醇在动脉内膜的沉积,因此HDL有抗动脉粥样硬化的作用。

2.高血压病　高血压时由于血流对血管壁的机械性压力和冲击作用较大,动脉内膜容易受损,这不仅使血中脂蛋白易于透入内膜,同时,内膜下胶原纤维暴露,又可引起血小板聚集,血小板释放生长因子,刺激动脉中膜平滑肌细胞(smooth muscle cell,SMC)增生并移入内膜,吞噬和分解脂蛋白,同时产生胶原纤维、弹性纤维等,最终形成本病特有的斑块。

3.糖尿病和高胰岛素血症　由于糖代谢紊乱,患者血液中HDL水平降低,减弱了对LDL的阻抑作用。同时高血糖可致LDL糖基化,这些修饰的LDL促进血液中单核细胞移入血管内膜,吞噬胆固醇后转变为泡沫细胞。此外,高胰岛素血症与动脉粥样硬化的发生亦密切相关,胰岛素水平越高,其冠状动脉粥样硬化性心脏病的发病率越高。

4.吸烟　吸烟可使血液中具有抗动脉粥样硬化的HDL降低,并使血中一氧化碳浓度升高而损害血管内皮细胞和刺激内膜胶原纤维增生,促进动脉粥样硬化的发生。烟草中的一种糖蛋白,能激活凝血因子Ⅶ及某种致突变物质,使血管壁SMC增生,并促使附壁血栓形成,在动脉内膜上形成机化斑块。

此外,动脉粥样硬化还与遗传因素、年龄和性别有关。流行病学和临床研究表明,冠心病家族聚集现象提示遗传因素是本病的危险因素。家族中有较年轻时患动脉粥样硬化者,其后代患病的概率比无这种情况的家族高5倍。随着年龄的增长,动脉管壁内的酶活性降低,动脉粥样硬化的发病率也逐渐增加。血中雌激素能增加HDL和减少胆固醇含量,所以女性在绝经期以前比同龄男性动脉粥样硬化的发病率低,而绝经期后这种性别差异消失。

动脉粥样硬化症的发病机制比较复杂。血脂升高为动脉粥样硬化发生的物质基础,而动脉壁的结构和功能的改变等则能促进动脉粥样硬化的发生。上述多种因素的作用,推动动脉粥样硬化的发生和发展。

(二)病理变化

动脉粥样硬化病变主要累及全身的弹力型动脉和弹力肌型动脉,即大动脉(如主动脉)和中等动脉(如冠状动脉、脑底动脉),根据本病的发展过程可分为以下几个阶段。

1.脂纹　是本病的早期病变。主动脉的脂纹常见于其后壁及分支开口处内膜面。随着动脉内膜脂质沉积的增多,单核细胞和增生的平滑肌细胞吞噬脂质后转变成泡沫

【讨论】
动脉粥样硬化的发生过程包括哪些?其后果可导致哪些继发性病变?

细胞。这些细胞堆积成团,形成肉眼可见宽度 1～2 mm、长短不一的淡黄色条纹和针帽大小的斑点,平坦或略突出于内膜表面。镜下见脂纹位于动脉内膜下,由大量细胞质内含脂质的泡沫细胞聚集而成。

泡沫细胞来源于:①血中的单核细胞(巨噬细胞源性);②动脉内膜原有的平滑肌细胞(平滑肌细胞源性)。这些细胞在多种因素作用下,获得吞噬能力或吞噬能力得到加强,吞噬沉积的脂质后,在细胞质内酶作用下形成。

脂纹阶段的病变对机体无明显影响,由于尚未发生纤维组织增生,当病因去除后病变即可消退。这种病变十分常见,据尸检观察,主动脉脂纹检出率 9 岁以下儿童占10%,10～19 岁占近 50%。

2.纤维斑块　纤维斑块由脂纹发展而来,为隆起于内膜表面的灰白色斑块。随着斑块表层的胶原纤维不断增加和玻璃样变性,脂质被埋于深层,呈珠白色。镜下见,斑块表层为厚薄不一的纤维帽,由大量 SMC 及细胞外基质组成。纤维帽之下可见数量不等的增生 SMC、巨噬细胞、两种泡沫细胞、细胞外脂质和基质。

3.粥样斑块　随着病变的发展,形成明显隆起于内膜表面的灰黄色粥样斑块,切面上可见斑块表面是一层纤维帽,深层为粥样黄色物质。镜下,纤维帽的胶原纤维呈玻璃样变性,SMC 埋于细胞外基质之中。深层为大量无定形坏死物质,其内富含细胞外脂质,可见胆固醇结晶和钙盐等(图 5-1)。斑块底部和边缘出现肉芽组织,外周见少量淋巴细胞浸润和泡沫细胞。病变严重者,斑块下的中膜呈不同程度的萎缩、变薄,内弹力板发生断裂。

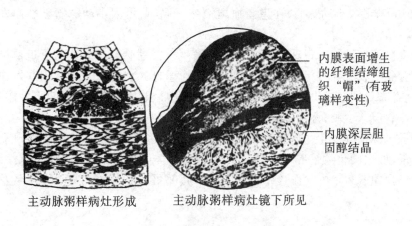

主动脉粥样病灶形成　　主动脉粥样病灶镜下所见

内膜表面增生的纤维结缔组织"帽"(有玻璃样变性)

内膜深层胆固醇结晶

图 5-1　主动脉粥样硬化粥样斑块

粥样斑块形成后,常出现如下继发性病变:

(1)斑块内出血　因斑块边缘或基底部新生的毛细血管壁薄,极易破裂出血,形成血肿,使斑块扩大,其后被机化。当出血量大时可导致某些动脉(如冠状动脉)发生完全闭塞。

(2)血栓形成　由于斑块表面形成的溃疡破坏了血管内膜的光滑性,故斑块溃疡处常继发血栓形成,加重血管腔狭窄程度,在中等动脉如冠状动脉和脑动脉还可导致动脉管腔的阻塞引起梗死。血栓可机化,使斑块体积增大,也可脱落而引起栓塞。

(3)斑块破裂　斑块外周部纤维帽薄,容易破裂。斑块破裂后形成粥样溃疡及并发血栓形成,粥样物质进入血流可引起栓塞。斑块破裂常见于腹主动脉下段、髂动脉和股动脉。

（4）钙化　多见于老年患者。钙盐沉积于粥样灶及纤维帽内,动脉壁因而变硬、变脆。

（5）动脉瘤形成　由于内弹力板的分离、断裂及中膜萎缩,在血管内压力的作用下,动脉壁局限性向外膨出,形成动脉瘤。此外,血流从斑块溃疡处侵入动脉中膜,或中膜内血管破裂,致使中膜撕裂,形成夹层动脉瘤。

（三）重要器官的动脉粥样硬化

1. 主动脉粥样硬化　病变好发于主动脉后壁及其分支开口处,病变严重程度依次为腹主动脉、胸主动脉、主动脉弓和升主动脉。严重者主动脉内膜广泛受累,布满不同发展阶段的病变。内膜表面不平,管壁变硬,失去弹性,管腔也因此变形。在腹主动脉常见溃疡、钙化及出血等继发性改变。由于主动脉管腔较大,一般不致引起症状,但继发动脉瘤者,动脉瘤破裂可导致危及生命的大出血。

2. 冠状动脉粥样硬化　详见本章第二节。

3. 脑动脉粥样硬化　一般在 40 岁以后才出现。病变以大脑中动脉和基底动脉为重,随着病变发展而向远端及较小分支延伸。病变动脉内膜不规则增厚,血管弯曲,管壁变硬,管腔狭窄甚至闭塞,由于脑动脉中膜较薄,故透过外膜及中膜可见到成串排列的黄色粥样斑块。脑动脉粥样硬化可引起以下继发病变:①由于管腔长期狭窄,使脑供血不足,造成脑组织萎缩;②由于斑块处继发血栓形成而致管腔阻塞,引起脑梗死（脑软化）;③若形成小动脉瘤,在患者血压突然升高时,可因小动脉瘤破裂而发生脑出血。

4. 肾动脉粥样硬化　肾动脉粥样硬化多发生于肾动脉开口处或主干近侧端。由于动脉管腔狭窄,相应的肾组织缺血,可引起肾血管性高血压。若动脉内并发血栓形成而致血管闭塞,则造成供血区域的肾梗死。梗死灶机化后遗留较大凹陷性瘢痕,使肾体积缩小、变形、变硬,称动脉粥样硬化性固缩肾。

5. 四肢动脉粥样硬化　下肢动脉粥样硬化较上肢多见且严重。多发生于髂、股及胫等部位的动脉,硬化致管腔明显狭窄时可导致肢体缺血,行走时出现间歇性跛行。当动脉管腔严重狭窄,并发血栓形成时,肢体局部可发生缺血性坏死,甚至发展为坏疽。

第二节　冠状动脉粥样硬化性心脏病

　　冠状动脉粥样硬化性心脏病(coronary atherosclerotic heart disease)简称冠心病,是指冠状动脉疾病引起的心肌供血不足或中断的一类心脏病,又称缺血性心脏病。绝大多数是冠状动脉粥样硬化引起,少数由冠状动脉痉挛或炎症引起。本病的发病率和死亡率均很高。冠状动脉粥样硬化最常发生于冠状动脉的左前降支,其次为右冠状动脉,再次是左旋支及左冠状动脉总干。病变主要是粥样斑块形成呈多发性(各分支都有病变),靠近心肌一侧的动脉壁或动脉开口处病变最明显。早期斑块为节段性分布,进而互相融合。横切面上斑块多呈新月形,管腔不同程度狭窄,有时合并血栓形

成,致使管腔完全闭塞。

冠状动脉粥样硬化致使管腔狭窄,心肌供血不足,根据心肌缺血的轻重缓急及所引起心肌损伤的程度,冠心病可表现为心绞痛、心肌梗死和心肌硬化及心脏性猝死。

一、心 绞 痛

心绞痛(angina pectoris)是冠状动脉供血不足引起的急性心肌短暂缺血,以胸痛为特点的临床综合征。主要表现为阵发性胸骨后或心前区疼痛或压榨感,并放射到左肩和左臂。其发作常有明显诱因,如在机体活动、情绪激动、寒冷和暴饮暴食等影响下发作。亦可在无明显诱因作用下发生。临床上将心绞痛分为以下几种主要类型。

1. 稳定型心绞痛 又称轻型心绞痛。仅在体力活动过度,心肌耗氧量增多时发作,由心肌供氧量与耗氧量暂时失去平衡而引起。

2. 不稳定型心绞痛 是一种进行性加重的心绞痛,可在体力活动或休息时发作,以进行性加重、发作频率和持续时间不断增加为特征。此类患者大多数有一支较大的冠状动脉近端显著狭窄,重症病例常有冠状动脉主干和多支冠状动脉狭窄。镜下可见由众多心肌细胞坏死引起的弥漫性心肌纤维化,常伴有左心室扩张以及心力衰竭。

3. 变异型心绞痛 多见于休息时发作,无明显诱因。少数患者在工作中发病。发作时心电图见 ST 段升高。血管造影可见到冠状动脉痉挛,管腔狭窄。这种血管痉挛大多发生在已有明显狭窄的冠状动脉,有时也可见于冠状动脉无明显病变者。

二、心肌梗死

心肌梗死(myocardial infarction)是指由于持续性缺血、缺氧引起局部心肌细胞的坏死。这种严重的局部血液循环障碍,大多数由冠状动脉急性阻塞所致。

(一)病因

冠状动脉粥样硬化引起的心肌梗死大约占全部心肌梗死的90%。在冠状动脉粥样硬化的基础上,并发下述变化均可发病:①血栓形成或斑块内出血,引起管腔急性阻塞,此为最多见的原因;②严重狭窄的冠状动脉发生持久性痉挛,使血流进一步减少或中断;③过度劳累使心脏负荷过重,心肌相对缺血;④休克、失血等使冠状动脉循环血量急剧减少。

(二)心肌梗死的部位和范围

心肌梗死的部位与受阻塞的冠状动脉供血区域是一致的。由于左冠状动脉前降支病变最常见,所以50%的心肌梗死发生在左心室前壁、心尖部及室间隔前 2/3,25%的心肌梗死发生在右冠状动脉供血区(左心室后壁、室间隔后 1/3 及右心室大部分),左冠状动脉旋支阻塞引起的左心室侧壁梗死少见。心肌梗死的范围与受阻冠状动脉分支的大小和阻塞部位有关。

根据梗死所占心壁厚度的不同,将心肌梗死分为三种:①薄层梗死(心内膜下心肌梗死),梗死范围仅限于心内膜下方,厚度不及心肌厚度的一半;②厚层梗死,梗死厚度超过心脏肌层厚度一半以上,但未达到心肌全层;③全层梗死,梗死自心内膜至心包脏层,累及整个心壁,梗死区域亦较大。

（三）心肌梗死的形态变化

肉眼观，心肌梗死属于贫血性梗死，梗死灶形态不规则，呈地图形，一般于梗死6 h后肉眼才能辨认。梗死灶呈苍白色，逐渐进展呈黄色或土黄色，干燥，较硬，失去正常光泽。1周后肉芽组织长入，5周后梗死灶完全机化形成灰白色瘢痕组织，成为陈旧性梗死灶。

镜下观，心肌梗死4 h以后，可见贫血性梗死早期改变，梗死灶周边也可见充血带及中性粒细胞浸润。

（四）心肌梗死的生化改变

肌红蛋白在心肌细胞梗死的早期迅速从肌细胞释出，进入血液，并从尿中排出，因此急性心肌梗死时能较早地从血中和尿中测出肌红蛋白。心肌梗死6～12 h后，细胞内谷氨酸－草酰乙酸转氨酶（glutamic-oxaloacetic transaminase, GOT）、乳酸脱氢酶（lactate dehydrogenase, LDH）、肌酸磷酸激酶（creatine phosphokinase, CPK）均可透过细胞膜进入血内，使血中这些酶的浓度升高。及时检测血清中这些酶的变化，有助于心肌梗死的早期诊断。

（五）心肌梗死的并发症及后果

1. 心脏破裂　是心肌梗死的严重并发症，多见于梗死初期1～3 d或1周内。主要是梗死灶周围中性粒细胞和单核细胞释出的蛋白水解酶及坏死心肌内的溶酶体酶溶解了坏死的心肌所致。好发部位是左心室前壁下1/3处，心脏破裂后血液流入心包腔，造成急性心包压塞而致患者死亡。

2. 室壁瘤　由于梗死区坏死组织或瘢痕组织难以承受心室内的压力，心室壁向外膨出形成。常见于心肌梗死愈合期，少数见于急性期，多发生在左心室前壁近心尖处，易发生心力衰竭或形成附壁血栓。

3. 附壁血栓形成　多发生于左心室。当心肌梗死波及心内膜时使之粗糙，以及心室纤颤出现涡流时，局部易形成附壁血栓。血栓可发生机化，也可脱落引起远处器官的栓塞。

4. 心力衰竭　心肌梗死造成心肌收缩力显著减弱，引起不同程度的心力衰竭，是患者主要的死亡原因之一。

5. 心源性休克　当左心室心肌梗死范围达40%时，心室收缩力极度减弱，心排血量减少，血压下降，引起休克。

6. 心律失常　是心肌梗死最常见的早期并发症，可发生期前收缩、传导阻滞以及心室纤颤等多种心律失常。

三、心肌硬化

广泛的心肌纤维化称心肌硬化（myocardial sclerosis）。冠状动脉粥样硬化时，由于管腔狭窄，造成心肌长期慢性缺血，心肌萎缩，间质纤维组织增生，致心肌硬化。

四、心脏性猝死

心脏性猝死是指心脏性原因引起的出乎意料的突发性死亡。在急性症状出现后

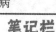

1 h 突然出现意识丧失引起的意外死亡。

第三节 高 血 压

高血压(hypertension)是一种以体循环动脉血压升高为主要临床表现的慢性心血管疾病,是严重危害中老年人健康的常见病。近年来本病的发病率逐年上升。

正常人的血压在不同的生理状况下有一定的波动幅度。40 岁以后收缩压和舒张压均随年龄的增长而升高,但是,舒张压升高不明显,因此,舒张压升高是判断高血压的重要依据。我国高血压的诊断标准如下:舒张压>12.0 kPa(90 mmHg),收缩压>18.6 kPa(140 mmHg)。高血压分为两类,大部分高血压是无明显器质性疾病为原因的独立性疾病,称原发性高血压;少部分高血压由某些疾病引起,如慢性肾小球肾炎、肾动脉狭窄、肾上腺瘤和垂体肿瘤等,血压升高只是这些疾病的一种症状,称为症状性高血压或继发性高血压。

一、病因与发病机制

原发性高血压的病因和发病机制尚未完全明了,一般认为高血压并非单一因素引起,是多种因素综合影响的结果,常见于如下因素。

1. 高钠摄入　流行病学调查和临床观察均显示,食盐摄入量与高血压的发生有一定关系。高钠摄入可使血压升高,而低钠饮食或增加钠排泄时血压降低,某些利尿剂能增加体内钠盐排泄而产生降压效果。世界卫生组织(World Health Organnization, WHO)在预防高血压措施中建议每人每日摄盐量应控制在 5 g 以下。钾能促进机体排钠,钙对钠有拮抗作用,故给某些高血压病患者适当地补充钾和钙,可使血压下降。

2. 精神心理因素　精神紧张和不良情绪(忧郁、悲伤、恐惧)都可以引起高血压。长期从事注意力高度集中,精神紧张而体力活动较少的工作(如长途汽车司机)及生活突然发生恶性变故,高血压发病率较高。有研究表明,精神方面的刺激可导致大脑皮质功能紊乱,失去对皮质下血管活动中枢的控制作用,使收缩血管的冲动占优势,引起全身细小动脉痉挛,外周阻力增加,血压升高。

3. 遗传因素　在高血压患者中有家族史者高达 75%,表明遗传因素在高血压发病中的作用非同小可。近年研究发现,血压正常者血管紧张素基因仅偶见缺陷,而高血压患者该基因上有相同的变异。高血压患者的子代可获得父母的血管紧张素基因的拷贝,易患高血压。

4. 肾因素　长期的中枢神经功能紊乱引起全身细小动脉痉挛,肾脏血液供应减少;肾球旁细胞在缺血的刺激下分泌肾素增多,肾素活化血管紧张素原以致血管紧张素增多,血管紧张素既能使细小动脉痉挛收缩,又能使肾上腺皮质分泌醛固酮导致钠水潴留,血容量增多,同时使血管壁对各种加压物质的敏感性增高,促进和维持高血压。

5. 神经内分泌因素　交感神经节后纤维释放缩血管递质(神经肽 Y 及去甲肾上腺素)增加,或血管扩张递质(降钙素基因相关肽及 P 物质)减少,均可引起高血压。此外,有报道在哺乳动物心脏及脑已分离出利钠肽,揭示人体内利钠肽的含量可能在高血压发病中有作用。血管内皮细胞具有分泌功能,一些血管活性因子,如内皮素和血管内皮细胞衍生的舒张因子在高血压发生中的作用,也倍受关注。

二、类型和病理变化

原发性高血压可分为良性高血压和恶性高血压两类。

(一)良性高血压

良性高血压(benign hypertension)又称缓进型高血压,起病隐匿,常被偶然发现。病情进展缓慢,可达数十年,中老年人的发病率占原发性高血压的95%。按病变发展过程可分为三个时期。

1. 功能障碍期(一期) 是高血压的早期,主要表现为全身细动脉和小动脉间歇性地痉挛,血压升高,痉挛缓解后血压又可恢复正常,血压处于波动状态。此期血管及器官尚无器质性病变,患者偶有头昏、头痛等症状,持续多年,经适当休息和治疗,可完全治愈。

2. 血管病变期(二期) 此期主要影响细动脉和小动脉。细、小动脉长期痉挛和血压升高使全身细动脉和小动脉发生器质性病变。

(1)细动脉玻璃样变 这是高血压的基本病变。由于管壁痉挛逐渐变为持久状态,血管内压持续升高,管壁缺氧,内膜的通透性增高,血浆蛋白渗入内皮下间隙。同时,血压增高的机械性刺激和细动脉长期痉挛使内皮细胞和平滑肌细胞合成基底膜物质增多。渗入的血浆与增多的基底膜物质互相融合、凝固而成均质红染无结构的玻璃样物质,使动脉管壁增厚变硬,管腔狭窄,失去弹性(图5-2)。

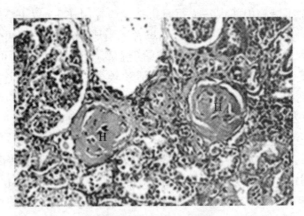

图5-2 原发性高血压之肾细动脉玻璃样变
肾小球玻璃样变及纤维化(H)

【思考】
　　缓进型高血压分几期?各期有何特点?

(2)小动脉硬化 主要累及肾叶间动脉、弓形动脉及脑的小动脉等肌型动脉。由于小动脉长期处于高压状态,其内膜下亦有蛋白渗入,平滑肌细胞增生并产生胶原纤维及弹力纤维。中膜平滑肌细胞增生,弹性纤维、蛋白多糖增加,导致中膜增厚。血管壁增厚变硬,造成管腔不同程度狭窄。

此期,由于血管的病变,导致外周阻力持续增加,血压持续升高并相对恒定,使心、脑、肾等器官出现轻度器质性病变。

3. 器官病变期(三期)　为高血压晚期,此期疾病进一步发展,多数器官受累,其中最重要的是心、肾、脑和视网膜。

(1)心脏的病变　由于外周循环阻力增大,血压持续性升高,左心室工作负荷加重,久之,左心室发生代偿性肥大。心脏重量增加,多在400 g以上,严重者可达900~1 000 g。肉眼观,左心室壁明显增厚,可达1.5~2 cm,乳头肌和肉柱增粗,但心腔扩张不明显,称向心性肥大。镜下,心肌纤维增粗、增长,有较多分支,核大而深染。左心室的这种代偿作用可维持较长的时间。晚期,肥大的心肌细胞逐渐出现供血不足,心肌收缩力下降,心腔扩张,称离心性肥大,严重时可发生心力衰竭。在高血压的中、晚期,冠状动脉常合并动脉粥样硬化,进一步加重心肌供血不足,促进和加重心力衰竭。

(2)肾的病变　肾的病变表现为原发性颗粒状固缩肾,呈双侧对称性、弥漫性病变。由于肾小球入球小动脉玻璃样变性,管壁增厚,管腔狭窄,造成肾小球缺血、缺氧而发生变性、坏死,最后纤维化、玻璃样变性,相应的肾小管萎缩、消失,并出现局部间质纤维化。残存相对正常的肾小球和肾小管发生代偿性肥大和扩张。肉眼观,肾体积缩小,重量减轻,质地变硬,肾表面凹凸不平,布满均匀的细颗粒,称为原发性颗粒状固缩肾。早期临床可无明显症状,晚期随着病变的肾单位越来越多,肾血流量逐渐减少,肾小球滤过率逐渐降低,导致肾功能衰竭。患者发生水肿,尿中出现蛋白和管型,严重者可发展为尿毒症。

【想一想】
　临床上,为什么常请眼科大夫会诊观察高血压病患者的眼底?

(3)脑的病变　高血压时,由于脑的细小动脉痉挛和硬化,引起下列脑的病变。

脑水肿:高血压时,脑内细、小动脉发生广泛痉挛,使毛细血管通透性增高,引起急性脑水肿和颅内压升高,患者出现剧烈头痛、恶心呕吐、视物模糊、心悸多汗,甚至意识障碍、抽搐等症状,称为高血压脑病。脑水肿可发生在高血压各个时期。

脑软化:高血压引起的脑软化是由于脑内细、小动脉硬化,管腔狭窄,供血区脑组织因缺血发生多数小软化灶。镜下见,软化灶内脑组织坏死液化,周围有胶质细胞增生及少量炎症细胞浸润。后期坏死组织被吸收,由胶质细胞增生而修复。由于软化灶较小,一般不引起严重后果。

脑出血:脑出血是高血压病最严重的并发症,好发于基底核、内囊,少数发生在大脑白质、小脑和脑桥等处。脑出血的原因,一方面是脑内小动脉和细动脉管壁变硬、变脆,局部膨出形成动脉瘤,当血压骤然升高时,动脉瘤破裂出血;另一方面是供应基底核区域(尤其是豆状核)血液的豆纹动脉从大脑中动脉呈直角分出,在大脑中动脉较高压力的血流冲击下,极易使已有病变的豆纹动脉破裂出血。

如出血累及内囊,患者可出现对侧肢体瘫痪及感觉丧失。出血较多时会形成血肿,出血区域的脑组织完全被破坏,颅内压升高,形成脑疝。出血范围大时,血液可破入侧脑室致患者猝死。幸存的患者其坏死的脑组织逐渐溶解液化、吸收,由增生的胶质细胞和胶原纤维包绕,形成囊肿。

(4)视网膜的病变　高血压时,视网膜血管的变化与各期细小动脉的病变相一致,临床上可通过检查眼底,观察到视网膜血管的变化,从而判断高血压病的病变程度:早期,出现视网膜中央动脉痉挛;中期,可见动脉变细、颜色苍白、反光增强等硬化性改变,动静脉交叉处出现静脉受压;晚期,视网膜渗出和出血,视神经乳头水肿,患者视力急剧减退。

（二）恶性高血压

恶性高血压（malignant hypertension）又称为急进型高血压，占原发性高血压的 1%~5%，多数患者一发病即为恶性高血压，亦有部分由良性高血压转变而来。好发于青年人，起病急骤，进展迅速。

特征性病变是小动脉硬化和坏死性细动脉炎。坏死性细动脉炎累及中膜和内膜，管壁发生纤维素样坏死，最常累及肾入球小动脉。增生性小动脉硬化，小动脉内膜增厚，伴中膜平滑肌增生，呈层状洋葱皮样增厚，管腔狭窄。

临床上，血压急速升高，舒张压持续在 17.3 kPa（130 mmHg），可发生高血压脑病。常有持续性蛋白尿、血尿及管型尿，多数于半年左右死于肾功能衰竭。

第四节　风湿病

风湿病（rheumatism）是一种与 A 组乙型溶血性链球菌感染有关的变态反应性疾病，病变主要累及全身结缔组织，呈急性或慢性结缔组织炎症，胶原纤维发生纤维蛋白样坏死，故被列为结缔组织病的一种。心脏、关节及血管多被累及，且心脏病变引起的后果为最重。急性期，临床上除心脏、关节、皮肤等症状和体征外，常伴有发热（风湿热）、血清抗链球菌溶血素 O（antistreptolysin O，ASO）升高和血沉加快等。

风湿病可发生于任何年龄阶段，但多始发于 5~14 岁儿童，6~9 岁为发病高峰。急性期过后，常反复发作，遗留慢性心脏损害，形成风湿性心瓣膜病。

本病在我国北方地区多见，南方较少。

一、病因与发病机制

风湿病的病因和发病机制尚未完全阐明，一般认为本病与 A 组乙型溶血性链球菌感染有关，是由 A 组乙型溶血性链球菌抗原致敏所引起的变态反应性疾病。其根据是：①多数患者在发病前 2~3 周，有 A 组乙型溶血性链球菌感染史，如扁桃体炎、咽喉炎等；②95% 风湿热患者血清中 ASO 的滴定度升高，目前临床仍以此项检查作为诊断指标；③应用抗生素预防和治疗链球菌感染，可减少本病的发生和复发。

但风湿病并非由链球菌感染直接引起，而是与感染有关的变态反应所致，理由是：①本病并非发生在链球菌感染的同时，而是在感染后 2~3 周内，此与抗体形成所需时间一致；②患者血液和风湿病灶中从未发现过链球菌；③风湿病的主要病理变化是胶原纤维发生纤维蛋白样坏死，这一点与其他结缔组织变态反应性疾病极为相似。

有关风湿病的发病机制，众说纷纭，但多数学者支持自身免疫学说。链球菌的细胞壁上存在着多种抗原成分，尤其是 M 蛋白与 C 多糖，它们与机体结缔组织中的某些成分具有共同抗原性。因此，机体对细菌成分（抗原）所产生的抗体，既作用于链球菌本身，也作用于自身结缔组织，即交叉免疫反应，导致组织损伤而发生风湿性病变。

受链球菌感染的人很多，但只有 1%~3% 的人罹患风湿病，说明机体的功能状态在发病机制中具有重要作用。

二、基本病理变化

风湿病病变主要累及全身结缔组织,特别是心脏和关节的结缔组织;其次是血管和皮肤等处。病变的发展过程大致分为三期。

1. 变质渗出期　以结缔组织基质发生黏液样变性开始,胶原纤维水肿,基质内蛋白多糖增多,进而胶原纤维断裂、崩解,成为无结构的细颗粒状物质,然后与基质蛋白多糖、免疫球蛋白等混合在一起,有时还有纤维蛋白沉积,病灶的染色反应与纤维蛋白染色相似,称为纤维蛋白样坏死。病灶内还有少量浆液及淋巴细胞、中性粒细胞和单核细胞浸润。此期持续1个月左右。

2. 增生期　又称肉芽肿期,此期特征性的病变是形成对本病具有病理诊断意义的风湿性肉芽肿(风湿结节),又称阿绍夫小体(Aschoff body)。风湿性肉芽肿一般在显微镜下才能看见(图5-3),多发生于心肌间质的小血管旁、心内膜下和皮下结缔组织,在心包脏层、关节和血管等处少见。

风湿性肉芽肿略呈梭形,中心部为纤维蛋白样坏死,附近出现众多由巨噬细胞演变而来的风湿细胞,外周有少量成纤维细胞、淋巴细胞和单核细胞。风湿细胞的形态特点是:胞体肥大呈圆形或多边形,胞质丰富,略呈嗜碱性,有一个或多个胞核,核大,核膜清楚,染色质集中于核中央,以细丝延至核膜。因切片的角度不同,胞核为毛虫状(纵切)或枭眼状(横切)。此期为2个月左右。

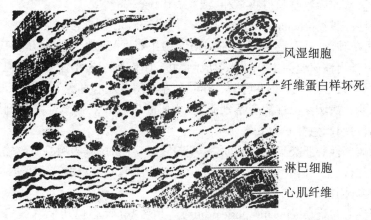

图5-3　风湿病阿绍夫小体

3. 瘢痕期(愈合期)　风湿性肉芽肿中的纤维蛋白样坏死物质逐渐被吸收,细胞成分逐渐减少,风湿细胞、成纤维细胞演变成纤维细胞,产生胶原纤维,整个小体变为梭形小瘢痕灶。此期2～3个月。

本病病变的自然经过为4～6个月,但由于反复发作,故常见不同阶段的病变同时存在,且瘢痕形成愈来愈多。发生在浆膜的风湿病变主要是浆液性和(或)纤维蛋白性炎症。

【思考】
风湿病主要累及哪些组织、器官?具有的特征性病变是什么?

三、风湿病的各器官病变

(一)风湿性心脏病

风湿病对心脏的损害最严重,约1/3的风湿病患者心脏被累及,且病变常波及心脏各层(心内膜、心肌、心包脏层),称风湿性全心炎,但每层的病变程度有所不同,可以某一层的病变为主。

1. 风湿性心内膜炎(rheumatic endocarditis) 风湿性心内膜炎主要侵犯心瓣膜,其中以二尖瓣受累最常见,其次是二尖瓣和主动脉瓣同时受累,三尖瓣和肺动脉瓣一般不被累及。此外,腱索和左心房内膜也可发生风湿病变。

病变早期,瓣膜内结缔组织发生黏液样变性、纤维蛋白样坏死、浆液渗出及炎症细胞浸润,导致瓣膜肿胀增厚。病变瓣膜不断受到血流冲击和瓣膜关闭的撞击,使瓣膜闭锁缘表面的内皮细胞受损脱落,内皮下的胶原纤维暴露,随之血小板和纤维蛋白沿着瓣膜闭锁缘不断沉积,形成单行排列、直径 1~2 mm 的灰白色疣状赘生物。赘生物是由血小板及纤维蛋白构成的白色血栓,其基底部有少量炎症细胞浸润以及成纤维细胞和呈栅栏状排列的风湿细胞,牢固地附着在二尖瓣心房面及主动脉瓣心室面的闭锁缘上。

病变后期,赘生物逐渐机化,形成灰白色瘢痕。由于风湿病常反复发作,瘢痕形成越来越多,致使瓣膜增厚、变硬、卷曲变形、缩短及钙化,瓣叶之间发生纤维性粘连,腱索增粗、缩短,从而导致瓣膜口狭窄和(或)关闭不全。

2. 风湿性心肌炎(rheumatic myocarditis) 风湿性心肌炎常与风湿性心内膜炎合并发生,也可单独存在,主要累及心肌间质结缔组织,呈现典型的风湿病基本病变过程。早期,以渗出性病变为主;中期,形成阿绍夫小体,阿绍夫小体位于小血管旁,弥漫性或局限性分布,常见于左心室后壁、室间隔、左心房及左心耳等处;晚期,形成梭形小瘢痕。部分儿童病例渗出性病变特别明显,心肌间质水肿及弥漫性淋巴细胞、浆细胞浸润,严重者可引起急性心力衰竭。

轻微的风湿性心肌炎无明显症状,病变较重且广泛时,可影响心肌收缩力,临床上表现为心率加快,第一心音低钝等。成年患者较少引起心力衰竭。病变累及传导系统时,可出现传导阻滞。

3. 风湿性心包炎(rheumatic pericarditis) 风湿病时,心包几乎总被累及,可单独发生,多数为风湿性全心炎的一部分。病变部位主要是心包脏层,为浆液性或浆液纤维蛋白性炎症。心包腔内有大量浆液渗出形成心包积液,导致心界扩大,听诊时心音遥远。若有大量纤维蛋白渗出,心包脏、壁两层间的纤维蛋白因心脏不停搏动而呈绒毛状,称绒毛心,听诊时可闻及心包摩擦音。恢复期浆液和纤维蛋白被溶解吸收。若纤维蛋白量较多则发生机化而致心包的脏、壁两层发生纤维性粘连,造成心包膜的部分或全部闭锁,极少数病例可形成缩窄性心包炎。

【分析】
　　风湿性心内膜炎的病理变化及其后果。

(二)风湿性关节炎

风湿病急性发作时,有75%的患者可发生风湿性关节炎(rheumatic arthritis)。病变多累及大关节,常见于膝、踝关节,其次是肩、腕、肘等关节。各关节常先后反复受累,而呈游走性、多发性。局部有红、肿、热、痛和功能障碍。关节腔内有浆液及纤维蛋白渗出,有时在关节周围的结缔组织中可有少数风湿性肉芽肿。急性期后渗出物被完全吸收消退,关节形态及功能均恢复正常。

(三)风湿性动脉炎

风湿性动脉炎(rheumatic arteritis)发生于冠状动脉、肾动脉、肠系膜动脉、脑动脉、主动脉和肺动脉等处。在急性期,血管壁发生黏液样变性和纤维蛋白坏死,伴有不同程度的炎症细胞浸润,有风湿性肉芽肿形成。病变后期病灶纤维化而形成瘢痕,可致管壁增厚,管腔狭窄,有时并发血栓形成。

(四)皮肤病变

风湿性皮肤病变常出现具有临床诊断意义的环形红斑及皮下结节。①环形红斑:为渗出性病变,多见于躯干和四肢皮肤,为环形或半环形淡红色斑,边缘红,2~3 cm 大小,中心色泽正常。持续 1~2 d 消退。②皮下结节:为增生性病变,多见于肘、腕、膝、踝关节附近的伸侧面皮下。结节呈圆形或椭圆形,直径 0.5~2 cm,质较硬,活动,无压痛。可单发或多发,持续数天至数周后逐渐纤维化而变成瘢痕组织。

(五)中枢神经系统病变

多发生于 5~12 岁儿童,女孩较多,主要表现为脑血管风湿性动脉炎,可有神经细胞变性、胶质细胞增生乃至胶质结节形成。病变以大脑皮质、基底核、丘脑及小脑皮质等处最明显。当锥体外系受累时,患儿出现肢体和头面部不自主运动,称为小舞蹈病。

第五节　感染性心内膜炎

感染性心内膜炎(infective endocarditis)是由病原微生物直接侵袭心内膜(特别是心瓣膜),引起的炎症性疾病。病原微生物大多为细菌,少数是立克次体、衣原体和真菌等,习惯上称细菌性心内膜炎。由于病原微生物、临床经过和病理变化不同,本病可分为急性和亚急性两类,其中亚急性病变远较急性病变多见。本节仅介绍亚急性感染性心内膜炎。

亚急性感染性心内膜炎(subacute infective endocarditis)病程经过 6 周以上,可迁延数月甚至 1~2 年。主要由毒力较弱的草绿色链球菌引起(占 75%),少数由其他链球菌、肠球菌、真菌、肺炎球菌和淋球菌引起。病原体多由机体某一感染灶侵入血液致病,如牙周炎、咽喉炎、扁桃体炎等;一些医源性感染,如病原菌通过拔牙、导尿、内镜检查、刮宫、安放留置导尿管、腹腔或血液透析等引起的菌血症,以及药物成瘾者使用污染的注射器或溶液也可成为本病的致病途径。此种心内膜炎的特点是常发生于已有病变的心瓣膜,如风湿性心瓣膜病、先天性心脏病,偶见于正常心瓣膜。

(一)病理变化

病变多发生在二尖瓣和主动脉瓣,三尖瓣和肺动脉瓣较少受累。

肉眼观,在原有病变的瓣膜上出现赘生物。瓣膜增厚、变形,发生溃疡或穿孔,赘生物的大小不一,单个或多个,形状不规则,呈息肉状或菜花状,突出于瓣膜的表面,色灰黄、污秽、干燥质脆,易于脱落成为栓子引起栓塞。镜下见,赘生物由血小板、纤维蛋白、坏死组织、炎症细胞和菌团等构成。赘生物与瓣膜附着处可见肉芽组织及炎症细胞浸润。有时还可见原有的风湿性心内膜炎病变。

（二）结局和并发症

由于抗生素的应用,本病的治愈率较高。但治愈后,瓣膜瘢痕形成致使瓣膜严重变形和腱索增粗缩短,引起瓣膜口狭窄和(或)关闭不全。少数严重病例可因为瓣膜穿孔或瓣膜断裂,造成急性瓣膜功能不全而致死;在疾病发展过程中也常发生如下并发症:

1. 败血症　赘生物内的病原菌可侵入血液引起败血症。①脾大:脾呈中度增大,镜下见单核巨噬细胞增生,脾窦扩张充血。②贫血:是脾功能亢进和草绿色链球菌轻度溶血作用的结果。③皮肤黏膜出血点:细菌及毒素对血管造成损伤,使其通透性升高所致。

2. 栓塞　动脉栓塞是本病最严重的并发症,常见于脑、肾和脾,特别是脑动脉栓塞常导致严重后果,冠状动脉栓塞少见。由于赘生物内细菌毒力较弱或栓子多来自赘生物的外层,不含病原菌,故栓塞后多引起非感染性梗死。

3. 免疫性并发症　由于病原菌持续释放抗原入血,导致血中免疫复合物大量形成,可引起关节炎、指甲下条纹状出血、紫癜及肾小球肾炎。紫癜是免疫复合物引起脉管炎所致。肾小球肾炎多为局灶性,少数为弥漫性增生性肾小球肾炎。脑内小动脉壁可见纤维蛋白样坏死及炎症细胞浸润,与结节性多动脉炎的病变相似。指(趾)末节腹面及大小鱼际等处可见红色有压痛的小结,有人认为此小结是栓塞所致,而非免疫性病变。

第六节　心瓣膜病

【分析】
各型心瓣膜病是怎样形成的?临床上心瓣膜杂音和X射线检查各有何特点?

心瓣膜病(valvular heart disease)是心瓣膜受到各种致病因素损伤后或先天发育异常所形成的器质性病变。本病大多数为风湿性心内膜炎和感染性心内膜炎的结局,少数是主动脉粥样硬化、主动脉梅毒瓣膜钙化或先天发育异常所致。心瓣膜病表现为瓣膜口狭窄和(或)关闭不全,最常见于二尖瓣,其次是主动脉瓣。二者可单独发生,也可合并存在。一个瓣膜上既有狭窄又有关闭不全的称为瓣膜双病变。两个或两个以上的瓣膜同时或先后受累则称为联合瓣膜病。

瓣膜口关闭不全是由于瓣膜增厚、变硬、卷曲、缩短,或由于瓣膜的破裂和穿孔,亦可因腱索融合、增粗和缩短,致使瓣膜关闭时不能完全闭合,造成部分血液反流。瓣膜口狭窄的原因是相邻瓣膜互相粘连、瓣膜增厚、弹性减低,瓣膜环硬化和缩窄,当瓣膜开放时不能充分敞开,致使血流通过障碍。

一、二尖瓣狭窄

二尖瓣狭窄多数由风湿性心内膜炎所致,少数由感染性心内膜炎引起。正常人二尖瓣开放时,其面积大约 5 cm^2,二尖瓣狭窄时瓣口面积可缩小到 $1 \sim 2 \text{ cm}^2$,严重时甚至仅为 0.5 cm^2,只能通过探针。

二尖瓣狭窄依据病变程度分为如下三型。①隔膜型:病变最轻,瓣膜轻度增厚,仍有弹性,瓣叶轻度粘连,瓣膜口轻度狭窄。②增厚型:病变较重,瓣膜明显增厚,弹性减弱,瓣叶间明显粘连,瓣膜口明显狭窄。③漏斗型:病变最重,瓣膜极度增厚,完全失去弹性,瓣叶广泛粘连,瓣膜口明显缩小如鱼口状,常伴有显著关闭不全。

二尖瓣狭窄可引起血流动力学和心脏形态的改变。依其病程进展,出现如下表现。①左心房代偿期:二尖瓣口狭窄时,心脏舒张期从左心房流入左心室的血流受阻,舒张末期仍有部分血液滞留于左心房,加上由肺静脉回流的血液,使左心房血容量较正常增多,左心房心肌纤维拉长,心腔扩大以容纳更多血液,久之导致左心房代偿性肥大。②左心房衰竭期:左心房壁薄,代偿能力较低,长期过重负荷易发生失代偿而衰竭,此时左心房内血液淤积,肺静脉血液回流受阻,出现肺淤血、肺水肿及漏出性出血。③右心代偿和衰竭期:肺淤血压力增高,加重右心负担,肺淤血,血氧分压下降通过反射引起肺内小动脉收缩,肺动脉压升高,致使右心室排血受阻,导致右心室代偿性肥大继而发生肌源性扩张。右心室高度扩张,三尖瓣环随之扩大,可出现三尖瓣相对关闭不全。心脏收缩时一部分血液从右心室反流到右心房,致右心房淤血扩张,引起体循环淤血。左心室因流入血量减少,心室腔一般无明显变化,甚至缩小。

X射线检查:早期显示左心房扩大;晚期,呈现"三大一小",即左心室相对萎缩变小,其余三腔增大,因而呈倒置的"梨形心"。听诊时在心尖部可闻及舒张期隆隆样杂音。

二、二尖瓣关闭不全

引起二尖瓣关闭不全的原因与二尖瓣狭窄相同。其血流动力学和心脏的改变是:在心脏收缩期左心室的部分血液通过关闭不全的二尖瓣口反流到左心房,加上从肺静脉回心的血液,左心房的血量增多而压力升高,久之左心房代偿性肥大和扩张。当心脏舒张时,左心房将多于正常的血液排入左心室,从而加大了左心室的负担,导致左心室逐渐肥大和扩张。最终左心房和左心室均发生代偿失调(左心衰竭),继而依次出现肺淤血、肺动脉高压、右心室和右心房的代偿性肥大、右心衰竭及体循环淤血。与二尖瓣狭窄不同的是,二尖瓣关闭不全时,四心腔均可增大,呈"球形心"。听诊时心尖区可闻及收缩期吹风样杂音。

三、主动脉瓣关闭不全

主动脉瓣关闭不全常由风湿性或细菌性主动脉炎引起,亦可由梅毒性主动脉炎所致。

由于主动脉瓣关闭不全,在心脏舒张期,主动脉内的部分血液反流到左心室,此时左心室同时接纳左心房的血液和主动脉反流的血液,左心室负担加重,发生代偿性肥大。最后,左心室肌源性扩张,依次引起左心房肥大扩张、肺淤血、肺动脉高压、右心肥大、右心衰竭和体循环淤血。

由于左心室的血量增多,心脏收缩时射出的血量也增加,故收缩压升高;由于舒张期主动脉部分血液反流到左心室,故舒张压下降,脉压增大,患者可出现颈动脉扑动、水冲脉、血管枪击音及甲床毛细血管搏动等现象。舒张压降低,冠状动脉供血不足,可出现心绞痛。听诊时在胸骨左缘第三、四肋间可闻及舒张期杂音。

四、主动脉瓣狭窄

主动脉瓣狭窄主要由风湿性主动脉瓣膜炎引起,少数可见于先天性发育异常或者动脉粥样硬化引起的主动脉瓣钙化。主动脉瓣狭窄时左心室排血受阻,发生代偿性肥大,室壁肥厚,而心腔不扩张(向心性肥大)。后期由于代偿失调,致左心室肌源性扩张,继而出现左心房肥大扩张、肺淤血、右心衰竭和体循环淤血。

听诊时在主动脉瓣区可闻及收缩期吹风样杂音。由于左心室明显肥厚扩张,X射线检查时心脏呈"靴形"。严重狭窄时,可因心输出量极度减少,血压降低,引起冠状动脉灌注不足,发生心绞痛;大脑供血不足发生晕厥。

小　结

高血压和动脉粥样硬化症是严重危害人类健康的常见病,前者基本病变是细动脉玻璃样变性,小动脉纤维增生增厚而引起管壁变硬,管腔狭窄,导致外周阻力增加,组织供血不足,以致心脏向心性肥大、形成原发性颗粒性固缩肾、脑软化或脑出血。脑出血是高血压最常见的死因。

血中脂质代谢障碍、长期增高的血压都是动脉粥样硬化发生与发展的重要因素。粥样硬化病变主要是脂质沉积在大、中动脉内膜下,形成粥样斑块,其主要危害性在于冠状动脉粥样硬化使得心肌缺血,引起心绞痛、心肌梗死、心肌硬化,严重威胁人类健康。

风湿病是与A组乙型溶血性链球菌感染有关的变态反应性疾病,病变主要累及全身结缔组织。心脏以外的病变常是患者就医的首要因素,但心脏的病变后果尤为严重,特别是心瓣膜的病变,由于病变反复发作,瘢痕组织增加,造成瓣膜口狭窄或关闭不全,形成慢性心瓣膜病。

病案讨论

病例摘要　患者,男,45岁,干部。2年前出现头痛、头晕、健忘等症状,血压20.0/12.6 kPa(150/95 mmHg),服用降压药后自觉上述症状缓解,2 d前出现剧烈头痛,视物模糊,呕吐,右侧面神经麻痹及左侧上、下肢瘫痪,急性病容、血压18.6/12.0 kPa(140/90 mmHg),双下肢水肿,颈静脉怒张,尿蛋白(+)。

讨论:

1. 做出病理诊断并分析诊断依据。

2. 分析各种病变的关系。

3. 试解释临床主要症状和体征。

同步练习

一、选择题

1. 动脉粥样硬化主要累及大、中动脉的 （　　）
   A. 内膜 B. 中膜
   C. 外膜 D. 浆膜

2. 具有抗动脉粥样硬化作用的脂类是 （　　）
   A. 三酰甘油 B. 胆固醇
   C. HDL D. LDL

3. 不属于动脉粥样硬化继发改变的是 （　　）
   A. 血栓形成 B. 斑块内出血
   C. 室壁瘤 D. 钙化

4. 冠状动脉粥样硬化,最常受累的分支是 （　　）
   A. 左冠状动脉前降支 B. 右冠状动脉主干
   C. 左旋支 D. 左冠状动脉主干

5. 心肌梗死最好发的部位是 （　　）
   A. 左心室侧壁 B. 左心室前壁,心尖,室间隔前2/3
   C. 左心房 D. 左心室后壁,室间隔后1/3

6. 高血压病病变主要累及 （　　）
   A. 全身大动脉 B. 全身细小动脉
   C. 全身毛细血管 D. 全身中等大小的动脉

7. 关于缓进型高血压肾改变的描述,哪项最合适 （　　）
   A. 继发性颗粒性固缩肾 B. 大白肾
   C. 原发性颗粒性固缩肾 D. 蚤咬肾

8. 高血压病脑出血最常见的部位是 （　　）
   A. 豆状核和丘脑 B. 内囊和基底节
   C. 蛛网膜下腔 D. 侧脑室

9. 恶性高血压最基本的病理变化是 （　　）
   A. 细、小动脉硬化 B. 细、小动脉玻璃样变性
   C. 小动脉硬化 D. 增生性小动脉硬化和坏死性细动脉炎

10. 风湿性心内膜炎时,心瓣膜上的赘生物属于下列哪种血栓 （　　）
    A. 白色血栓 B. 红色血栓
    C. 混合血栓 D. 透明血栓

11. 关于风湿病的描述,不正确的是 （　　）
    A. 风湿性关节炎75%以上留下后遗症 B. 皮肤环形红斑常在1～2 d内消退
    C. 皮下结节多无疼痛,可活动 D. 风湿小体常出现在心内膜下、心肌间等处

12. 风湿病最常累及的心瓣膜是 （　　）
    A. 二尖瓣 B. 三尖瓣
    C. 主动脉瓣 D. 肺动脉瓣

13. 亚急性感染性心内膜炎最常见的致病菌是 （　　）
    A. 溶血性链球菌 B. 致病性较弱的草绿色链球菌
    C. 肠球菌 D. 致病性较强的金黄色葡萄球菌

(14～16题共用备选答案)

A. 收缩期吹风样杂音、球形心   B. 收缩期吹风样杂音、靴形心

C. 收缩期隆隆样杂音、球形心   D. 舒张期隆隆样杂音、梨形心

E. 舒张期叹气样杂音、梨形心

14. 二尖瓣狭窄时心脏杂音和形状分别为   ( )

15. 二尖瓣关闭不全时心脏杂音和形状分别为   ( )

16. 主动脉瓣狭窄时心脏杂音和形状分别为   ( )

二、填空题

1. 动脉粥样硬化基本病变，按其发展过程可分为＿＿＿＿＿、＿＿＿＿＿和＿＿＿＿＿三期。

2. 动脉粥样硬化的主要复合性病变有＿＿＿＿、＿＿＿＿、＿＿＿＿、＿＿＿＿和＿＿＿＿五种。

3. 风湿病基本病变可分为＿＿＿＿＿、＿＿＿＿＿和＿＿＿＿＿三期。

4. 对风湿病有诊断意义的两种皮肤病变是＿＿＿＿＿、＿＿＿＿＿。

三、名词解释

1. 动脉瘤   2. 风湿小体

四、问答题

1. 简述动脉粥样硬化的基本病变并列举其继发改变。

2. 试述缓进型高血压病的分期及第三期受累脏器的主要病变。

3. 简述二尖瓣狭窄的血流动力学改变及心脏改变。

第六章
呼吸系统疾病

学习目标

◆ 熟记慢性支气管炎、慢性阻塞性肺气肿、慢性肺源性心脏病的概念。

◆ 熟悉慢性支气管炎、慢性阻塞性肺气肿、慢性肺源性心脏病发病机制及病理变化。

◆ 用病理学知识解释慢性支气管炎、慢性阻塞性肺疾病及肺炎的主要临床表现。

◆ 比较大叶性肺炎与小叶性肺炎。

◆ 熟悉间质性肺炎的病因及病变特点。

◆ 了解肺硅沉着症的病因、病变特点、分期及并发症。

呼吸系统与外界环境相通,外界环境中各种病原体、粉尘、变应原、有害气体等可吸入呼吸系统,当损害因素超过呼吸系统免疫防御能力或呼吸系统处于高敏反应状态时,就造成相应疾病。本章主要介绍慢性支气管炎、肺炎等常见疾病。

第一节　慢性支气管炎

慢性支气管炎(chronic bronchitis)是由感染或非感染因素引起的气管、支气管黏膜及其周围组织的慢性非特异性炎症。临床上以长期反复咳嗽、咳痰(单纯型)或伴有喘息(喘息型)为特征,每年发作持续超过 3 个月并连续两年以上,排除其他心、肺疾病后,即可诊断。该病多见于中老年人,是 40 岁以上男性人群中最常见的疾病之一,早期易被忽视,后期发生多种并发症,严重危害健康。

（一）病因和发病机制

1. 理化因素　指吸烟、空气污染、寒冷潮湿等因素。其中吸烟被认为是其主要的发病因素,烟雾给被动吸烟人群也带来危害,应大力宣传吸烟的危害性,要教育青少年杜绝吸烟。

2. 感染因素　病毒、细菌感染与慢性支气管炎的发生和复发密切相关。

3. 过敏因素　特别是喘息型患者常有过敏史。

上述因素可通过损伤纤毛柱状上皮、刺激腺体增生及分泌、引起支气管平滑肌痉

【讨论】

　　你能否从炎症的基本病理变化角度归纳慢性支气管炎的病理变化?慢性支气管炎的主要危害是什么?

挛、减弱巨噬细胞功能等机制而致病。

（二）病理变化

慢性支气管炎的病变始于气管及大、中支气管,沿支气管树逐渐向下发展。

1.呼吸上皮的损害　纤毛粘连、倒伏、脱失,上皮细胞变性、坏死,杯状细胞增生,鳞状上皮化生,使黏液-纤毛排送系统受损。

2.腺体增生、肥大、黏液化　分泌旺盛,造成气道阻塞(图6-1),是形成黏液性痰的病理基础,后期腺体发生萎缩。

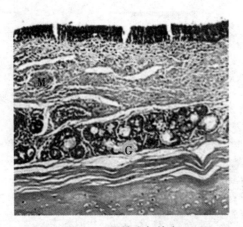

图6-1　慢性支气管炎

支气管黏膜上皮出现较多杯状细胞(M),腺体呈黏液化(G)

3.气管及支气管壁炎性损害　黏膜及黏膜下层充血、水肿,间质淋巴细胞、浆细胞浸润,纤维组织增生,软骨萎缩、钙化、骨化,平滑肌断裂、萎缩,喘息型则平滑肌增生明显。

（三）临床病理联系

1.咳嗽、咳痰　是主要临床表现,晨咳常常是首发临床表现,痰通常呈白色黏液泡沫状,黏稠不易咳出,合并细菌感染时痰呈黏液脓性或脓性。

2.听诊　两肺可闻及干、湿性啰音。喘息型则有哮鸣音及呼气延长。

3.并发症　反复发作后引起慢性阻塞性肺气肿、慢性肺源性心脏病、支气管扩张症、支气管肺炎等并发症。

临床上将慢性支气管炎、慢性阻塞性肺气肿、有慢性支气管阻塞的支气管哮喘及支气管扩张症等具有慢性进行性、不可逆性气道阻塞为特征的一组疾病合称为慢性阻塞性肺疾病(chronic obstructive pulmonary disease, COPD)。

第二节　慢性阻塞性肺气肿

慢性阻塞性肺气肿(chronic obstructive emphysema)是指由细、小支气管阻塞性通气障碍引起的末梢肺组织(呼吸性细支气管、肺泡管、肺泡囊和肺泡)过度充气和持久扩张,并伴有肺泡间隔破坏的病理状态。它是临床上最常见、危害最大的一类肺气肿,是慢性支气管炎最常见的并发症。

(一)病因和发病机制

肺气肿与吸烟、空气污染、小气道感染、尘肺等关系密切,尤其是慢性阻塞性细支气管炎是引起肺气肿的重要原因。发病机制与下列因素有关。

1. 细支气管阻塞性通气障碍 慢性支气管炎累及细支气管时,炎症使细支气管狭窄,炎性渗出物和黏液形成"黏液栓",使细支气管不完全阻塞,吸入肺泡内的气体呼出不畅,残气量增多,肺泡扩张,肺泡的弹性明显减小或消失而呈扩张状态,回缩力降低。

2. 细支气管支撑组织破坏 正常的细支气管主要靠肺组织的弹性回缩力维持其开放状态,炎症使细支气管与肺泡壁之间的弹力纤维破坏,失去支撑和牵拉作用而塌陷,呼气时管腔塌陷,增加了气流阻力,肺泡因气体呼出受阻而扩张。

3. α_1-抗胰蛋白酶缺乏,弹性蛋白酶增多 α_1-抗胰蛋白酶是由肝细胞产生的多种蛋白水解酶的抑制物,它能抑制蛋白酶、弹性蛋白酶、胶原酶等多种水解酶的活性。慢性支气管炎(尤其是吸烟者)伴有肺感染时,肺组织内渗出的中性粒细胞和单核细胞增多,释放多量弹性蛋白酶,此酶能降解肺泡间隔中的弹性硬蛋白,使肺泡壁破坏、融合而发生肺气肿。同时,中性粒细胞和单核细胞生成的大量氧自由基,及烟草中的氧化剂能氧化 α_1-抗胰蛋白酶使之失活。其病理变化如下:

(1)肉眼观 病变肺显著膨大,边缘钝圆,灰白色,表面常可见肋骨压痕,肺组织柔软缺乏弹性,指压后压痕不易消退。

(2)镜下观 肺泡扩张,肺泡孔扩大,肺泡间隔变窄、断裂,扩张的肺泡融合成较大的囊腔,直径≥2 cm 的大气囊称肺大泡。肺毛细血管床明显减少,肺小动脉内膜呈纤维性增厚。小支气管和细支气管可见慢性炎症性病变。

(二)病理临床联系

临床上早期表现为体力活动或受凉后胸闷、气急,随着病变的发展,逐渐出现呼吸困难、缺氧、发绀、桶状胸、自发性气胸,进一步发展成慢性肺源性心脏病。

第三节 支气管扩张症

支气管扩张症(bronchiectasis)是指肺内支气管及其周围肺组织因慢性化脓性炎症损坏,而形成的管腔持久性扩张和变形。临床主要表现为咳嗽,大量脓痰和反复咯血,发病年龄多在儿童及青年时期。

支气管扩张症的主要发病因素为支气管-肺的感染与阻塞,两者相互影响,促使支气管扩张的发生和发展。麻疹、百日咳、流行性感冒等引起支气管-肺的感染导致支气管扩张症的机制有:①损害支气管壁使其弹性减弱;②支气管壁周围的肺纤维组织增生,收缩牵拉促使支气管扩张;③炎症的黏稠分泌物等可阻塞支气管,引起通气及引流不畅,使远端支气管内压增加。少数支气管扩张症由支气管先天发育缺陷或遗传因素引起。

支气管扩张症的病理变化主要发生在段以下支气管，尤以左下叶最多见，这与左下叶支气管较细长且受心脏血管压迫，易致引流不畅，继发感染有关。扩张的支气管分为柱状和囊状两种，常混合存在（图6-2），病变支气管呈慢性化脓性改变，其周围肺组织及胸膜常有纤维化、阻塞性肺气肿或肺不张。

临床上支气管扩张症的典型症状为咳嗽、大量脓痰，间断咯血及反复肺部感染。病变严重时并发肺源性心脏病甚至右心衰竭。

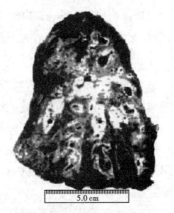

图6-2 支气管扩张症
肺切面，可见多数支气管显著扩张

第四节 慢性肺源性心脏病

【想一想】
慢性支气管炎、肺气肿、肺心病发病缓慢，称为慢性支气管炎患者的"三部曲"，肺功能损害呈渐进性发展，肺气肿及肺心病一旦发生，将严重影响健康与劳动力。

慢性肺源性心脏病（chronic cor pulmonale）指肺、胸廓或肺血管慢性疾病引起肺循环阻力增高、肺动脉高压，导致右心肥大、扩张为特征的心脏病，简称肺心病。

引起慢性肺心病最常见的原因是慢性支气管炎合并阻塞性肺气肿，80%～90%的慢性肺心病是由慢性支气管炎及肺气肿发展而来的。肺动脉高压是其发病的中心环节。形成肺动脉高压的机制主要有：①肺部病变使肺毛细血管床减少；②肺通气和换气功能障碍引起缺氧，使肺小动脉痉挛、中膜肥厚、无肌型细动脉肌化。上述病变造成肺循环阻力增高，肺动脉高压，右心室负荷增加并逐渐肥大、扩张。

临床上患者除原有肺疾病的表现外，还有心悸、气急、肝大、下肢水肿等右心衰竭症状和体征。慢性支气管炎一旦发展到肺气肿及肺动脉高压，尤其是肺心病，就进入了不可逆阶段。目前，对于肺心病的各种治疗措施尽管可以不同程度地缓解病情，但尚不能根治此病。

第五节 肺 炎

肺炎（pneumonia）是肺组织急性渗出性炎症，是呼吸系统的常见病和多发病。肺炎最常见的病因是感染，某些理化因素及免疫原性损伤也可致病。肺炎按病原可分为细菌性、支原体性、病毒性、霉菌性肺炎，按病变范围可分为大叶性、小叶性和间质性肺炎，按病变性质可分为浆液性、纤维素性、化脓性、出血性、干酪性肺炎等不同类型。实际运用时，一般以病原学分类为基础，综合进行分类。

一、细菌性肺炎

（一）大叶性肺炎

大叶性肺炎（lobar pneumonia）是主要由肺炎链球菌感染引起的急性纤维素性炎。

病变从肺泡开始,通过肺泡间孔向邻近肺泡扩散、蔓延,累及肺段乃至整个大叶。多见于青壮年,受凉、疲劳、醉酒、麻醉是常见诱因。临床表现为骤然起病、寒战高热、胸痛、咳嗽、咳铁锈色痰、呼吸困难,并有肺实变体征及白细胞增高等。病程经 5～10 d。

1. 病理变化及临床联系　主要表现为肺泡内的纤维素性炎,以左肺下叶为多见,其病理变化分为如下四期。

（1）充血水肿期　发病后 1～2 d,病变肺叶肿大、暗红色、重量增加,镜下特征为肺泡壁毛细血管扩张充血,肺泡内大量浆液性渗出物及少量细胞,渗出物中易检出细菌,但肺泡尚未被完全填充。患者因毒血症有高热、寒战、血常规白细胞增高、听诊有湿啰音等表现,X 射线检查病变处呈淡薄而均匀的阴影。

（2）红色肝样变期（实变早期）　发病后 3～4 d,病变肺叶肿大、暗红色、质实如肝,切面粗颗粒状,常伴纤维素性胸膜炎。镜下观,肺泡壁毛细血管仍扩张充血,肺泡内充满凝固性渗出物,主要是大量纤维素、红细胞及少量白细胞,肺泡内已几乎无气体。渗出物中仍易检出细菌。临床上患者有咳铁锈色痰、胸痛、发绀、呼吸困难等表现及叩诊浊音、语颤增强等实变体征,X 射线检查病变处呈大片致密阴影。

（3）灰色肝样变期（实变晚期）　发病后 5～6 d,病变肺叶仍肿大、灰白色、质实如肝。镜下观,肺泡壁毛细血管狭窄,肺泡内充满大量纤维素、中性粒细胞（图6-3）。渗出物不易检出细菌。此期患者临床表现与第二期类似,但症状开始减轻,缺氧有所改善。

【思考】
大叶性肺炎与小叶性肺炎有何不同？大叶性肺炎的肺泡腔内容物各期有何变化？

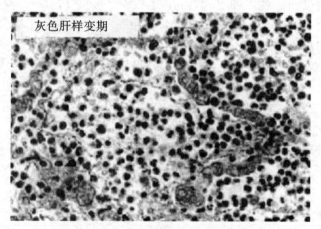

图6-3　大叶性肺炎（灰色肝样变期）
肺泡隔内毛细血管扩张充血,肺泡腔内充满纤维素及中性粒细胞

（4）溶解消散期　发病后 1 周左右进入此期,病变肺叶体积缩小、灰白色、质地变软,胸膜渗出物被吸收。镜下观,肺泡壁毛细血管逐渐恢复,肺泡内中性粒细胞崩解,释放大量蛋白溶解酶,将渗出物溶解液化,经气道咳出或淋巴管吸收。细菌被杀灭,肺泡重新充气,最终病变肺泡可完全恢复正常。临床上患者痰量增多,听诊有湿啰音,X 射线检查病变处不规则片状阴影逐渐减少以至消失。

2. 结局及并发症　自抗生素广泛应用以来,典型的大叶性肺炎已不多见,病变以局限于一个肺段、数个肺段或一叶的大部分多见。经及时治疗绝大多数痊愈。并发症较少见,主要有如下几种。

（1）肺肉质变（pulmonary carnification） 某些患者中性粒细胞渗出过少或功能缺陷，释放的蛋白酶不足以溶解肺泡内纤维素性渗出物，渗出物被机化后肉眼观呈褐色肉样改变。

（2）肺脓肿、脓胸 已很少见，多见于与金黄色葡萄球菌混合感染引起的肺炎。

（3）败血症或脓毒败血症 严重感染时，由细菌随血流播散所致。

（4）中毒性休克 肺炎链球菌或金黄色葡萄球菌感染引起严重的毒血症时可发生休克，表现为末梢循环衰竭及全身中毒症状，肺部病变可不典型，称休克型或中毒性肺炎，病死率较高。

（二）小叶性肺炎

小叶性肺炎（lobular pneumonia）是以细支气管为中心、肺小叶为单位、呈灶状散布的肺急性化脓性炎症，又称支气管肺炎。病原包括葡萄球菌、肺炎球菌、克雷白杆菌、嗜血流感杆菌、链球菌等多种，往往为混合感染，常在机体抵抗力降低时致病，多发生于老年人和小儿及体弱卧床者，常为其他疾病的并发症，如手术后肺炎、吸入性肺炎、麻疹后肺炎、坠积性肺炎等。

1.病理变化及临床联系 小叶性肺炎的病变特征是肺组织内散布一些以细支气管为中心的化脓性炎症病灶。常散布于两肺各叶，尤以背侧和下叶病灶较多。病灶大小不等，形状不规则，色暗红或带黄色，直径多在 0.5～1 cm，相当于肺小叶范围。严重者，病灶互相融合甚至累及全叶，形成融合性支气管肺炎。镜下观，病灶中细支气管及其周围的肺泡腔内充满脓性渗出物，纤维蛋白一般较少

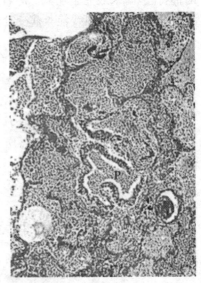

图6-4 支气管肺炎
细支气管及其周围肺泡内充满以中性粒细胞为主的炎性渗出物

（图6-4）。病灶周围肺组织充血，可有浆液渗出、肺泡过度扩张（代偿性肺气肿）等变化。细支气管及其周围肺泡内充满以中性粒细胞为主的炎性渗出物，呈散在灶状分布。

临床上表现为高热、咳嗽、咳黏液脓性痰或脓性痰，也可有呼吸困难和发绀，体检时两肺有较广泛的干、湿性啰音。X射线表现多样，大多数表现为两肺野下部中、内带沿支气管分布的不规则斑点状或小片状较模糊的阴影。

2.结局及并发症 本病如发现及时，治疗得当，肺内渗出物可完全吸收而痊愈。但在幼儿、年老体弱者，特别是并发于其他严重疾病时，预后较差，甚至危及生命。与大叶性肺炎相比较，小叶性肺炎并发症较为多见，常见并发症有心力衰竭、呼吸衰竭、脓毒败血症、肺脓肿及脓胸等，支气管破坏较重且病程较长者，可导致支气管扩张。

大叶性肺炎与小叶性肺炎的鉴别见表6-1。

表6-1 大叶性肺炎与小叶性肺炎比较

项目	大叶性肺炎	小叶性肺炎（支气管肺炎）
病因与发病	多由肺炎链球菌引起,常有诱因	常由几种细菌混合感染引起,多继发于其他疾病(坠积性肺炎、吸入性肺炎、手术后肺炎、麻疹后肺炎)
好发年龄	多为中青年	婴幼儿、儿童、老年人
炎症性质	纤维蛋白性炎	化脓性炎
病变范围及部位	局限于一个肺段或大叶,以左下肺叶最常见,典型病变分四期,常伴有胸膜病变	双侧多发性、散在分布,小叶范围或融合性,病变以两肺下叶及背侧为重
痰液特点	铁锈色痰	黏液脓性痰
并发症	较少见,有肺肉质变、肺脓肿及脓胸、中毒性休克、败血症或脓毒败血症等	较多见,有肺脓肿及脓胸、心力衰竭、呼吸衰竭、败血症或脓毒败血症、支气管扩张等

二、支原体肺炎

支原体肺炎(mycoplasma pneumonia)是由肺炎支原体引起的一种间质性肺炎。肺炎支原体为介于细菌与病毒之间的一种微生物,无细胞壁,通过呼吸道飞沫传染。多系散发,偶有小流行,患者以小儿及青年为多。

1.病理变化　支原体肺炎的病变主要是急性间质性肺炎伴急性支气管和细支气管炎,炎性浸润沿支气管、肺血管周围发展,以致达肺泡间隔。病变以单侧下叶多见,呈灶状分布,镜下病变区肺泡间隔因充血、水肿、大量淋巴细胞和巨噬细胞浸润而明显增宽,肺泡腔内无渗出物或仅有少量浆液及巨噬细胞渗出,小支气管和细支气管壁及周围组织充血、水肿,伴有淋巴细胞、巨噬细胞浸润。约30%的患者并发胸膜炎,主要表现为少量胸腔积液和胸膜反应性增厚。

2.临床病理联系　临床上患者多有发热、头痛、乏力、咽痛、咳嗽等症状,阵发性、刺激性咳嗽是最突出的症状,从患者痰、鼻分泌物及喉拭子培养出支原体可确诊。预后一般良好。

三、病毒性肺炎

病毒性肺炎(viral pneumonia)多由上呼吸道的病毒感染向下蔓延所致,患者多为儿童,好发于冬春季,通过飞沫传播。致病病毒为流感病毒、呼吸道合胞病毒、腺病毒、副流感病毒、麻疹病毒、单纯疱疹病毒、巨细胞病毒等,其中成人以流感病毒、副流感病毒为多,其余多见于儿童。

1.病理变化　病毒性肺炎一般呈间质性肺炎改变,病变为双侧弥漫性或局灶性,病变轻重不一,肺泡腔内多无渗出物,细支气管及肺泡上皮增生。找到病毒包涵体是最主要的组织学诊断指标。病变重者肺泡腔内渗出增多,透明膜形成(特别是婴幼儿),严重病例还可继发细菌感染,病灶可呈小叶性、节段性或大叶性分布,支气管和肺组织明显出血、坏死并化脓,使病情复杂化。

2.临床病理联系　临床上除有病毒血症引起的发热及其他中毒症状外,主要表现为频繁的咳嗽、气促、少量黏痰等症状。大多数无并发症的病毒性肺炎预后良好。重者有持续性高热、心悸、呼吸困难、发绀、心力衰竭、呼吸窘迫综合征等。病毒性肺炎的临床表现及体征与其他病因引起的肺炎相似,所以诊断须排除细菌、支原体和其他病原体引起的肺炎。

第六节　肺尘埃沉着病

肺尘埃沉着病(pneumoconiosis),曾称尘肺,是由于长期吸入有害粉尘并在肺内潴留而引起的以肺组织广泛纤维化为主要病变的职业病。按粉尘的化学性质可将其分为无机尘肺和有机尘肺两大类。我国最常见的无机尘埃沉着病有硅沉着病(硅肺)、煤尘沉着病(煤肺)、石棉沉着病(石棉肺)等。有机尘肺常由霉菌的代谢产物或动物性蛋白质引起,如农民肺、蔗尘肺、蘑菇肺、麦芽肺和饲禽者肺等。临床上肺尘埃沉着病的主要症状是劳力性呼吸困难,常逐渐恶化,并可能出现与肺结核病有关的症状。咳嗽、咳痰与慢性支气管炎相似。职业病一旦发生,就很难治愈,严重危害劳动者健康。这里主要介绍其中最为常见的类型——硅沉着病。

硅沉着病(silicosis),简称硅肺,又称矽肺,系长期吸入大量游离二氧化硅(SiO_2)粉尘所引起的以硅结节形成和肺部弥漫性纤维化为主的疾病。游离二氧化硅在自然界分布很广,它是地壳的主要组成成分,95%以上的矿石含有数量不等的游离二氧化硅。此病多见于长期从事接触含大量游离二氧化硅成分工作的工人,如采矿、穿凿隧道、玻璃、陶瓷、耐火材料、石英制粉和铸造等行业。

(一)病因与发病机制

硅肺的发生、发展与硅尘中游离二氧化硅的含量,生产环境中硅尘的大小、分散度,从事硅尘作业的工龄及机体防御功能等因素有关。硅尘粒子愈小,分散度愈高,在空气中的沉降速度愈慢,被吸入的机会就愈多,致病危害亦愈大。一般来说,大于5 μm的硅尘往往被阻留在上呼吸道,并可被呼吸道的防御机制清除;小于5 μm的硅尘才能被吸入肺泡,尤其以1~2 μm的硅尘微粒引起的病变最为严重。

硅肺的病因明确,但硅肺的发病机制复杂,目前尚未完全清楚,多认为与游离SiO_2的毒性作用及由此引起的免疫反应有关。硅尘微粒进入肺内被巨噬细胞吞噬,沿肺淋巴流经细支气管周围、小血管周围、小叶间隔和胸膜再到达肺门淋巴结。当淋巴道阻塞后,硅尘沉积于肺间质内引起硅肺病变。若局部沉积的硅尘量多,引起肺巨噬细胞局灶性聚积,可导致硅结节形成;若硅尘散在分布,则引起肺间质弥漫性纤维化。在游离二氧化硅的毒性作用下,巨噬细胞大量死亡崩解或发生功能和生物学行为改变,释放出一些细胞因子、氧自由基和酶,促进巨噬细胞增生聚集、成纤维细胞增生和胶原形成,导致纤维化。

(二)病理变化

硅肺的基本病变是肺组织内硅结节形成和弥漫性间质纤维化,硅结节是硅肺的特征性病变。随着病变的发展,硅结节与纤维化的肺组织可融合成团块状,在团块的中央,可因缺血、缺氧而发生坏死、液化,形成硅肺性空洞。镜下观,典型的硅结节由呈同心圆状或旋涡状排列并已玻璃样变的胶原纤维构成(图6-5)。硅结节的形成过程大致分为细胞性结节、纤维性结节、玻璃样结节三个阶段。此外,胸膜也因纤维组织弥漫增生而广泛增厚,肺门淋巴结内也有硅结节形成和弥漫性纤维化及钙化,淋巴结因而肿大、变硬。

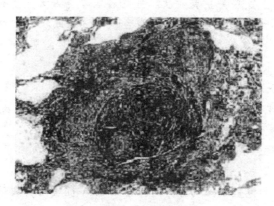

图6-5 硅肺

硅结节,由呈旋涡状排列的已发生玻璃样变的胶原纤维构成

(三)硅肺的分期和病变特征

根据肺内硅结节的数量、分布范围和直径大小及肺纤维化程度,可将硅肺分为如下三期。

1. Ⅰ期硅肺　硅结节较小,主要局限在淋巴系统。肺组织中硅结节数量较少,胸膜增厚不明显。X射线检查,肺门阴影增大、密度增加。

2. Ⅱ期硅肺　硅结节数量增多、体积增大,可散于全肺,但仍以肺门周围中、下肺叶较密集,总的病变范围不超过全肺的1/3,胸膜也增厚。X射线表现为肺野内有较多量直径不超过1 cm的小阴影。

3. Ⅲ期硅肺(重症硅肺)　硅结节密集融合成块,可有空洞形成。X射线表现有大阴影出现,其长径大于2 cm,宽径大于1 cm。此时,胸膜增厚,肺的重量和硬度明显增加。

(四)并发症

1. 硅肺结核病　硅肺易并发结核,愈是晚期、重症硅肺,肺结核的合并率愈高,易形成空洞。硅肺结核性空洞的特点是数目多,直径大,空洞壁极不规则。较大的血管易被侵蚀,可导致患者大咯血死亡。

2. 慢性肺源性心脏病　因大量硅结节形成,肺间质弥漫性纤维化,肺毛细血管床减少,导致肺循环阻力增加、肺动脉高压和右心室肌壁肥厚,心腔扩张。重症患者可死于右心衰竭。

3. 肺感染　由于硅肺患者抵抗力低,又有慢性阻塞性肺疾病,小气道引流不畅,故易继发细菌或病毒感染。

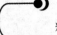

4. 肺气肿和自发性气胸 晚期硅肺患者常有不同程度的弥漫性肺气肿,主要是阻塞性肺气肿。有时,在脏层胸膜下可出现肺大泡,破裂后引起自发性气胸。

小 结

慢性支气管炎的病因主要有空气污染、吸烟、病毒和细菌感染及过敏等,咳、痰(以白色泡沫状痰为主)、喘为主要症状。主要病理改变为支气管黏膜上皮细胞变性、坏死,杯状细胞增生,鳞状上皮化生;腺体增生、肥大、黏液化及管壁纤维组织增生,炎症细胞浸润。病变反复发作可出现阻塞性肺气肿、肺源性心脏病、支气管扩张症、支气管肺炎等并发症。

慢性阻塞性肺疾病是指慢性支气管炎、慢性阻塞性肺气肿、有慢性支气管阻塞的支气管哮喘及支气管扩张症等具有慢性进行性、不可逆性气道阻塞为特征的一组疾病的总称。小气道病变是气流阻塞的主要原因。

慢性阻塞性肺气肿系终末细支气管远端部分(包括呼吸性细支气管、肺泡管、肺泡囊和肺泡)膨胀,并伴有肺泡壁的破坏。病变与炎性黏液性分泌物使细支气管不完全阻塞,细支气管与肺泡壁之间的弹力纤维破坏,α_1-抗胰蛋白酶缺乏,弹性蛋白酶增多等因素有关。病变进一步发展成慢性肺源性心脏病。

支气管扩张症的主要发病因素为支气管炎症性破坏与阻塞,病变为慢性化脓性炎症。根据形态分为柱状和囊状支气管扩张。临床主要表现为长期慢性咳嗽、咳脓痰和反复咯血。

慢性肺源性心脏病(肺心病)大多由慢性支气管炎及慢性阻塞性肺气肿发展而来。主要发病环节是肺动脉高压。形成肺动脉高压的机制主要有:①肺部病变使肺毛细血管床减少;②肺肌型小动脉痉挛、中膜肥厚,无肌型细动脉肌化。心脏的病变主要是右心室肥大,失代偿后出现右心衰竭。

肺炎通常是指肺组织急性渗出性炎症。细菌、病毒、支原体等感染是常见的病因,按病变范围可分为大叶性肺炎、小叶性肺炎和间质性肺炎。

病案讨论

病例摘要 患者,男,清洁工,59岁,因心悸、气短、双下肢水肿4 d来院就诊。15年来,患者经常出现咳嗽、咳痰,尤以冬季为甚。近5年来,自觉心悸、气短,活动后加重,时而双下肢水肿,但休息后缓解。4 d前因受凉病情加重,出现腹胀,不能平卧。患者有吸烟史40年。体格检查:消瘦,有明显发绀。颈静脉怒张,桶状胸,叩诊两肺呈过清音,双下肢凹陷性水肿。实验室检查:WBC $12.0 \times 10^9/L$,PaO_2 9.5 kPa(73 mmHg),$PaCO_2$ 8.0 kPa(60 mmHg)。

讨论:

1. 根据所学的病理知识,对患者做出诊断并说明诊断依据。

2. 根据本例患者的症状、体征,推测肺部的病理变化。

3. 试分析患者患病的原因和疾病的发展演变经过。

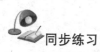 同步练习

一、选择题

1. 慢性支气管炎患者咳痰的病变基础是 （ ）
   A. 支气管黏膜上皮细胞坏死脱落　　B. 腺体肥大、增生
   C. 支气管壁充血、水肿　　D. 纤毛粘连、倒伏

2. 慢性支气管炎患者发生阻塞性通气功能障碍的病变基础是 （ ）
   A. 支气管上皮细胞变性、坏死　　B. 支气管平滑肌萎缩
   C. 支气管软骨萎缩、纤维化　　D. 细支气管炎及细支气管周围炎

3. 肺心病最常见的原因是 （ ）
   A. 支气管哮喘　　B. 支气管扩张
   C. 慢性支气管炎　　D. 胸廓畸形

4. 肺部疾病痊愈时，容易完全恢复组织正常结构和功能的疾病是 （ ）
   A. 慢性支气管炎　　B. 大叶性肺炎
   C. 小叶性肺炎　　D. 病毒性肺炎

5. 某男，25岁，酗酒后突然发病，寒战，体温39.5℃，3d后感到胸痛，咳嗽、咳铁锈色痰。X射线检查：左肺下叶有大片致密阴影，其可能患有 （ ）
   A. 急性支气管炎　　B. 小叶性肺炎
   C. 肺脓肿　　D. 大叶性肺炎

6. 坠积性肺炎主要属于下列肺炎中的哪种 （ ）
   A. 大叶性肺炎　　B. 小叶性肺炎
   C. 病毒性肺炎　　D. 支原体性肺炎

7. 能反映小叶性肺炎病变特征的是 （ ）
   A. 病变累及肺小叶范围　　B. 细支气管及周围肺泡化脓性炎
   C. 病灶相互融合或累及全叶　　D. 支气管化脓性炎

8. 诊断病毒性肺炎的组织学依据是 （ ）
   A. 找到"包涵体"　　B. 找到"巨细胞"
   C. 找到"透明膜"　　D. 找到病毒

9. 肺硅沉着病的特征性病变是 （ ）
   A. 肺门淋巴结肿大　　B. 肺质地变硬
   C. 胸膜纤维化　　D. 硅结节形成

10. 肺硅沉着病最常见的并发症是 （ ）
    A. 肺真菌感染　　B. 肺栓塞
    C. 胸膜间皮瘤　　D. 肺结核

二、填空题

1. 大叶性肺炎肺泡腔失去充气状态，红色肝样变期主要由＿＿＿＿＿、＿＿＿＿＿填充，灰色肝样变期主要由＿＿＿＿＿、＿＿＿＿＿填充。

2. 大叶性肺炎处于＿＿＿＿期时，患者的临床症状和体征最为明显。

3. 小叶性肺炎可发生的并发症是＿＿＿＿＿、＿＿＿＿＿、肺脓肿和脓胸、支气管扩张。

4. 支气管扩张症临床主要表现为＿＿＿＿＿、＿＿＿＿＿和＿＿＿＿＿。

5. 肺硅沉着病的最常见并发症是＿＿＿＿＿。

三、名词解释

1. COPD　2. 肺肉质变　3. 肺心病

四、问答题

1. 试述大叶性肺炎的基本病理变化及临床病理联系。

2. 试描述小叶性肺炎的病理变化及常见并发症。

第七章
消化系统疾病

学 习 目 标

◆列出慢性胃炎的分型,认识慢性萎缩性胃炎的病变特点。
◆简述溃疡病的临床病理联系,描述胃溃疡的基本病理变化和并发症。
◆说出急性阑尾炎的分型及常见并发症。
◆叙述病毒性肝炎的分型、各型病毒性肝炎的病理变化特点和临床病理联系。
◆了解肝硬化的分型,列出门脉性肝硬化的病变特点及其后果。

第一节 慢性胃炎

胃炎(gastritis)是胃黏膜的非特异性炎症,其发病率在胃病中居首位。其可分为急性胃炎和慢性胃炎。

慢性胃炎(chronic gastritis)是一种多发病、常见病,主要病理变化是胃黏膜的弥漫性或局限性的慢性炎症。其可分为慢性浅表性胃炎、慢性萎缩性胃炎、慢性肥厚性胃炎和疣状胃炎四种类型。

(一)病因和发病机制

慢性胃炎的病因目前尚未完全明了,大致可分为以下四类。①长期慢性刺激,如急性胃炎的多次发作、喜烫食或浓碱食、长期饮酒、吸烟或滥用水杨酸类药物等;②十二指肠液反流对胃黏膜屏障的破坏;③自身免疫性损伤;④幽门弯曲菌感染,此菌引起的胃炎在胃黏膜表层腺体有较多中性粒细胞浸润,常在黏膜上皮的表面可找到螺旋状弯曲杆菌,它不侵入黏膜内腺体,在肠上皮化生区无此细菌。

(二)基本病理变化

1.慢性浅表性胃炎(chronic superficial gastritis) 是最常见的胃黏膜疾病之一,又称慢性单纯性胃炎。纤维胃镜检出率可达20%~40%,以胃窦部最多见。

肉眼观(胃镜检查):病变黏膜充血、水肿,表面可有灰白色或黄白色的黏液渗出物覆盖,使黏膜变混浊,失去光泽。可伴有点状出血或糜烂,有时见深红色的充血区与淡红色水肿区形成红白相间的花斑状外观。

【思考】
慢性胃炎分为哪几型?慢性萎缩性胃炎的病变特点是什么?

镜下观:炎性病变位于黏膜浅层,主要为淋巴细胞和浆细胞浸润,有时可见少量酸性粒细胞和中性粒细胞。黏膜浅层可有水肿、点状出血和上皮坏死脱落。

2.慢性萎缩性胃炎(chronic atrophic gastritis) 以黏膜固有腺体萎缩伴肠上皮化生为特征,可分为 A、B 两型。A 型与自身免疫有关,多伴有恶性贫血,病变主要在胃体和胃底;B 型与自身免疫无关,我国患者大多数属于 B 型。B 型又称为单纯性萎缩性胃炎,病变主要在胃窦部。两型胃黏膜病变基本相同。

肉眼观(胃镜检查),胃黏膜薄而平滑,皱襞变浅或消失,黏膜表面呈颗粒状,有三个特点:①正常胃黏膜的橘红色消失,呈灰白色;②萎缩的胃黏膜明显变薄,与周围的正常胃黏膜界限明显;③萎缩区域黏膜下的血管分支清晰可见。

镜下观,也有三个特点:①病变区域腺上皮萎缩,腺体数量减少或消失;②常出现上皮化生和异型增生;③固有膜有不同程度的淋巴细胞和浆细胞浸润。在胃体和胃底部病变主要是壁细胞消失,其次是主细胞消失和黏液分泌细胞化生。在胃窦部病变区,主要改变为幽门腺呈不同程度的萎缩或消失,腺上皮被分泌黏液的杯状细胞、具有刷状缘的吸收上皮和潘氏细胞所取代,其形态结构与小肠黏膜相似,故称为肠上皮化生(图 7-1)。现知肠上皮化生的胃黏膜容易诱发胃癌,被认为是癌前病变。

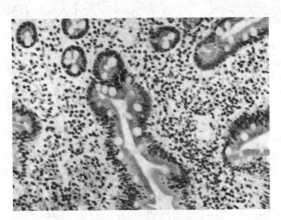

图 7-1 慢性萎缩性胃炎肠上皮化生

3.慢性肥厚性胃炎(chronic hypertrophic gastritis) 又称肥厚性胃病,病因不明,病变常发生于胃底和胃体。肉眼观(胃镜检查),胃黏膜肥厚,皱襞加深变宽似脑回状。镜下观,腺体增生肥大,腺管延长,增生的腺细胞以黏液分泌细胞为主,壁细胞和主细胞可有减少,固有膜内炎症细胞浸润不明显。

4.疣状胃炎(gastritis verrucosa) 是一种特征性病变的胃炎,病灶多位于幽门窦,病变处胃黏膜常见大小不等的糜烂,周围黏膜隆起,因此形成中心凹陷的病灶,形如痘疹。活动期可见胃黏膜上皮变性、坏死和脱落及炎性渗出物覆盖于病灶表面。病变修复时,可见上皮再生修复或伴有不典型增生。本病原因不明,国内报道在胃切除标本中的检出率可达 7.7%。

(三)临床病理联系

慢性浅表性胃炎因病变较轻,常无明显症状,有时可出现消化不良、上腹部不适或隐痛。慢性萎缩性胃炎由于胃腺萎缩,壁细胞和主细胞减少或消失,胃液分泌减少,患者常出现食欲缺乏,消化不良,上腹不适或疼痛等。A 型患者因内因子缺乏,维生素 B_{12} 吸收障碍,常发生恶性贫血。

(四)结局及并发症

慢性胃炎可以治愈。其中肠上皮化生和异型增生的萎缩性胃炎有时可发生癌变。

第二节　溃　疡　病

溃疡病亦称消化性溃疡(peptic ulcer)。在病理形态上以胃或十二指肠形成慢性溃疡为主要病变,故又称胃、十二指肠溃疡病。多见于 20～50 岁,男多于女。患者有周期性上腹部疼痛、反酸、嗳气等症状,易反复发作,呈慢性经过。据统计,十二指肠溃疡较胃溃疡多见,前者约占 70%,后者约占 25%,胃及十二指肠复合性溃疡约占 5%。

(一)病因和发病机制

溃疡病的病因和发病机制,目前尚未完全明了,一般认为与以下因素有关。

1. 胃液的消化作用　多年的研究已证明,胃或十二指肠溃疡形成的直接原因是胃或十二指肠黏膜抗消化能力降低,被胃酸和胃蛋白酶消化。空肠及回肠内碱性环境,极少发生此种溃疡。但若做过胃空肠吻合术后,吻合口处空肠亦可因胃酸的消化而形成溃疡。Zolinger-Ellison 综合征(胰岛腺瘤)的患者因瘤细胞分泌大量胃泌素样物质,使胃酸分泌极度增高,可达正常的 10～20 倍,故该瘤亦被称为胃泌素瘤。由于分泌大量胃泌素,导致胃、十二指肠甚至空肠发生多处溃疡。上述均证明溃疡乃由胃液消化作用所致。

【思考】
　　胃溃疡底部有哪几层结构?胃溃疡与癌性溃疡的区别是什么?

正常情况下胃黏膜具有防御屏障功能,胃黏膜能分泌黏液,在胃黏膜表面形成一层黏液膜,覆盖于黏膜表面,可以减少或避免胃酸直接接触黏膜,保护黏膜不受胃酸和胃蛋白酶的消化,而黏液对胃酸尚有中和作用。当胃黏膜屏障功能受损时,分泌至胃腔内的氢离子得以弥散至胃黏膜(逆相弥散)。氢离子由胃腔进入胃黏膜的弥散能力在胃窦部为胃底部的 15 倍,而十二指肠又为胃窦部的 2～3 倍,故溃疡好发于十二指肠及胃窦部。

2. 幽门弯曲菌　近年来研究发现幽门弯曲菌(campylobacter pyloridis)的感染与胃或十二指肠溃疡形成有一定关系。幽门弯曲菌能破坏胃黏膜的防御屏障功能,其可能的机制如下:幽门弯曲菌可分泌能催化游离氨生成的尿素酶和胃黏膜糖蛋白的蛋白酶,还可产生能破坏黏膜表面上皮细胞脂质膜的磷酸酯酶,以及有生物活性的白三烯和二十烷等,有利于胃酸直接接触上皮并进入黏膜内;幽门弯曲菌能趋化多量中性粒细胞,后者释放出髓过氧化物酶(myeloperoxidase)而产生次氯酸,这时在氨存在的情况下就会合成一氯化氨,次氯酸和一氯化氨均能破坏黏膜上皮细胞;此菌释放的一种细菌性血小板激活因子可以促进表面毛细血管血栓形成而导致血管阻塞,黏膜缺血。有资料显示,85%～100% 的十二指肠溃疡患者和 65% 的胃溃疡患者有慢性胃炎,这些损伤的黏膜富于营养的渗出液更有利于细菌生长。与此同时,细菌还可以产生一些趋化炎症细胞的因子(如脂多糖),使慢性炎症黏膜更易受到胃酸的损伤。

感染幽门弯曲菌的人只有 10%～20% 的个体发生消化性溃疡,尚有待进一步研究。

3. 神经-内分泌功能失调 长期的精神因素刺激如精神过度紧张、过度抑郁等都可以引起大脑皮质与皮质下中枢的功能紊乱,自主神经功能失调。十二指肠溃疡患者胃酸分泌增多的原因与迷走神经过度兴奋有关。空腹时,由于迷走神经功能亢进,出现胃酸分泌增多,消化作用增强引起空腹胃酸增多现象。胃溃疡患者则因迷走神经兴奋性降低,胃蠕动减弱,食物在胃内潴留直接刺激胃窦部,使胃酸分泌增多,出现餐后胃酸分泌增多。

4. 其他因素 长期服用非类固醇类药物(如阿司匹林),除了直接刺激胃黏膜外还可抑制黏膜前列腺素合成,影响黏膜血液循环;胆汁可以改变胃黏膜表面黏液层的特性,而损害胃黏膜的屏障功能。因此,十二指肠内容物或胆汁反流入胃也是溃疡病发生的重要原因。遗传和种族因素的影响,溃疡病有时见家族聚集现象,某些十二指肠溃疡患者可因反馈性抑制胃排空机制出现遗传性缺乏,而使胃排空不受抑制,导致十二指肠的酸度增加而形成消化性溃疡;长期使用肾上腺皮质激素,可使溃疡病加重;引起胃黏膜损害的原因还有酗酒、吸烟及慢性胃炎等。

总之,溃疡病的原因和发病机制较为复杂,是综合因素作用所致。

(二)基本病理变化

1. 肉眼观 胃溃疡多位于胃小弯近幽门处,尤其多见于胃窦部(约占75%)。较大的溃疡可发生在小弯上段至贲门区,在胃底或大弯侧十分罕见。溃疡通常只有一个,呈圆形或椭圆形,直径多在2 cm以内,少数可达4 cm,溃疡边缘整齐,状如刀切。底部较为平坦,通常穿破黏膜下层,深达肌层,甚至浆膜层。溃疡边缘黏膜皱襞可呈放射状向溃疡中心集中。溃疡的贲门侧较深,呈潜掘状;幽门侧较浅,呈阶梯状(图7-2)。此与胃蠕动方向有关。十二指肠溃疡的形态与胃溃疡相似,多发生在十二指肠起始部(球部),以前壁多见,溃疡一般较胃溃疡小而浅,直径多在1 cm以内。

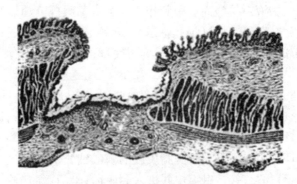

图7-2 胃溃疡切面模式

2. 镜下观 溃疡底部从表面向深部依次由四层结构组成(图7-3):①渗出层,即溃疡底部的表面,为混有少量中性粒细胞的纤维素性渗出物;②坏死层,为坏死的无结构组织,伊红深染,是纤维素样坏死;③肉芽组织层,由新生的肉芽组织构成;④瘢痕组织层,由肉芽组织逐渐移行为致密的纤维结缔组织,愈往深层纤维细胞愈少,胶原纤维增粗发生玻璃样变。小动脉的炎性刺激常引起增生性动脉内膜炎,因而管壁增厚,管腔狭窄甚至闭塞或有血栓形成,造成局部组织血液循环障碍,影响组织再生,使溃疡不易愈合,但这种变化可防止局部血管破裂出血。溃疡边缘可见黏膜上皮增生,形成息肉状或向下生长至黏膜下层。溃疡底部的神经节细胞及神经纤维常发生变性和断裂。

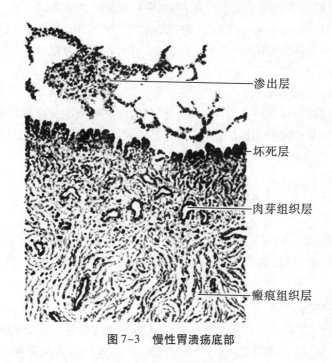

图7-3　慢性胃溃疡底部

(三)临床病理联系

1. 规律性腹痛　节律性及周期性上腹部疼痛,与饮食有密切关系。胃溃疡疼痛出现在餐后 0.5~2 h,至下餐前消失。进食疼痛—排空后疼痛缓解—下次进食后疼痛,系因进食后食物刺激,使胃泌素分泌亢进,胃酸分泌增多,刺激溃疡面和局部神经末梢或胃壁平滑肌痉挛所致。十二指肠溃疡疼痛多出现在饥饿或午夜时,持续至下次进餐,称为饥饿痛或夜间痛,进食可减轻或缓解。使用制酸药或解痉药可缓解疼痛。空腹疼痛—进食后疼痛缓解—排空后疼痛,系饥饿或午夜迷走神经兴奋性增高,胃酸分泌增多刺激病灶所致。进食后胃酸被稀释或被中和,疼痛减轻或缓解。大多数患者有周期性发作病史,多见于秋、冬季,发作期内患者上腹部疼痛症状明显,缓解期疼痛减轻或消失,常间隔 1~2 个月再发。

【想一想】
如何解释溃疡病的规律性腹痛?溃疡病的并发症有哪些?

2. 反酸、嗳气和上腹部饱胀感　反酸是因胃酸刺激而引起幽门括约肌痉挛和胃逆蠕动,使酸性内容物向上反流至食管和口腔所致。嗳气和上腹部饱胀感系因胃幽门括约肌痉挛,胃内容物排空较难、滞留于胃内引起发酵及消化不良所致。

(四)结局及并发症

1. 愈合(healing)　渗出物和坏死组织逐渐被吸收、排出,溃疡由肉芽组织增生填满,然后由周围的黏膜上皮再生、覆盖溃疡面而愈合。

2. 出血(hemorrhage)　是常见的主要并发症,约有 1/3 的患者发生出血。少量出血:因溃疡底部的毛细血管破裂,此时患者大便潜血阳性。大出血:如溃疡底部大血管被腐蚀,破裂后可发生大出血,此时患者大便呈黑色,临床上称为柏油样大便。

3.穿孔(perforation)　发生率大约5%。①急性穿孔:多见于胃幽门和十二指肠前壁,溃疡穿孔后,胃内容物漏入腹腔而引起急性弥漫性腹膜炎。②慢性穿孔:溃疡波及浆膜层时与邻近器官粘连后发生穿孔者,可发生局限性腹膜炎。

4.幽门梗阻(pyloric obstruction)　约有3%的患者发生,主要由于瘢痕收缩引起幽门狭窄,使胃内容物通过困难,继发胃扩张,患者可出现反复呕吐,常引起水、电解质平衡紊乱和营养不良。

5.恶变(malignant transformation)　较少见,其发生率在1%以下,多为经久不愈的胃溃疡,而十二指肠溃疡几乎不发生恶变。溃疡边缘的黏膜上皮或腺体不断受到破坏和反复再生,加之某种致癌因素的作用,该处黏膜或腺体即可发生恶变。

第三节　阑尾炎

阑尾炎(appendicitis)是一种常见的外科疾病。临床上常有转移性右下腹痛、体温升高、呕吐和血中性粒细胞增多等表现。各种年龄均可发病,但以青壮年居多,约占70%。

(一)病因和发病机制

细菌感染和阑尾腔的阻塞是阑尾炎发病的两个主要因素。正常存在于阑尾腔的细菌(如大肠杆菌、肠球菌、链球菌),在阑尾黏膜发生损伤或阑尾腔阻塞时引起阑尾炎。

阑尾是一条细长的盲管,管腔狭窄而不规则。阑尾壁内富有神经末梢,阑尾根部有类似括约肌的结构,这些解剖生理特点使阑尾易于阻塞。机械性阻塞的原因为粪石或粪块、寄生虫(蛔虫、蛲虫和鞭虫等)、异物(谷粒、较小的果核和毛发等)。阑尾肌肉痉挛,特别是阑尾括约肌痉挛,可造成阑尾腔功能性阻塞。阑尾腔阻塞后,阑尾内的分泌物排出困难,导致腔内压力增高,压迫阑尾壁,使静脉回流受阻,组织缺氧,阑尾壁营养障碍,黏膜受损,细菌易于侵入而发生炎症。此外,细菌也可通过血行侵入阑尾,但很少见。

(二)基本病理变化

根据病理过程,可将阑尾炎分为急性阑尾炎和慢性阑尾炎两种。

1.急性阑尾炎　急性阑尾炎有三种主要类型。

(1)急性单纯性阑尾炎(acute simple appendicitis)　这是早期的阑尾炎,病变多限于阑尾黏膜层或黏膜下层(表浅性阑尾炎),也包括一些轻度波及肌层、浆膜层的阑尾炎。炎症常在阑尾远端的黏膜开始,细菌首先侵入阑尾黏膜的隐窝中,引起黏膜浅层发炎。

肉眼观:阑尾外观可能正常或轻度肿胀,浆膜充血。这种轻度的炎症病变如能及时适宜地采用非手术疗法,可治愈。否则,炎症继续向阑尾各层扩展而成为急性蜂窝织炎性阑尾炎。

镜下观:一处或多处阑尾黏膜上皮坏死脱落,形成缺损,黏膜内充血、水肿、中性粒细胞浸润和纤维素渗出。黏膜下层则有炎性水肿。

（2）急性蜂窝织炎性阑尾炎（acute phlegmonous appendicitis） 或称急性化脓性阑尾炎，常由急性单纯性阑尾炎发展而来。

肉眼观：阑尾显著肿胀，浆膜高度充血，表面覆以纤维素性渗出物。

镜下观：炎症病变呈扇形由表浅层向深层扩展，直达肌层和浆膜层，阑尾壁各层均有大量中性粒细胞浸润，并可见炎性水肿及纤维素渗出（图7-4）。阑尾浆膜面为渗出的纤维素和中性粒细胞组成的薄膜所覆盖，即有阑尾周围炎和局限性腹膜炎表现。

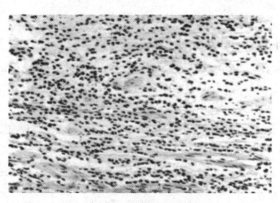

图7-4　急性蜂窝织炎性阑尾炎

（3）急性坏疽性阑尾炎（acute gangrenous appendicitis） 是一种重型阑尾炎。因阑尾内腔阻塞、积脓，腔内压力增高及阑尾系膜静脉受炎症波及而发生血栓性静脉炎等，均可引起阑尾壁血液循环障碍，以致阑尾壁发生坏死。此时，阑尾呈暗红色或黑色，常导致穿孔，引起弥漫性腹膜炎或阑尾周围脓肿。

2.慢性阑尾炎　慢性阑尾炎多由急性阑尾炎转变而来，但也可一开始就是慢性过程。慢性阑尾炎时，镜下见阑尾壁内有纤维结缔组织增生和慢性炎症细胞浸润，有时黏膜下层可见脂肪组织增生。阑尾腔可发生狭窄甚至闭塞。阑尾萎缩变小并常与周围组织发生粘连。临床表现为右下腹疼痛。慢性阑尾炎可急性发作，此时阑尾壁内又出现大量中性粒细胞浸润。

如阑尾腔近端闭锁，则在远端可发生扩张而形成囊状，其中有黏液潴留，即形成阑尾黏液囊肿。

（三）结局及并发症

急性阑尾炎经过外科治疗，预后良好。只有少数病例因治疗不及时或机体抵抗力过低，出现并发症或转变为慢性阑尾炎。

常见的并发症如下：

1.急性弥漫性腹膜炎　较少见。急性蜂窝织炎性阑尾炎和急性坏疽性阑尾炎均可发生穿孔，在病程发展迅速、细菌毒力强而机体抵抗力低的情况下，炎症沿腹膜迅速蔓延，引起急性弥漫性腹膜炎。

2.阑尾周围脓肿　当阑尾炎穿孔发展缓慢、机体抵抗力较强时，大网膜及肠袢可将进入腹腔的细菌及炎性渗出物包裹，互相粘连，使炎症局限于阑尾周围，形成阑尾周围脓肿或局限性腹膜炎。如治疗得当可吸收消散或发生机化。如脓肿进一步发展,可穿入腹腔而形成弥漫性腹膜炎。

3.肝脓肿　阑尾炎时阑尾系膜中静脉受累可发生血栓性静脉炎,进而可波及门静脉的较大分支,尤其是肠系膜上静脉的分支,细菌或脱落的含菌栓子随门静脉血入肝,可引起细菌性肝脓肿。有时还可引起脓毒血症。

第四节　病毒性肝炎

病毒性肝炎(viral hepatitis)是由一组肝炎病毒引起的以肝实质细胞变性坏死为主要病变的传染病。现已知肝炎有甲型、乙型、丙型、丁型、戊型及己型6种。1974年以来提出的非甲非乙型肝炎(NANB型),经近年研究证明,其中大部分为丙型肝炎并检出了丙肝病毒(hepatitis C virus,HCV)及其抗体,另一小部分则为戊型肝炎。临床上表现为食欲减退、乏力、上腹部不适、肝区疼痛及肝大等。肝炎在世界各地均有发病和流行,且发病率有不断上升的趋势。其发病无性别差异,各种年龄均可罹患。在我国乙型肝炎最常见,其发病率近年来有增高趋势。乙型肝炎与肝硬化、肝细胞癌的关系较为密切。

(一)病因和发病机制

从1970年起,经过30多年的研究,目前对肝炎病毒已比较清楚,由最初仅知的甲型肝炎病毒和乙型肝炎病毒两种,增加到由甲到己6种病毒(HAV～HGV),其特点见表7-1。

表7-1　各型肝炎病毒的特点

肝炎及其病毒分型	病毒类型	潜伏期	肝病变	传播途径
甲型肝炎(HAV)	RNA型	2～7周	急性肝炎	肠道
乙型肝炎(HBV)	DNA型	4～26周	急性、慢性肝炎,肝硬化及肝细胞癌	输血、注射
丙型肝炎(HCV)	RNA型	2～26周	急性、慢性肝炎,肝硬化及肝细胞癌	输血、注射
丁型肝炎(HDV)	RNA型	4～17周	急性、慢性肝炎,肝硬化	输血、注射
戊型肝炎(HEV)	RNA型	2～9周	急性肝炎	肠道
己型肝炎(HGV)	RNA型	不详	急性肝炎	输血、注射

本病的发病机制较为复杂,尚未完全清楚,一般认为甲型肝炎的发生主要是病毒汇集于肝,在肝细胞内繁殖,直接损伤肝细胞的结果。而乙型肝炎的发生与机体对病毒的细胞毒性免疫反应有密切关系,应用免疫电子显微镜和免疫荧光技术发现,HBcAg主要存在于受染肝细胞核内,而HBsAg则主要存在于肝细胞质内,病毒基因组DNA在肝细胞核内复制、转录、合成核心颗粒,被转运到肝细胞质内,通过内质网及细胞膜时合成外壳,以"发芽"方式释出肝细胞。因此,病毒在释出肝细胞过程中,有可能将HBsAg的某些成分遗留在肝细胞膜上,或使HBsAg携带了肝细胞膜的成分。病毒入血后,刺激机体产生细胞免疫反应和特异性抗体,可使病毒和肝细胞均受损害。由于机体免疫反应和感染病毒数量与毒力不同,引起的损害也不同,因而表现出不同

的临床病理类型的肝炎:①T细胞功能正常,感染病毒量多,毒力强时,受感染及免疫损伤的肝细胞多而重,表现为急性重型肝炎;②T细胞功能正常,病毒量较少,毒力较弱,则发生急性普通型肝炎;③T细胞功能正常,病毒量极少,毒力很弱,表现为亚临床型肝炎;④T细胞功能不足,免疫反应仅能清除部分病毒和部分受感染的肝细胞,未清除的病毒可继续繁殖和感染,反复损伤肝细胞,其结果表现为慢性肝炎;⑤机体免疫功能缺陷,T细胞呈免疫耐受状态,此时病毒与宿主共生,病毒在肝细胞内持续复制,感染的肝细胞也不受免疫损伤,此时则表现为无症状病毒携带者。

（二）基本病理变化

各型肝炎病理变化基本相同,均以肝细胞的变性坏死为主,同时伴有不同程度的炎症细胞浸润、肝细胞再生和纤维组织增生。

1. 肝细胞变性坏死

（1）肝细胞变性 ①肝细胞水肿:最为常见的病变,肝细胞明显肿大,胞质疏松呈网状、半透明,称为胞质疏松化(图7-5),严重时肝细胞肿大呈球状,胞质几乎完全透明,称为气球样变。②嗜酸性变:常累及散在的单个或(和)几个肝细胞,胞质浓缩,嗜酸性增强,颗粒消失,呈均匀致密的深红色。

（2）肝细胞坏死 ①溶解坏死:最常见,由高度气球样变的肝细胞发展而来,胞核固缩、溶解消失,最后整个细胞解体。②嗜酸性坏死:为单个细胞坏死,嗜酸性变进一步发展,浓缩的胞核碎裂、消失,胞质聚成深红色圆形小体,称嗜酸性小体(凋亡小体)。③点状坏死:肝小叶内散在的灶状肝细胞坏死,每个坏死灶仅累及1个至几个肝细胞,同时在该处伴有炎症细胞浸润(图7-6)。④碎片状坏死:坏死的肝细胞呈带片状或灶状连接带,常多于肝小叶周边的肝细胞界板。该处肝细胞坏死、崩解,伴有炎症细胞浸润,称为碎片状坏死,常见于慢性肝炎。⑤桥接坏死:为肝细胞之带状融合性坏死,坏死常出现于小叶中央静脉与汇管区之间或两个小叶中央静脉之间及两个汇管区之间,坏死处伴有肝细胞不规则再生及纤维组织增生,后期则成为纤维间隔而分割小叶,见于中、重度慢性肝炎。

【议一议】
病毒性肝炎主要病变是什么?常见的肝细胞变性、坏死有哪些?

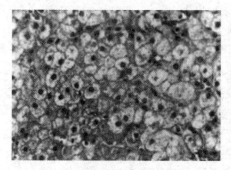

图7-5 肝细胞变性
肝细胞变性水肿,胞质疏松化

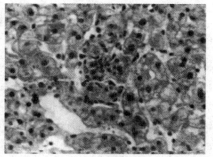

图7-6 肝细胞坏死
肝细胞胞质疏松化、点状坏死、炎症细胞浸润

2. 炎症细胞浸润 在汇管区或小叶内常有程度不等的炎症细胞浸润,主要为淋巴细胞、单核细胞、浆细胞及少数中性粒细胞。

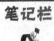
3. 增生

（1）库普弗（Kupffer）细胞增生肥大　这是肝内单核吞噬细胞系统的炎症反应。增生的细胞呈菱形或多角形，胞质丰富，突出于窦壁或自壁上脱入窦内成为游走的吞噬细胞。

（2）间叶细胞及成纤维细胞增生　间叶细胞具有多向分化潜能，存在于肝间质内，肝炎时可分化为组织细胞参与炎症细胞浸润。在反复发生严重坏死的病例，由于大量成纤维细胞增生，可发展成肝纤维化及肝硬化。

（3）肝细胞再生　肝细胞坏死时，邻近的肝细胞可通过直接或间接分裂而再生修复。在肝炎恢复期或慢性阶段则更为明显。再生的肝细胞体积较大，核大而染色较深，有的可有双核。慢性病例在汇管区尚可见细小胆管的增生。

上述肝炎基本病变中，肝细胞疏松化、气球样变、点状坏死及嗜酸性小体形成对于普通型肝炎的诊断具有重要意义，而肝细胞的大片坏死、崩解则是重型肝炎的主要病变特征。

（三）临床病理类型

【思考】

病毒性肝炎的类型有哪些？其特点是什么？比较各型肝炎的异同点。

各型肝炎病毒引起的肝炎，其临床表现和病理变化基本相同。目前常用的病毒性肝炎分类方法如图7-7。

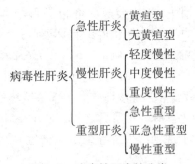

图7-7　病毒性肝炎的分类

1. 急性病毒性肝炎　也称普通型肝炎，最常见，临床上分为黄疸型与无黄疸型。我国以无黄疸型肝炎居多，其中多为乙型肝炎，一部分为丙型肝炎。黄疸型肝炎的病变略重，病程较短，多见于甲型、乙型、丁型、戊型肝炎。

肉眼观，肝体积略增大，表面光滑。镜下观，病变以肝细胞变性、坏死为主，无纤维化。病变特征为：①广泛的肝细胞胞质疏松化、气球样变，并常见肝细胞嗜酸性变，表现为细胞体积缩小，胞质嗜酸性增强，严重者胞核消失，仅剩下深红色均匀圆形小体，即嗜酸性小体（嗜酸性坏死）。②点状坏死，表现为肝小叶内散在的肝细胞坏死，累及一个或几个肝细胞，由于坏死灶内肝细胞网状支架保持完好，所以再生的肝细胞可完全恢复原来的结构和功能。③肝小叶内及汇管区有炎症细胞浸润，主要为淋巴细胞及单核细胞。④黄疸型肝炎可见明显淤胆现象，毛细胆管内有小胆栓形成，肝细胞胞质内可出现胆色素沉积。

在较重的急性病毒性肝炎，除以上病变外，尚可见在中央静脉与中央静脉之间出现肝细胞坏死带，呈桥接坏死，并伴有较多淋巴细胞浸润，临床症状较重。坏死病变可逐渐恢复,极少转为慢性,预后较好。

2.慢性病毒性肝炎　急性肝炎病程持续1年以上者转为慢性肝炎(国外定为半年),其中以乙型肝炎占绝大多数,丙型及丁型也可转为慢性,但甲型肝炎很少转为慢性。1995年我国提出的病毒性肝炎防治方案中将慢性肝炎分为轻、中、重度三类,各有不同程度的炎症变化、坏死及纤维化。

(1)轻度慢性肝炎　有点灶状坏死,偶见轻度碎片状坏死,汇管区周围纤维增生,肝小叶结构完整。

(2)中度慢性肝炎　肝细胞坏死明显,除灶状、带状坏死外,有中度碎片状坏死及特征性的桥接坏死。肝小叶内有纤维间隔形成,但小叶结构大部分较为完整。

(3)重度慢性肝炎　肝细胞坏死重且广泛,有重度的碎片状坏死及大范围桥接坏死。坏死区出现肝细胞不规则再生。小叶周边与小叶内细胞坏死区间形成纤维条索连接。纤维间隔分割肝小叶结构。

晚期可致小叶结构紊乱形成假小叶,此时肝表面不平滑,呈颗粒状,质地较硬(早期肝硬化)。此类慢性肝炎有时在原有病变的基础上出现大片新鲜的肝细胞坏死而变为重型肝炎。

毛玻璃样肝细胞多见于HBsAg携带者及慢性肝炎患者的肝组织。光镜下,HE染色切片上,此等肝细胞质内充满嗜酸性细颗粒状物质,不透明似毛玻璃样,故称毛玻璃样肝细胞。

3.重型病毒性肝炎　病情严重,分为如下三型。

(1)急性重型肝炎　少见,临床又称为暴发型肝炎,起病急、发展快,病情凶险,死亡率高,多于2周内死亡。常死于肝性脑病,其次为消化道大出血、急性肾功能衰竭(肝肾综合征)或DIC等。幸存者转为亚急性重型肝炎。

肉眼观,肝体积明显缩小,尤以左叶为甚,重量常减至600～800 g;质地柔软,被膜皱缩,切面呈灰黄色或暗红色,故又称急性黄色(或红色)肝萎缩。镜下观,肝细胞坏死严重而广泛,常为大片坏死(坏死面积≥肝实质的2/3)。坏死多自肝小叶中央开始,很快向四周发展,仅小叶周边部残留少量变性的肝细胞。肝细胞再生不明显。肝窦明显扩张充血,Kupffer细胞增生肥大,并吞噬细胞碎屑及色素。小叶内和汇管区有多量淋巴细胞、巨噬细胞浸润。

(2)亚急性重型肝炎　多数由急性重型肝炎转变而来,或一开始即起病较为缓慢,病程达一至数月。

肉眼观,肝体积有不同程度缩小,被膜皱缩。病程较长的可形成大小不等的结节,质地变硬,切面呈黄绿色(淤胆),其中可见散在的红褐色或黄色坏死区。镜下观,既有大片肝细胞坏死,又有肝细胞结节状再生,坏死区网状支架塌陷、融合及胶原化,形成较宽的纤维组织间隔。小叶内外有明显的炎症细胞浸润,肝细胞和小胆管内常有淤胆现象。

(3)慢性重型肝炎　此型肝炎如及时治疗有可能治愈或停止进展,病程长者(1年)可过渡为坏死后性肝硬化。镜下观,在慢性肝炎或肝硬化病变的背景上,肝细胞出现大块或亚大块新鲜坏死,同时见有碎片状坏死、桥接坏死及纤维组织增生形成的纤维间隔。

(四)临床病理联系

1. 肝大及肝区疼痛　肝细胞弥漫变性、肝细胞再生、结缔组织增生及炎症细胞浸润等均是引起肝大的原因。肝大时,被膜紧张,刺激神经末梢而产生疼痛或压痛。

2. 消化道症状　由于肝细胞受损,胆汁分泌及排泄受到阻碍,故临床上可出现食欲减退、厌油腻、呕吐、腹泻等。

3. 肝功能障碍　因肝细胞坏死,肝细胞内谷丙转氨酶(glutamic - pyruvic transaminase,GPT)等物质大量入血引起血清转氨酶升高。慢性肝炎血清中白蛋白与球蛋白的比例倒置。此外,其他肝功能亦可出现异常。

4. 黄疸　属于肝细胞性黄疸,其原因:①肝细胞变性、坏死使肝摄取、结合和排泄胆红素能力降低;②因肝细胞坏死,毛细胆管破裂,胆红素反流入淋巴隙和肝窦,引起细小胆管发炎或胆栓形成,细小胆管阻塞使酯型胆红素反流入血,肝细胞受损愈严重,黄疸愈明显。重型肝炎患者黄疸明显,且进行性加重。胆盐刺激皮肤感觉神经末梢可引起皮肤瘙痒。

5. 出血倾向　主要表现为皮肤点状出血、鼻出血、呕血或便血。其原因是肝细胞受损,凝血因子如凝血酶原、纤维蛋白原及凝血因子V、Ⅶ、X等合成障碍,也与重型肝炎时发生弥散性血管内凝血有关。

6. 肝肾综合征　在肝功能障碍时,由于毒血症和出血等因素,能使肾血管强烈持续收缩,肾血流量减少,肾小球因缺血而发生变性坏死,患者可发生肾功能不全。

7. 肝性脑病　多见于重型肝炎,表现为极严重的一系列代谢紊乱,是肝功能极度衰竭的结果,也是导致死亡的主要原因。

(五)结局及并发症

急性病毒性肝炎的结局与肝炎病原学类型有关。一般认为,甲型肝炎绝大多数经积极治疗,可在6个月内治愈,临床症状及实验室指标恢复均较快,病程短,预后好。乙型肝炎和丙型肝炎可有一部分转为慢性,病程可长达10年以上。但大多数仍可获得治愈或相对稳定,小部分患者可发展为肝硬化,极少数患者演变为肝癌。丁型肝炎常与乙型肝炎合并或先后重叠感染,可加速慢性乙型肝炎的进展,加快肝硬化的过程。HBsAg携带者在长期携带过程中可发展为各型肝炎、肝硬化或肝癌。我国目前有1亿以上的HBsAg携带者,应对此批人群进行积极的治疗。

急性重型肝炎,起病急,发展快,病情凶险,死亡率高。

慢性重型肝炎,如治疗及时,有可能治愈,病程超过1年者可过渡为坏死后性肝硬化。

【思考】
(1)什么叫肝硬化?我国将其分为哪几型?最常见的是哪一型?
(2)门脉高压症的临床表现有哪些?侧支循环形成的途径有哪几条?

第五节　肝硬化

肝硬化(cirrhosis of liver)是一种常见的慢性肝病,可由多种原因引起。肝细胞弥漫性变性坏死,继而出现纤维组织增生和肝细胞结节状再生,这三种病变反复交错进行,结果导致肝小叶结构的血液循环途径逐渐被改建,使肝变形、变硬而形成肝硬化。本病早期可无明显症状,后期临床常表现有不同程度的门静脉高压和肝功能障碍。

按国际肝病研究会(IASL)分类方法,肝硬化按病因可分为病毒肝炎性、酒精性、胆汁性、隐源性肝硬化。按形态可分为小结节型、大结节型、大小结节混合型及不全分割型肝硬化(又称肝炎后肝硬化,为肝内小叶结构尚未完全改建的早期肝硬化)。我国常用分类是结合病因及病变的综合分类法,分为门脉性、坏死后性、胆汁性、淤血性、寄生虫性和色素性肝硬化等。其中以门脉性肝硬化最常见,其次为坏死后性肝硬化,其他类型较少。在血吸虫及华支睾吸虫病流行地区,寄生虫性肝硬化亦较常见。

一、门脉性肝硬化

门脉性肝硬化是肝硬化中最常见的一种类型,在欧美国家长期酗酒是引起本型肝硬化的主要原因,在我国病毒性肝炎是主要原因。

(一)病因及发病机制

1.病毒性肝炎　慢性病毒性肝炎,尤其是乙型肝炎是门脉性肝硬化的主要原因,故又称为肝炎后肝硬化。

2.慢性酒精中毒　长期大量酗酒是引起肝硬化的一个重要因素,在欧美国家由酒精中毒引起的肝硬化占门脉性肝硬化的40%～50%。我国近年因酗酒而引起肝硬化者也在逐渐增加。

3.营养缺乏　作为肝硬化因素尚有争议。在生活贫困、营养不良的地区和国家,肝硬化发病率较高。动物实验表明,缺乏胆碱或蛋氨酸食物的动物,可经过脂肪肝发展为肝硬化。

4.毒物中毒　某些化学毒物如砷、四氯化碳、黄磷等慢性中毒可引起肝硬化。

以上各种因素作用,导致肝细胞的变性坏死、肝细胞结节状再生及炎症改变,继而在坏死区成纤维细胞、肌成纤维细胞增生,最后转化为胶原纤维。同时,因肝细胞坏死,局部网状纤维支架塌陷,并互相融合也形成胶原纤维。早期纤维组织较少,可被吸收。如果病变继续进展,肝内血液循环重新改建而形成假小叶,则可导致肝硬化。

【分析】
门脉性肝硬化的病因有哪些?具有的特征性病变是什么?

(二)基本病理变化

肉眼观:早、中期肝体积正常或略增大,质地稍硬。后期肝体积缩小,重量减轻,由正常的1 500 g左右减至1 000 g以下。肝的硬度增加,包膜明显增厚,表面呈结节状,结节大小较一致,直径多在0.1～0.5 cm,切面可见无数圆形或卵圆形的岛屿状结节,大小与表面结节相似,弥漫性分布于全肝。结节的周围有增生的纤维组织分隔包绕,界限清楚。

镜下观:正常肝小叶结构被破坏,由广泛增生的纤维组织将肝小叶分割或包绕再生的肝细胞再生结节,分隔包绕成大小不等、圆形成椭圆形的肝细胞团,称为假小叶(图7-8)。假小叶形成是肝硬化的重要形态标志,其特点为:①肝细胞索排列紊乱,肝细胞可出现不同程度变性、坏死;②小叶内中央静脉阙如、偏位或多个;③再生的肝细胞体积增大,核大、染色深,可见双核细胞;④纤维间隔内有淋巴细胞、浆细胞浸润,小管内有淤胆现象,并见增生的小胆管和无管腔的假胆管(假胆管来源于胆管上皮)。

(三)临床病理联系

在肝硬化早期,肝功能处于代偿期,临床症状轻,主要表现为全身乏力,食欲缺乏,肝脾轻度肿大,肝功能无明显异常;进入失代偿期,患者出现门脉高压症和肝功能

笔记栏

不全。

1.门脉高压症 肝硬化时门静脉压可升至2.5 kPa(19 mmHg)以上。门静脉压升高的原因:①窦后阻塞,假小叶形成及肝实质纤维化的压迫,使小叶下静脉、小叶中央静脉及肝静脉窦受压,致门静脉的回流受阻;②窦前吻合,肝动脉与门静脉分支在进入肝窦前形成异常吻合,压力高的动脉血入门静脉,使门静脉压增高;③肝窦阻塞或减少,即肝硬化形成过程中,肝窦受纤维组织压迫而扭曲变形,中央静脉闭塞及硬化,使肝窦内压增加,门静脉回流障碍;④肝内血管网的破坏、减少均能增加静脉回流阻力,致使门静脉高压形成。

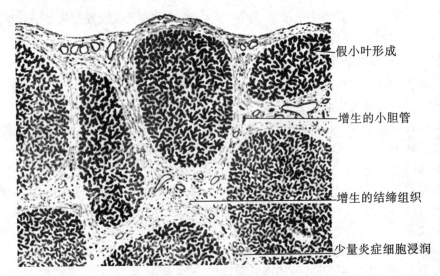

假小叶形成

增生的小胆管

增生的结缔组织

少量炎症细胞浸润

图7-8 门脉性肝硬化

门脉高压症的临床表现如下。

(1)脾大 门静脉压力升高后,脾静脉回流受阻,因长期慢性淤血而肿大。脾重量可达400~500 g,严重者可达1 000 g以上,并有结缔组织增生,质硬,脾窦扩张淤血,脾小体萎缩,脾功能亢进。临床上出现贫血、出血倾向、免疫力低下,主要由红细胞、白细胞、血小板在脾破坏增加所引起。

(2)胃肠道淤血水肿 胃肠静脉回流受阻,黏膜淤血、水肿,引起消化吸收功能障碍,临床出现食欲缺乏、腹胀、腹泻、消化不良等症状。

(3)腹水形成 肝硬化晚期腹腔内可聚集大量淡黄色透明液体(漏出液)。腹水形成的机制:①由于门静脉压力升高,门静脉血回流受阻,血流缓慢,毛细血管压力升高,管壁缺氧而通透性增加;②肝细胞受损后,合成白蛋白功能降低,致使血浆胶体渗透压降低;③肝灭活功能减退,抗利尿激素、醛固酮等在体内分解减少,在血液内水平增高,导致水钠潴留;④假小叶压迫小静脉或小中央静脉,导致肝窦内压力升高,致使液体从窦壁漏出,部分经肝被膜漏至腹腔。腹水形成后又进一步压迫胃肠道管壁,使消化功能进一步减退。

(4)侧支循环形成 门静脉高压使部分静脉血经门-体静脉吻合支绕过肝直接回心。主要侧支循环(图7-9)及并发症有:①食管下段静脉和胃冠状静脉曲张,食管下段静脉丛曲张,破裂后常可引起大呕血,是肝硬化患者常见的死因之一;②直肠静脉丛曲张,直肠静脉丛曲张形成痔核,破裂后常引起便血,长期便血可引起贫血;③腹壁及脐周围静脉曲张,在脐周围和腹部皮下形成脐周静脉曲张,临床出现"海蛇头"(caput medusae)现象,是门静脉高压的重要体征之一。

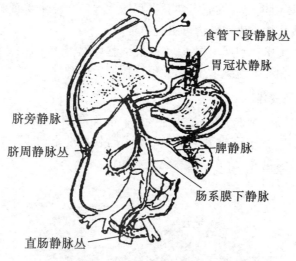

食管下段静脉丛
胃冠状静脉
脐旁静脉
脐周静脉丛
脾静脉
肠系膜下静脉
直肠静脉丛

图7-9 肝硬化时侧支循环模式

2.肝功能不全 由于肝实质长期、反复受到破坏,肝细胞大量变性、坏死而减少,出现肝功能障碍,主要表现如下。

(1)血浆蛋白变化 肝合成白蛋白的能力降低,血浆中白蛋白减少,白蛋白和球蛋白的比例减少或倒置,严重时血浆总蛋白量亦减少。

(2)出血倾向 主要因肝合成凝血因子及纤维蛋白原减少及脾大、脾功能亢进,使血小板破坏增多而致。患者可有鼻出血,牙龈、黏膜、浆膜出血及皮下瘀斑等。

(3)肝灭活功能低下 肝硬化时,肝对雌激素的灭活能力降低。其主要表现:①男性乳腺发育,睾丸萎缩,性欲减退;②女性可有月经不调、闭经、不孕等;③蜘蛛痣,多数肝硬化患者有此体征,它是小动脉末梢扩张所致,以颈面部、胸部、前臂、手背等处多见。有的患者也可出现肝掌,即两手掌大、小鱼际肌呈潮红色。

(4)黄疸 后期患者可能有黄疸,多因肝内胆管的不同程度阻塞及肝细胞坏死。

(5)肝性脑病 这是肝功能极度衰竭的结果,主要由于肠内含氮物质不能在肝内解毒而引起氨中毒(详见肝性脑病章节),常为肝硬化患者的死因之一。

(四)结局

肝硬化时肝组织已被增生的纤维组织改建,不易从结构上恢复正常,但由于肝有强大的代偿能力,只要及时治疗,常使疾病处于相对稳定状态,可维持相当长时期。当肝硬化发展至晚期肝功能失代偿时,可引起一系列并发症甚至死亡。主要死亡原因有肝性脑病、食管静脉丛破裂出血、感染等。

二、坏死后肝硬化

坏死后肝硬化(postnecrotic cirrhosis)相当于大结节型肝硬化和大小结节混合性肝

硬化,是在肝实质发生大片坏死的基础上形成的。

（一）病因和发病机制

1.肝炎病毒感染　大多为 HBV 感染,也有 HBV 与 HDV 复合感染。孕妇有时可见 HEV 感染。主要由重度慢性病毒性肝炎和慢性重型肝炎转变而来。

2.中毒　某些药物或化学毒物可引起中毒。

上述原因使肝实质受到严重损害,大片肝细胞坏死,纤维网状支架塌陷,继之肝细胞发生结节状再生和纤维组织增生,由此形成坏死后性肝硬化。

（二）基本病理变化

肉眼观:肝体积缩小,重量减轻,质地变硬。表面有较大且大小不等的结节,最大结节直径可达 6 cm。由于形成大小不等的结节常使肝变形(图 7-10)。切面见结节由较宽大的纤维条索包绕,结节呈黄绿色或黄褐色。

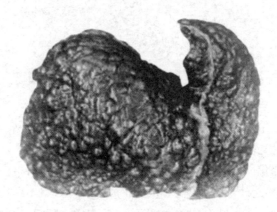

图 7-10　坏死后肝硬化

镜下观:肝细胞坏死区大小不等,分布不规则,其假小叶的形状、大小不一致,有的假小叶较大,形态不规则,如半月形、地图状等。假小叶内肝细胞变性坏死和胆色素沉着均较重,假小叶间的纤维间隔厚薄不均,其中可见较多炎症细胞浸润,小胆管增生亦较显著,这些均与门脉性肝硬化有显著的差异。

典型的病变和门脉性肝硬化容易区别。但少数病变进展慢,病程较长时,可演变为类似于门脉性肝硬化的病变。一般来讲,坏死后肝硬化的病程较门脉性者为短,发展快,肝功能障碍较明显,发生肝癌的概率也较高,其他结局类同于门脉性肝硬化。

小　结

胃炎分为急性与慢性两种类型,慢性胃炎中常见的有慢性浅表性胃炎和慢性萎缩性胃炎。慢性萎缩性胃炎的病变特点有:胃黏膜内腺体数量减少,体积缩小,黏膜变薄;固有膜内大量淋巴细胞和浆细胞浸润,重者形成淋巴滤泡;出现腺上皮化生,一种为肠上皮化生,另一种为假幽门腺化生。

溃疡病又称消化性溃疡,分胃溃疡与十二指肠溃疡两种。胃溃疡多位于小弯近幽门处,溃疡呈圆形或椭圆形,直径在 2 cm 以内。溃疡边缘整齐,状如刀切,底部平坦、洁净,溃疡周边黏膜呈放射状向中心集中。胃溃疡横切面贲门侧呈潜掘状,幽门侧较浅呈阶梯状。镜下主要由四层结构组成:渗出层、坏死层、肉芽组织层、瘢痕组织层。十二指肠溃疡多位于球部前、后壁,直径在 1 cm 以内,形态与胃溃疡相似。溃疡病的并发症有出血、穿孔、幽门狭窄、癌变。

阑尾炎分为急性单纯性、急性蜂窝织炎性和坏疽性阑尾炎三类。穿孔是阑尾炎最常见的并发症。急性阑尾炎可转变为慢性阑尾炎。

病毒性肝炎根据病程可分为急性、慢性、重型。①急性病毒性肝炎最常见,肝细胞广泛变性,以胞质疏松化和气球样变为主,嗜酸性变和嗜酸小体也较常见;坏死主要为点状坏死,在坏死区可见炎症细胞浸润及肝细胞增生,汇管区轻度炎症细胞浸润。②慢性病毒性肝炎分为轻度慢性、中度慢性和重度慢性。肝细胞坏死由点状坏死逐步发展到桥接坏死,坏死区域出现肝细胞不规则再生、小叶内纤维间隔形成,坏死灶周围有不同程度的淋巴细胞及单核细胞浸润。③重型病毒性肝炎分为急性重型、亚急性重型和慢性重型。急性重型肝炎,肝体积明显缩小,肝细胞大片坏死,再生不明显;亚急性重型肝炎既可见大片肝细胞坏死,又有明显的肝细胞再生、炎症细胞浸润及较宽的纤维间隔形成;慢性重型肝炎如治疗及时则有可能痊愈,若病程超过 1 年则可过渡为坏死后肝硬化。

目前我国将肝硬化分为门脉性、坏死后性、胆汁性、淤血性、寄生虫性和色素性肝硬化。门脉性肝硬化最常见,病毒性肝炎是其发病的主要原因,肝硬化时侧支循环的途径有:①门静脉血经胃冠状静脉、食管静脉丛、奇静脉入上腔静脉,常引起食管下静脉丛曲张,可破裂发生致命性大出血;②门静脉血经肠系膜下静脉、直肠静脉丛、髂内静脉进入下腔静脉,常引起直肠静脉丛曲张,形成痔核,破裂后引起便血;③门静脉血经附脐静脉、脐周静脉后,向上经胸腹壁静脉进入上腔静脉,向下经腹壁下静脉进入下腔静脉,引起脐周静脉曲张,临床出现"海蛇头"现象。

病案讨论

病例摘要 患者,男,32 岁,教师。周期性节律性上腹部疼痛 5 年,突然剧烈疼痛伴呕吐 1 h 入院。5 年前开始每年天气转冷季节发生上腹部隐痛,天气转暖后缓解,疼痛多发生在上午 11 时左右,下午 4~5 时,进食后缓解,常有夜间疼痛。有时有反酸、胃灼热感。入院当日中餐后突然上腹部剧烈疼痛,伴恶心呕吐,吐出胃内容物,急诊入院。半年前曾做纤维胃镜检查,十二指肠球部溃疡,椭圆形,中心覆盖白苔,周围潮红,有炎症性水肿。入院体检:体温 37.2 ℃,脉率 100 次/min,呼吸 22 次/min,血压 16.5/10.6 kPa(124/80 mmHg)。急性病容,板样腹,上腹部压痛明显,有反跳痛。叩诊肝浊音界消失。实验室检查:血常规,白细胞计数 $14.0×10^9$/L,白细胞分类计数,嗜中性粒细胞 0.85,腹部 X 射线透视膈下有游离气体,经外科急诊手术治愈出院。

讨论:

1. 请做出诊断并说明诊断依据。

2. 叙述消化性溃疡的病理变化、临床表现及并发症。

笔记栏

同步练习

一、选择题

1. 关于 B 型慢性萎缩性胃炎的描述,正确的是 （   ）
   A. 与自身免疫密切相关　　　　　　　　　B. 常伴有恶性贫血
   C. 病变主要在胃窦部　　　　　　　　　　D. 多发生维生素 B_{12} 吸收障碍

2. 下列哪项最符合胃溃疡病的病理变化 （   ）
   A. 部位多在胃小弯近贲门处　　　　　　　B. 直径多在 2 cm 以上
   C. 边缘隆起不整齐　　　　　　　　　　　D. 周围黏膜皱襞向溃疡集中

3. 消化性溃疡最常见的并发症是 （   ）
   A. 出血
   C. 癌变
   B. 穿孔
   D. 幽门狭窄

4. 一慢性十二指肠溃疡患者,在参加婚宴后半小时,突然出现上腹部剧痛。查体:板状腹,腹部
   压痛、反跳痛。下列诊断最正确的是 （   ）
   A. 溃疡出血　　　　　　　　　　　　　　B. 溃疡穿孔
   C. 溃疡癌变　　　　　　　　　　　　　　D. 幽门梗阻

5. 急性普通型肝炎最常见的变性是 （   ）
   A. 脂肪变性　　　　　　　　　　　　　　B. 细胞水肿
   C. 玻璃样变性　　　　　　　　　　　　　D. 嗜酸性变

6. 病毒性肝炎的临床病理类型中,与坏死后性肝硬化关系最为密切的是 （   ）
   A. 急性病毒性肝炎　　　　　　　　　　　B. 急性重型肝炎
   C. 慢性病毒性肝炎　　　　　　　　　　　D. 亚急性重型肝炎

7. 一肝炎患者做肝穿刺活检,镜下见肝细胞点状坏死,汇管区见少量淋巴细胞浸润及轻度纤维
   组织增生,肝小叶结构完整。上述病变符合 （   ）
   A. 急性普通型肝炎　　　　　　　　　　　B. 轻度慢性肝炎
   C. 中度慢性肝炎　　　　　　　　　　　　D. 重度慢性肝炎

8. 肝体积明显缩小,外观黄绿色,表面呈结节状,光镜下见肝细胞大片坏死,同时可见肝细
   胞再生结节,明显淤胆,大量炎症细胞浸润,结节间纤维组织及小胆管明显增生,根据上
   述病变应诊断为 （   ）
   A. 急性黄疸性普通型肝炎　　　　　　　　B. 重度慢性肝炎
   C. 急性重型肝炎　　　　　　　　　　　　D. 亚急性重型肝炎

9. 肝硬化是由下述哪三种病变反复交替进行形成的 （   ）
   A. 肝细胞变性、坏死;肝细胞结节状再生;纤维组织增生
   B. 肝细胞凋亡;Kupffer 细胞增生;肝小胆管增生
   C. 肝小胆管增生;纤维组织增生;肝细胞嗜酸性坏死
   D. 肝细胞变性、坏死;肝细胞凋亡;肝细胞结节状再生

(10~12 题共用备选答案)
   A. 点状坏死　　　　　　　　　　　　　　B. 桥接坏死
   C. 碎片状坏死　　　　　　　　　　　　　D. 大片坏死
   E. 灶性坏死

10. 急性普通型病毒性肝炎,其坏死病变主要为 （   ）

11. 急性重型病毒性肝炎,其坏死病变主要为 （   ）

12. 中、重度慢性病毒性肝炎,其坏死病变主要为 （   ）

二、填空题

1.慢性胃炎分为_____、_____、_____和_____四种类型。

2.胃溃疡好发于胃_____侧近_____部。

3.溃疡在镜下由内到外分四层,依次是渗出层、_____、_____和_____。

4.假小叶的特点表现为:中央静脉_____、_____、_____,肝细胞排列_____。

5.门脉性肝硬化晚期可引起_____、_____两大系列临床表现。

三、名词解释

1.肝硬化   2.假小叶

四、问答题

1.论述病毒性肝炎的临床病理类型及各类型的镜下观特点。

2.简述门脉性肝硬化时肝功能不全的表现。

3.简述肝硬化腹水的发生机制。

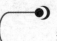

第八章
泌尿系统疾病

学习目标

◆认识免疫复合物的形成在肾小球肾炎发病机制中的作用。

◆熟悉各种肾炎综合征的概念及临床表现。

◆理解肾小球肾炎的常见类型及其病变特点与临床病理联系。

◆指出肾小球肾炎和肾盂肾炎的本质区别。

◆熟悉肾盂肾炎的分类、病变性质、病变特点和临床表现。

第一节　肾小球肾炎

　　肾小球肾炎(glomerulonephritis),简称肾炎,它是以肾小球损伤和改变为主的一组疾病。肾小球肾炎可分为原发性、继发性和遗传性肾炎。原发性肾小球肾炎是原发于肾的独立性疾病,而继发性肾小球肾炎是继发于其他疾病或是其他全身性疾病的一部分(如红斑狼疮、糖尿病、高血压等)。在通常情况下所说的肾炎一般是指原发性肾小球肾炎,也是本节所讨论的主要内容。

一、概　述

(一)病因和发病机制

　　肾小球肾炎的病因和发病机制非常复杂,目前尚未完全明了。但已证实大多数由免疫因素引起,且主要为抗原-抗体反应引起的Ⅲ型变态反应。

　　1.病因　已知能引起肾小球肾炎的抗原种类很多,根据其来源可分为内源性和外源性两大类,见表8-1、表8-2。机体针对相应抗原所产生的抗体主要为IgG,以及IgA和IgM的参与。

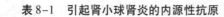

表8-1 引起肾小球肾炎的内源性抗原

抗原类别	抗原名称
肾性抗原	肾小球基膜抗原、肾小球内皮细胞膜抗原、肾小球上皮细胞足突抗原、肾小管上皮细胞刷状缘抗原、肾小球系膜细胞抗原
非肾性抗原	细胞核抗原、DNA抗原、细胞质成分抗原、红细胞膜抗原、肿瘤特异抗原、甲状腺球蛋白抗原、免疫球蛋白

表8-2 引起肾小球肾炎的外源性抗原

抗原类别		抗原物质
生物性抗原	细菌	链球菌、葡萄球菌、脑膜炎双球菌、肺炎球菌、沙门杆菌、分枝杆菌、螺旋体
	病毒	巨细胞病毒、EB病毒、乙型肝炎病毒、带状疱疹病毒、麻疹病毒与肿瘤相关病毒
	真菌	球孢子菌、白念珠菌
	寄生虫	原虫、丝虫、血吸虫
非生物性抗原	异种血清蛋白	破伤风抗毒血清、抗蛇毒血清、抗淋巴细胞球蛋白
	药物和化学制剂	青霉胺、磺胺、金制剂、汞制剂

2.发病机制　肾小球肾炎的发病主要与抗原-抗体反应有关,不同的免疫复合物形成以及沉积部位的不同决定了不同的肾小球肾炎的类型。抗原-抗体复合物主要通过以下两种方式引起肾小球肾炎。

（1）原位免疫复合物形成　显现出抗原性的肾小球固有结构或植入性抗原均可与相应的抗体结合,并在肾小球原位形成免疫复合物而引起免疫损伤。

（2）循环免疫复合物形成　由非肾小球性的可溶性抗原引起。可溶性抗原与相应抗体在循环中形成免疫复合物,并随血液流经肾小球时沉积于局部而引起免疫损伤。所形成的免疫复合物对肾小球是否造成损伤与该免疫复合物的溶解度、分子量、携带电荷的状态有关。当抗体明显多于抗原时,常形成大分子不溶性免疫复合物,且易被单核巨噬细胞清除而不致发病;当抗原明显多于抗体时,常形成小分子可溶性免疫复合物,这些复合物不易激活补体,且易于通过肾小球基底膜而滤出,所以也不引起肾小球损伤;只有当抗原与抗体数量相当或抗原略多于抗体时,所形成的免疫复合物既不易引起单核巨噬细胞反应又不易通过肾小球基底膜,且在血液中保存的时间较长,容易沉积于肾小球而引起免疫损伤。

（二）基本病变

肾小球肾炎的种类繁多,而各类型也有自身的特点,但总结各型肾小球肾炎的病理变化及其发展规律,结合炎症基本病变的特点,我们将肾小球肾炎的基本病变归纳为以下几个方面:

1.增生性变化　主要表现为细胞的增多和基底膜的增厚。

【想一想】
肾小球肾炎是变态反应引起的非化脓性炎症,主要累及什么部位?属第几型变态反应?免疫复合物如何引起疾病的发生?

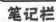

（1）肾小球细胞增多　肾小球内固有细胞的增生主要体现为肾小球内皮细胞、上皮细胞和系膜细胞的数量增多,可造成肾小球体积变大,毛细血管变细,肾小球囊变得狭窄。

（2）基底膜增厚　基底膜增厚可以是其本身的增生而成,也可以由蛋白性物质（如免疫复合物、淀粉样物质）的沉积而引起。增厚的基底膜不易被分解和消除,可导致血管祥或肾小球的硬化。

2. 变质渗出性变化　主要表现为炎性物质的渗出及肾小球损伤的终末期改变。

（1）炎性渗出和坏死　在急性炎症时,肾小球内可出现不定量的炎症细胞浸润（主要为中性粒细胞）和纤维素渗出,毛细血管壁可发生纤维素样坏死。

（2）玻璃样变和硬化　肾小球玻璃样变是指镜下出现大量均质的嗜酸性物质的堆积,严重时可导致毛细血管的闭塞和硬化,直至肾小球正常结构的完全破坏消失而被大量玻璃样物质所取代。此病变多为各种肾小球肾炎的最终结局。

（三）临床表现

肾小球肾炎的临床表现与肾炎的类型有着密切关系,但也不完全对应。相似的症状可由不同的病变引起,相似的病变也可引起不同的症状。在临床上,肾小球肾炎最常见的一些症状和体征表现为以下几个类型的综合征。

1. 急性肾炎综合征（acute nephritic syndrome）　表现为明显血尿,轻到中度蛋白尿、少尿和水肿,并出现高血压,其中血尿是必备条件,常见于弥漫性毛细血管内增生性肾小球肾炎。

2. 快速进行性肾炎综合征（rapidly progressive nephritic syndrome）　在出现血尿和蛋白尿的基础上,迅速出现少尿或无尿,并伴有氮质血症,引起急性肾功能衰竭,常见于弥漫性毛细血管外增生性肾小球肾炎。

3. 肾病综合征（nephrotic syndrome）　由大量蛋白尿、低蛋白血症、高度水肿及高脂血症等症状有机地结合在一起,称肾病综合征。

4. 无症状性血尿或蛋白尿（asymptomatic hematuria or proteinuria）　持续或复发性肉眼或镜下血尿,并伴有轻度蛋白尿,可见于局灶性肾小球肾炎、IgA 肾病等。

5. 慢性肾炎综合征（chronic nephritic syndrome）　缓慢发生的肾功能衰竭,为各型肾炎的终末阶段表现。

二、肾小球肾炎的常见病理类型

肾小球肾炎的分类较复杂,存在着多种不同的分类命名方法,有的以病理变化进行命名,有的以临床特点进行命名。在分类上,根据病因可将其分为原发性和继发性两大类,根据病变所累及的范围可将其分为弥漫性（病变肾小球超过 50%,且双侧肾同时受累）和局灶性两大类。本节以原发性肾小球肾炎,且主要以弥漫性肾小球肾炎为讨论对象。临床常见的原发性肾小球肾炎类型如下:①轻微病变性肾小球肾炎（脂性肾病）;②局灶性/节段性肾小球肾炎;③膜性肾小球肾炎（膜性肾病）;④弥漫性毛细血管内增生性肾小球肾炎;⑤弥漫性毛细血管外增生性肾小球肾炎;⑥膜性增生性肾小球肾炎;⑦系膜增生性肾小球肾炎;⑧IgA 肾病;⑨弥漫性硬化性肾小球肾炎。

（一）弥漫性毛细血管内增生性肾小球肾炎

弥漫性毛细血管内增生性肾小球肾炎（diffuse endocapillary proliferative glomerulonephritis）以肾小球毛细血管内皮细胞和系膜细胞增生为主，一般发生于链球菌感染后一周，故又有感染后肾炎之称。本型多见于儿童，起病较急，临床主要表现为急性肾炎综合征，预后较好。

1.病理变化

（1）肉眼观　双侧肾对称性轻到中度增大，包膜紧张，表面光滑并充血，称为大红肾。有时肾表面和切面可见散在的粟粒大小的出血点，又称为"蚤咬肾"。

（2）镜下观　肾小球毛细血管内皮细胞和系膜细胞大量增生，并伴有不同程度的中性粒细胞和单核细胞浸润（图8-1）。以上病变可致毛细血管腔狭窄或闭塞，呈现贫血状改变。严重时毛细血管壁发生纤维素样坏死和微血栓形成，血管破裂引起出血。近曲小管上皮细胞发生变性，肾小管管腔内可见由蛋白、细胞等凝聚而成的管型。

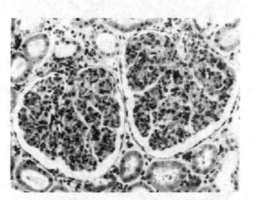

图8-1　弥漫性毛细血管内增生性肾小球肾炎
系膜细胞和内皮细胞增生，炎症细胞浸润

电镜下可见基底膜外侧有驼峰状电子致密物沉积。

免疫荧光检查显示沿基底膜和在系膜区有散在IgG和C3的沉积，呈颗粒状荧光。

2.临床病理联系　临床上主要表现为急性肾炎综合征。

（1）尿的变化　血尿常为主要表现并反映肾小球毛细血管受损的程度，而蛋白尿一般不严重。由于肾小球毛细血管受压呈贫血状，滤过率降低而肾小管重吸收功能相对正常，故临床上出现少尿或无尿，造成水钠潴留，严重者可出现氮质血症。

（2）水肿　一般是轻到中度水肿，常始于组织疏松的眼睑部。发生水肿的主要原因是水钠潴留和变态反应引起的毛细血管通透性增高。

（3）高血压　水钠潴留使血容量增加而引起高血压。血压的升高一般为轻或中度。

此型肾小球肾炎患者（特别是儿童）预后好，少数患者（多为成人）可转化为慢性肾炎，或病变发展迅速，在短期内出现肾衰竭、心力衰竭或高血压脑病。

（二）弥漫性毛细血管外增生性肾小球肾炎

弥漫性毛细血管外增生性肾小球肾炎（diffuse extracapillary proliferative glomerulonephritis）为一组病情发展迅速的肾小球肾炎，如治疗不及时，常在数周至数月内因肾功能衰竭而死亡,故在临床上又称为急进性肾小球肾炎(rapidly progressive glomerulo-nephritis)。因其病变特征为肾小球囊壁层上皮细胞大量增生而形成新月体,故又称新月体性肾小球肾炎(crescentic glomerulonephritis)。

弥漫性毛细血管外增生性肾小球肾炎可分为三型:①Ⅰ型,由抗基底膜抗体形成引起;②Ⅱ型,由免疫复合物性肾炎发展而来;③Ⅲ型,由血管炎、肾小球坏死引起。

1.病理变化

(1)肉眼观　双侧肾肿大,苍白,皮质表面常有点状出血。

(2)镜下观　毛细血管袢坏死断裂,多数(通常在50%以上)肾小球内有新月体形成。新月体主要由增生的上皮细胞(特别是壁层上皮细胞)和渗出的单核细胞等在肾小球囊壁层呈新月状或环状分布(图8-2),早期新月体以细胞为主,以后纤维成分增多,并最终发生纤维化。

【议一议】
　　本型肾小球肾炎是以上皮新月体的形成为其特征性病变,上皮新月体是如何形成的?其发展结果会怎样?

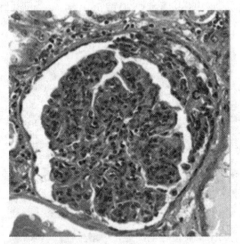

图8-2　弥漫性毛细血管外增生性肾小球肾炎
肾球囊壁层上皮细胞增生形成新月体(C)

电镜下几乎所有病例均出现基底膜的缺损和断裂。

2.临床病理联系　此型肾小球肾炎病变发展快,临床上表现为快速进行性肾炎综合征。本型预后较差,如不及时治疗,患者常于发病后数周及数月内因尿毒症而死亡。

(三)膜性肾小球肾炎

膜性肾小球肾炎(membranous glomerulonephritis)由植入性抗原导致的原位免疫复合物形成或由低分子量的循环免疫复合物长期小量沉积而引起。本型是引起成人肾病综合征最常见的原因。

1.病理变化

(1)肉眼观　双侧肾肿大,色苍白,故称"大白肾"。

(2)镜下观　光镜下早期肾小球无明显病理变化,后期出现弥漫性的毛细血管基底膜增厚,免疫荧光观察在基底膜(basement membrane)外侧出现含有免疫球蛋白的电子致密沉积物,钉突形成,呈典型的颗粒状荧光,表明有 IgG 和 C3 的沉积(图8-3)。电镜下,肾小球毛细血管基底膜弥漫性钉突状增厚,基底膜外侧大量电子致密物沉积,上皮细胞足突融合。

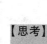

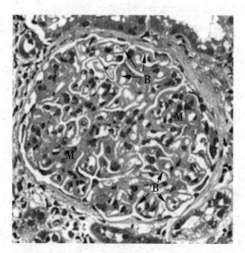

图8-3　膜性肾小球肾炎
肾小球毛细血管基底膜增厚(M),并有钉突形成(B)

【思考】
　　该型肾小球肾炎与晚期高血压患者的肾病变有相似之处,请对它们做一比较。

2.临床病理联系　膜性肾小球肾炎临床主要表现为肾病综合征。由于基底膜严重受损,通透性增加,蛋白大量滤过,出现非选择性蛋白尿。

膜性肾小球肾炎起病隐匿,病程长,反复发作,多数患者持续出现蛋白尿,近40%患者最终出现肾功能衰竭。

(四)轻微病变性肾小球肾炎

轻微病变性肾小球肾炎(minimal change glomerulonephritis)因光镜下肾小球无明显改变或病变轻微而得名。因肾小管上皮细胞内有大量脂质沉积,故又称为脂性肾病(lipoid nephrosis)。本病可能与T细胞免疫功能异常有关。

1.病理变化

(1)肉眼观　肾肿胀,颜色苍白,切面皮质呈现黄白色条纹(可能与肾小管上皮细胞内的脂质沉积有关)。

(2)镜下观　本病在光镜下肾小球基本正常,近曲小管上皮细胞内出现大量脂质和玻璃样小滴。电镜下可见弥漫性足细胞足突融合,胞体扁平。但足细胞的改变是可复性的,用皮质类固醇治疗后可恢复正常。

2.临床病理联系　临床主要表现为大量蛋白尿或肾病综合征。尿内蛋白成分主要是小分子白蛋白,故属于选择性蛋白尿。本病多见于儿童且预后佳,90%以上患者用皮质类固醇治疗效果好。少许病例可发生肾功能衰竭。

(五)弥漫性硬化性肾小球肾炎

弥漫性硬化性肾小球肾炎(diffuse sclerosing glomerulonephritis)并非独立的肾炎类型,而是各种不同类型肾炎发展的终期表现。病变特征表现为大量肾小球玻璃样变和硬化。本病多见于成人,常引起慢性肾功能衰竭,预后差。

1.病理变化

(1)肉眼观　双侧肾对称性缩小,颜色苍白,质地变硬,表面呈弥漫性细颗粒状,切面皮髓质分界不清,小动脉硬化,弹性降低,血管断面呈哆开状。以上表现称继发性颗粒性固缩肾(有别于高血压病的原发性颗粒性固缩肾)。

(2)镜下观 病变早期可见原先肾炎的残留病变,但随着病变发展,病变肾小球内的细胞数减少,系膜基质和基底膜样物质等嗜酸性物质的增多,最终导致肾小球硬化而形成典型的慢性肾小球肾炎病变。具体表现在多数肾小球发生萎缩、纤维化、玻璃样变,肾小管也相应出现萎缩、纤维化、最终消失(图8-4),残留的肾小球代偿性肥大,肾小管也相应出现代偿性扩张,腔内可见各种管型,肾间质出现较明显的纤维化及淋巴细胞和浆细胞湿润。细小动脉玻璃样变及硬化。

2.临床病理联系 慢性肾小球肾炎晚期主要表现为慢性肾炎综合征,出现多尿、夜尿、低比重尿、高血压、氮质血症及尿毒症。

(1)尿的变化 大量肾单位结构破坏,功能丧失,大量血液快速通过残留的肾单位(代偿性肥大的肾单位),使肾小球滤过大量增加。但肾小管重吸收率并未相应提高,尿的浓缩功能降低,球-管失平衡,导致尿量增多,尿比重降低。

(2)肾性高血压 肾单位大量破坏和肾内动脉硬化使肾组织缺血,引起肾素增加而导致血压升高。血压的升高又造成动脉进一步硬化,肾缺血加剧,形成恶性循环。

【想一想】
请结合病理学变化和生理学变化来分析患者为何会出现这些临床症状。

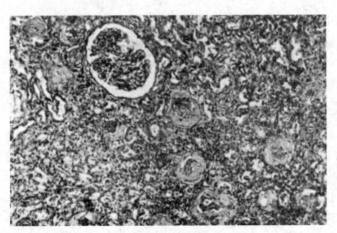

图8-4 弥漫性硬化性肾小球肾炎
大量肾小球纤维化,玻璃样变(×400)

(3)贫血 大量肾单位破坏,促红细胞生成素分泌减少,体内大量代谢产物堆积,对骨髓造血功能产生抑制作用,均可引起贫血。

(4)氮质血症及尿毒症 肾单位大量破坏,肾功能障碍不断加重,体内代谢产物堆积,造成血中非蛋白氮含量增高,称为氮质血症。随着病情的加重,患者除了有生化指标的改变外,还出现明显的中毒状态,称为尿毒症。

慢性肾小球肾炎病情发展的速度在不同个体有很大的差异,但预后均极差,目前临床治疗的有效方法是长期的血液透析或肾移植。

附:常见肾小球肾炎特点小结

常见肾小球肾炎特点见表8-3。

表8-3　肾小球肾炎特点

类型	主要临床表现	发病机制	病理特点		
			光镜	免疫荧光	电镜
急性弥漫增生性肾小球肾炎	急性肾炎综合征	抗体介导,循环或植入的抗原	弥漫性系膜细胞和内皮细胞增生	GBM和系膜区颗粒状IgG和C3沉积	上皮下驼峰状沉积物
快速进行性肾小球肾炎	快速进行性肾炎综合征	抗GBM型、免疫复合型、免疫反应不明显型	新月体形成	线性IgG和C3颗粒状阴性或极弱	无沉积物
膜性肾小球肾炎	肾病综合征	原位抗体与抗原反应	弥漫性GBM增厚,钉突形成	弥漫性颗粒状IgG和C3	上皮下沉积物,GBM增厚
轻微病变性肾小球肾炎	肾病综合征	不清,肾小球多聚阴离子丧失	肾小球正常,肾小管脂质沉积	阴性	上皮细胞足突消失,无沉积物
慢性肾小球肾炎	慢性肾功能衰竭	根据原病变类型	肾小球纤维化、硬化和玻璃样变	因肾炎起始类型而异	因肾炎起始类型而异

第二节　肾盂肾炎

肾盂肾炎(pyelonephritis)是主要累及肾盂、肾间质的化脓性炎症,并且可不同程度地波及肾单位。肾盂肾炎可分为急性和慢性两种。临床表现为发热、腰部酸痛、血尿和脓尿,并可出现膀胱刺激征。

肾盂肾炎主要由细菌感染引起,可引起肾盂肾炎的细菌种类很多,但以革兰氏阴性菌多见,尤以大肠杆菌最为常见。急性肾盂肾炎常由一种细菌引起,慢性肾盂肾炎则可为多种细菌的混合感染。

肾盂肾炎的感染途径主要为以下两种。

1.上行性(尿路)感染　是肾盂肾炎最常见的感染方式。细菌首先引起下尿道炎(如尿道炎、膀胱炎等),并沿输尿管上行到达肾盂,引起肾盂和肾组织的炎症。以此种方式感染的菌种多为大肠杆菌。因女性尿道较男性短,又缺乏前列腺液中的抗菌物质,故临床上女性的发病率远高于男性(约10倍)。

【讨论】
从病因、发病、病变性质、病变部位比较肾盂肾炎与肾小球肾炎有何不同?

2. 下行性(血源性)感染 血源性感染是指化脓菌由除肾之外的体内化脓性病灶经血液循环到达肾而引发肾盂肾炎的过程。临床上常表现为脓毒血症。细菌以链球菌、葡萄球菌、铜绿假单胞菌等多见。

肾盂肾炎的发生常有一定的诱因,例如:

(1)尿路阻塞 它是引起尿液潴留的重要因素。如尿路结石、泌尿道瘢痕狭窄、前列腺肥大、肿瘤压迫、泌尿道先天畸形等均可造成尿路狭窄及尿液潴留。这样既影响了尿液的冲刷作用,又给细菌的生长提供了良好的培养基,使其得以生长繁殖并引起感染。

(2)医源性因素 主要是泌尿道的机械检查和手术过程中引起的尿路黏膜损伤或病原菌的导入而诱发肾盂肾炎。

(3)尿液反流 膀胱发育不良或输尿管畸形、下尿道梗阻等造成排尿时尿液从膀胱、输尿管反流,有利于细菌侵入肾组织而引发感染。

【议一议】
肾盂肾炎有两种感染途径,以哪种途径常见?发生人群有何特点?常见诱因有哪些?

一、急性肾盂肾炎

急性肾盂肾炎(acute pyelonephritis)为泌尿系统的常见病之一,以急性化脓性炎症为病理学特征。本病常与膀胱炎、前列腺炎和尿道炎有密切关系。

(一)病理变化

1. 肉眼观 病变为单侧性,也可为双侧性的肾肿大,表面可见散在的、大小不等的脓肿,脓肿灶周围肾组织充血而形成明显的炎症反应带。切面见肾盂黏膜充血水肿,表面脓性渗出物附着,严重时可有肾盂积脓,皮髓质内可见黄色条纹,并由髓质向皮质延伸。条纹也可以发生融合而形成脓肿。

2. 镜下观 上行性感染引起的急性肾盂肾炎首先累及肾盂,可见黏膜充血水肿以及大量中性粒细胞浸润和脓肿灶的形成,以后炎症沿肾小管及其周围组织扩散,在肾间质中出现大量中性粒细胞的浸润,并可形成大小不等的脓肿。当脓肿破坏肾小管后,在肾小管中充满大量脓细胞和细菌团块,故有脓尿和蛋白尿,尿培养可查出病原菌等。血源性感染引起的肾盂肾炎常先累及肾皮质,尤以肾小球周围的间质明显,并可逐渐扩大,破坏邻近组织,也可破入肾小管并蔓延到肾盂。

(二)临床病理联系

急性肾盂肾炎起病急,常有发热、寒战、白细胞增多等全身症状。由于肾肿大,炎症累及肾周组织而引起腰部酸痛和肾区叩击痛。由于炎症刺激膀胱和尿道而出现尿频、尿急和尿痛等膀胱刺激征。由于肾实质和肾盂的化脓性炎症而出现脓尿、蛋白尿、管型尿、菌尿等,尿内病原体的培养有助于确立诊断。

急性肾盂肾炎如不出现并发症,大多可治愈。如治疗不彻底或尿路阻塞不能缓解,常可引起复发或转为慢性肾盂肾炎。

二、慢性肾盂肾炎

慢性肾盂肾炎(chronic pyelonephritis)是以肾间质慢性炎症纤维化形成不规则的瘢痕,肾盂和肾盏纤维化和变形为特征的肾疾病。本病可由急性肾盂肾炎转变而来,也可因尿路阻塞或由膀胱、输尿管反流而使病变迁延反复引起。在临床上,慢性肾盂肾炎是引起慢性肾功能衰竭的重要原因之一。

（一）病理变化

1. 肉眼观　病变可为单侧肾,也可是双侧肾。由于肾出现不规则的瘢痕,故肾扭曲变形。如病变为双侧性,则两侧肾呈不对称性改变,切面皮髓质分界不清,肾乳头萎缩,肾盏和肾盂因瘢痕收缩而变形,肾盂黏膜粗糙。

2. 镜下观　肾内病变分布不规则,病变以肾间质和肾小管为主。间质出现纤维化以及较多的淋巴细胞、浆细胞浸润(图8-5),部分肾小管萎缩、纤维化,有的肾小管扩张,管腔内出现红染的蛋白管型,形似甲状腺滤泡。早期肾小球无明显改变,中后期肾球囊上皮发生纤维化,最终病变肾小球纤维化和玻璃样变。小动脉可出现闭塞性血管内膜炎、玻璃样变和硬化。慢性肾盂肾炎急性发作时,出现大量中性粒细胞浸润以及小脓肿灶的形成。

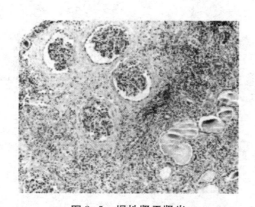

图8-5　慢性肾盂肾炎
肾间质纤维化及大量淋巴细胞、浆细胞浸润,肾小球纤维化、玻璃样变

（二）临床病理联系

慢性肾盂肾炎由于肾小管病变出现较早,早期即可出现肾小管浓缩功能障碍,表现为多尿和夜尿。由于肾小管重吸收功能降低,钠、钾和碳酸氢盐丧失过多而引起低钠和低钾血症以及代谢性酸中毒。晚期由于肾组织大量破坏,泌尿功能严重障碍,可引起氮质血症和尿毒症。由于肾组织纤维化和小血管硬化而造成肾组织缺血,肾素分泌增加而引起高血压。在临床上,慢性肾盂肾炎常反复发作,故在发作期间可表现出急性肾盂肾炎的症状。

慢性肾盂肾炎病程长,难治愈。如能及时治疗可控制病变的发展,使缓解期延长。重症患者常因严重高血压和肾功能衰竭而预后差。

小　结

本章主要介绍了肾小球肾炎和肾盂肾炎的一些相关疾病,其中重点学习了常见的原发性肾小球肾炎的病理和临床特点。

肾小球肾炎是由变态反应引起的非化脓性炎症,病变主要累及肾小球。引起肾小球肾炎的抗原很多,但免疫复合物的形成和沉积于肾小球,从而引起肾小球的免疫损伤是发病的关键,各种类型肾小球肾炎的病理特点和临床表现有所不同,如急性弥漫性肾小球肾炎以肾小球毛细血管内皮细胞和系膜细胞增生为主,临床以急性肾炎综合征为主要表现;快速进行性肾小球肾炎以肾小球内形成上皮新月体为病变特征,临床表现为快速进行性肾炎综合征;慢性肾小球肾炎是各种类型肾炎的终末表现,以大量肾单位的纤维化、玻璃样变为特征,临床预后差,常出现慢性肾衰竭。

肾盂肾炎是由细菌感染引起的化脓性炎症,主要累及肾盂和肾间质,以上行性感染为其主要感染方式,女性患者远多于男性。急性肾盂肾炎在病理学上表现为典型的急性化脓性炎;慢性肾盂肾炎以纤维化、瘢痕化为主,并在慢性炎症的基础上常出现急性化脓性炎的病理表现。肾盂肾炎在临床上常表现出脓尿、蛋白尿、菌尿、管型尿及膀胱刺激征。

病案讨论

病例摘要 患儿,男,7岁,因眼睑水肿、尿少3 d入院。1周前曾发生上呼吸道感染,体格检查:眼睑水肿,咽红肿,心肺(-),血压16.8/12.1 kPa(126/91 mmHg)。实验室检查:尿常规示,红细胞(++),尿蛋白(++),红细胞管型0~3/HP;24 h尿量350 mL,尿素氮11.4 mmol/L,血肌酐170 μmol/L。B超检查:双肾对称性增大。

讨论:

1.请做出诊断。

2.描述患者肾的病理变化。

3.根据病理变化解释患者出现的一系列临床表现。

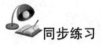
同步练习

一、选择题

1.弥漫性新月体性肾小球肾炎中新月体的细胞是 ( )

  A.肾小球球囊壁层上皮细胞   B.肾小球球囊壁层上皮细胞和单核细胞

  C.肾小球球囊脏层上皮细胞和单核细胞   D.肾小球系膜细胞和内皮细胞

2.一成年女性,临床表现为肾病综合征,肾穿刺活检,银染色见肾小球基底膜呈"车轨状"。该患者最大可能是 ( )

  A.膜性肾小球肾炎   B.膜性增生性肾小球肾炎

  C.系膜增生性肾小球肾炎   D.新月体性肾小球肾炎

3.临床主要表现为肾病综合征的肾小球肾炎,哪项除外 ( )

  A.轻微病变性肾小球肾炎   B.急性弥漫增生性肾小球肾炎

  C.膜性增生性肾小球肾炎   D.膜性肾小球肾炎

4.慢性硬化性肾小球肾炎肉眼观可形成 ( )

  A.大红肾   B.大白肾

  C.颗粒性固缩肾   D.土豆肾

5.肾盂肾炎的感染途径最常见于 ( )

  A.上行性感染   B.下行性感染

  C.淋巴道感染   D.尿路阻塞

6.肉眼观察肾体积明显缩小,质地变硬,表面有大的不规则凹陷性瘢痕,该病变性质最可能是 ( )

A. 晚期肾小球肾炎　　　　　　　　　B. 慢性肾盂肾炎

C. 轻微病变性肾小球肾炎　　　　　　D. 良性高血压病引起的颗粒性固缩肾

（7~8题共用备选答案）

A. 弥漫性毛细血管壁增厚

B. 毛细血管内皮细胞和系膜细胞增生

C. 弥漫性系膜细胞增生及系膜基质增厚

D. 肾小球毛细血管样硬化

E. 弥漫性上皮细胞足突消失

7. 微小变性肾小球肾炎的特征病理表现为　　　　　　　　　　　　　　（　　）

8. 急性链球菌感染后肾小球肾炎的特征性病理表现为　　　　　　　　　（　　）

（9~10题共用备选答案）

A. 弥漫性毛细血管内增生性肾小球肾炎

B. 弥漫性膜性增生性肾小球肾炎

C. 弥漫性膜性肾小球肾炎

D. 轻微病变性肾小球肾炎

E. 弥漫性新月体性肾小球肾炎

9. 毛细血管基底膜可形成钉状突起，见于　　　　　　　　　　　　　　（　　）

10. 大红肾见于　　　　　　　　　　　　　　　　　　　　　　　　　　（　　）

二、填空题

1. 免疫复合物引起肾小球肾炎的发病机制包括_____和_____两个方面。

2. 肾盂肾炎的病原体主要为_____，感染途径分为_____和_____两种，其中_____最常见。

3. 慢性肾盂肾炎的常见诱因有_____、_____和_____。

三、名词解释

1. 大红肾　2. 新月体　3. 肾病综合征

四、问答题

1. 试述急性弥漫性增生性肾小球肾炎的主要病理变化及其相应的临床病理联系。

2. 试述慢性肾小球肾炎的病理变化及其临床病理联系。

第九章
女性生殖系统疾病

学习目标

◆说出非典型增生(上皮内瘤变)、原位癌、早期浸润癌、浸润癌的概念。
◆列出慢性宫颈炎、宫颈癌、子宫内膜增生症、乳腺癌的病变类型。
◆分析非典型性增生与鳞状上皮细胞癌的关系。
◆阐述葡萄胎、恶性葡萄胎、绒癌的病变特征。
◆比较乳腺腺病、乳腺癌病理变化、临床特点之不同。

一、慢性宫颈炎

慢性宫颈炎(chronic cervicitis)是妇科常见病,尤其是经产妇最易发生。多数是急性宫颈炎未能及时治愈或反复发作而转为慢性。主要临床症状为白带增多,偶尔白带中带血丝伴腰痛、下腹部坠胀或腰骶部疼痛等症状。

(一)病因

引起本病的病原菌多为葡萄球菌、链球菌、肠球菌。常在分娩、流产或手术操作引起的宫颈损伤后,由细菌感染而发病。阴道内酸性环境的改变,也可以成为感染的有利条件。另外,部分患者与人乳头状瘤病毒(human papilloma virus,HPV)感染有关。

【说出】
糜烂愈复、纳博特囊肿、宫颈息肉的含义。

(二)病理变化及类型

根据慢性子宫颈炎的临床病理特点,将其分为以下几种类型。

1.子宫颈糜烂(cervical erosion)　糜烂是指覆盖在子宫颈阴道部鳞状上皮坏死脱落,形成表浅的缺损(真性糜烂)。较少见,临床上常见的子宫颈糜烂实际上是子宫颈损伤的鳞状上皮被子宫颈黏膜柱状上皮取代所致。由于柱状上皮较薄,上皮下血管较易显露而呈红色,病变黏膜呈边界清楚的红色糜烂样改变,实际上不是真性糜烂。随后,柱状上皮又被化生的鳞状上皮所替代,称为糜烂愈复。如上述过程反复进行,则部分病例可通过非典型增生进展为子宫颈鳞状细胞癌。因此,对该类患者临床随访是很有必要的。

2.子宫颈腺体囊肿　慢性宫颈炎时,过度增生的鳞状上皮覆盖和阻塞子宫颈管腺体的开口,增生的纤维组织压迫子宫颈腺体,使黏液潴留,腺体逐渐扩大成囊,形成纳博特囊肿(Nabothian cyst)(图9-1)。

3.宫颈息肉(cervical polyp)　慢性宫颈炎时,子宫颈管黏膜上皮、腺体和间质结缔组织呈局限性增生,形成单个或多个带蒂的结节状小肿物,下垂于子宫颈管或子宫颈外口,称为子宫颈息肉。肉眼观呈灰白色,表面光滑,有蒂,如图9-2。子宫颈息肉属良性病变,切除即可治愈,极少恶性变。

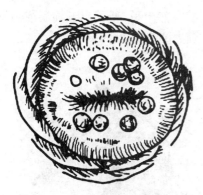

图9-1　子宫颈腺体囊肿

子宫颈外口附近见多个大小不一的囊泡

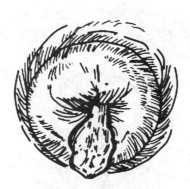

图9-2　宫颈息肉

子宫外口处息肉,蒂与子宫颈管内膜相连

4.宫颈肥大(cervical hypertrophy)　由于长期慢性炎症刺激,子宫颈结缔组织和腺体明显增生致子宫颈肥大。若结缔组织增生显著,则可使宫颈明显变硬。肥大宫颈黏膜表面光滑呈乳白色。

5.宫颈白斑(cervical leukoplakia)　指子宫颈黏膜的鳞状上皮过度增生及角化过度,黏膜下慢性炎症等。较少见,通常出现在子宫颈阴道部,亦可累及子宫颈管,大体观察,病变区呈现大小不一的灰白色斑块,故称白斑。多由子宫颈长期慢性炎性刺激所致,也可能与内分泌失调有关。宫颈白斑如果经久不愈,少部分病例可转变为鳞状上皮细胞癌。

二、子宫颈癌

子宫颈癌(cervical cancer)多发生于生育年龄的妇女,以 35 ~ 55 岁妇女最多,国外统计,子宫颈癌占女性生殖系统肿瘤的 55% ~ 65%,国内约占 80%。近年来由于子宫颈脱落细胞学检查的推广和普及,子宫颈癌的发生率已明显下降,其预后也已大为改善,中期宫颈癌的 5 年生存率已超过 95%。

(一)病因

子宫颈癌的病因尚未完全阐明,一般认为与早婚、早育及多产、性生活过频、慢性宫颈炎、子宫颈糜烂、包皮垢及雌激素对局部黏膜的长期刺激有关。近年来,对子宫颈癌的病毒病因进行的不少研究认为,人乳头状瘤病毒和单纯疱疹病毒Ⅱ型可能是子宫颈癌致病因素之一。

(二)类型及病理变化

子宫颈癌的组织发生来源主要是子宫颈外口的鳞状上皮和子宫颈管的黏膜柱状上皮或多潜能的干细胞。

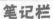

1.肉眼观察　分为如下四型。

(1)糜烂型　似子宫颈糜烂,病变处黏膜潮红,呈颗粒状,质脆,接触性出血阳性。在组织学上多属原位癌和早期浸润癌。

(2)外生菜花型　癌组织主要向子宫颈表面生长,在子宫颈外口形成乳头状或菜花状突起,表面常有坏死和浅表溃疡形成(图9-3)。

(3)内生浸润型　较多见,癌组织主要向子宫颈深部生长,使子宫颈前唇或后唇增厚变硬,表面常较光滑。该型可较早地侵及子宫颈周围组织(图9-4)。

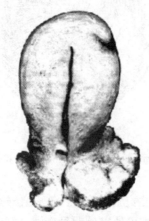

图9-3　子宫颈癌(外生菜花型)

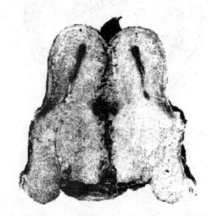

图9-4　子宫颈癌(内生浸润型)

(4)溃疡型　癌组织除向深部浸润外,表面同时有大块坏死脱落,形成溃疡,似火山口状。

2.组织学观察　主要有鳞状细胞癌和腺癌两型。

(1)子宫颈鳞状细胞癌　是子宫颈癌的主要类型,约占宫颈癌的95%。多发生于子宫颈外口鳞状上皮和柱状上皮交界处。通常由局部上皮的非典型增生进一步发展而来。

非典型增生:是指子宫颈上皮部分被不同程度的异型性细胞所取代,有恶性变的潜能。增生的细胞大小不等,核大小不一,分裂象多,极向紊乱,核浆比例失调,近年来WHO将子宫颈上皮非典型增生至原位癌这一系列癌前病变的连续过程称为宫颈上皮内瘤变(cervical intraepi-thelial neoplasia,CIN)。根据非典型增生病变在上皮内分布的范围适当参考细胞异型性将其分为三级,亦称CINⅠ、CINⅡ、CINⅢ级。Ⅰ级(轻度)非典型增生,异型细胞局限于上皮层内的下1/3区,又称CINⅠ级。Ⅱ级(中度)非典型增生,异型细胞占上皮层下1/2~2/3,又称CINⅡ级。Ⅲ级(重度)非典型增生,异型细胞显著增多,超过上皮层的下2/3,核异型性大,深染,又称CINⅢ级。值得提出的是子宫颈上皮的CINⅠ级和CINⅡ级并不一定都发展为原位癌,大约一半的CINⅠ级可自行消退,仅不到2%的CINⅠ级最终发展为浸润癌。发展为原位癌的概率和所需时间与上皮内瘤变的程度有关。病变级别越高,其转变为癌的概率越高,所需时间越短。CINⅠ级发展为原位癌的平均时间为10年左右,如经适当治疗,绝大多数CIN可治愈。

原位癌:当非典型增生的细胞达黏膜全层时即称为原位癌。原位癌细胞尚未突破

【分析】
什么叫宫颈上皮内瘤变?分级与临床有何意义?

基底膜。原位癌亦称为 CIN Ⅲ 级，至少有 20% 的原位癌（CIN Ⅲ）可以经过相当长时间（一般为 5~10 年）才演变为浸润癌；极少数病例可自行消退，或长期不演变为浸润癌（15 年）。早期原位癌手术治疗效果非常好，术后 5 年生存率为 95% 以上。

早期浸润癌：原位癌部分癌细胞突破基底膜，向深部浸润，但其浸润深度不超过上皮层 3~5 mm 者称为早期浸润癌。此时一般肉眼不能判断，临床上常误认为子宫颈糜烂，在活检时才能发现。若能早期诊断，可以大大提高子宫颈癌的治愈率。

综上所述，子宫颈上皮的非典型增生-原位癌-早期浸润癌-浸润癌是一个逐渐连续发展的组织学变化过程（图9-5）。当然，并非所有子宫颈浸润癌的形成都必须通过这一过程，也不是所有的上皮不典型增生均必然发展成为子宫颈癌。故积极治疗非典型增生、原位癌患者对预防宫颈癌的发生有着积极的意义。

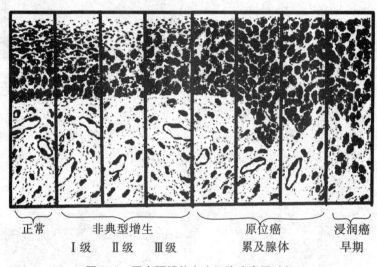

正常　　非典型增生　　　　　　　原位癌　　　　浸润癌
　　　　Ⅰ级　Ⅱ级　Ⅲ级　　　累及腺体　　　　早期

图9-5　子宫颈鳞状上皮细胞癌发展过程

（2）子宫颈腺癌　较少见，占宫颈癌 5% 左右，通常起源于子宫颈管内膜的柱状上皮。其形态与一般的腺癌相同。腺癌对化疗、放疗敏感性较差，预后不良。

（三）扩散和转移

1. 直接蔓延　子宫颈癌可向上浸润破坏整个子宫颈并向宫体蔓延，向下浸润至阴道穹隆及阴道壁，向前侵入膀胱，向后侵入直肠，癌组织坏死可形成子宫膀胱瘘或子宫直肠瘘，向两侧侵入输尿管、阔韧带、子宫旁及盆壁组织。

2. 淋巴道转移　首先转移到子宫颈旁淋巴结，然后可继续转移至闭孔、髂外、髂总等盆腔淋巴结。少数可伴有腹股沟淋巴结转移。

3. 血道转移　子宫颈癌主要是淋巴道转移，少数可通过血道转移到肝和肺，引起相应的肝功能障碍或出现咯血、肺功能不全的症状。

三、子宫内膜增生

子宫内膜增生（endometrial hyper-plasia），是一种无排卵性功能性子宫出血病，也是常见的子宫疾病之一，临床主要症状为不规则子宫出血和月经量过多。

(一)病因及发病机制

本病多见于青春期或更年期妇女。由于青春期卵巢尚未发育成熟，更年期卵巢渐趋衰退，卵巢-垂体-下丘脑之间功能失调，垂体前叶分泌的卵泡刺激素及黄体生成素的比例失调，卵巢内仅有不同程度的成熟卵泡而无排卵，故无黄体形成，孕激素分泌缺乏，致使体内大量雌激素增多而引起子宫内膜过度增生。

(二)病理变化

1. 肉眼观　子宫内膜普遍增厚（可达1.5 cm），表面可呈息肉状突起（图9-6）。刮宫所得内膜量多，色灰白或灰黄，质韧。

2. 镜下观　基于细胞形态和腺体结构增生和分化程度的不同，组织学上可分以下四型。

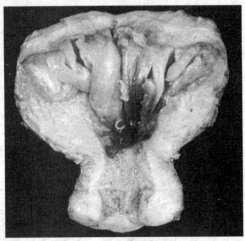

图9-6　子宫内膜增生

内膜呈息肉状增生

(1)单纯性增生　包括过去所称的轻度增生或囊性增生，腺体数量增加，腺体可以扩张并稍显拥挤，腺上皮一般为单层或假复层，细胞无异型性（图9-7）。腺体与间质之比，腺体为多。约1%的单纯型增生可发展为子宫内膜腺癌。

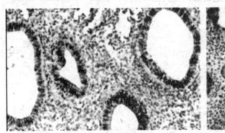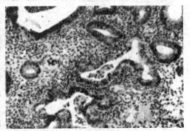

图9-7　子宫内膜增生

单纯型:左图示轻度,右图示中度

(2)复杂性增生　包括过去所称的中度增生及腺瘤型增生，腺体明显增生，相互拥挤，结构复杂而不规则。由于腺上皮细胞增生，可向管腔内呈乳头状或向间质内出芽样生长，腺体之间的间质较稀少，但细胞无异型性，约3%可发展为子宫内膜腺癌。

(3)非典型增生　为癌前病变，组织结构与腺瘤样增生相似，腺体排列拥挤并呈不规则形、分支状或出芽样增生，但腺体之间仍可见少量间质。腺上皮细胞出现较为明显异型性，细胞核大，染色质粗，有明显的核仁，上皮复层，失去极性，常见核分裂象。约有1/3的患者可发展为子宫腺癌。重度非典型性增生有时与子宫内膜腺癌尚难鉴别，须经子宫切除后全面检查确诊。

【分析】

积极治疗子宫内膜增生症有何临床意义?

四、子宫内膜异位症

子宫内膜组织出现在正常内膜以外的部位称为子宫内膜异位症(endometriosis)。异位于子宫肌层的子宫内膜异位症称作子宫腺肌病,异位于子宫外器官则称为子宫外子宫内膜异位症。

【回答】
何谓子宫腺肌病、子宫腺肌瘤?

(一)子宫腺肌病

子宫内膜在子宫肌层内呈良性侵入并伴有平滑肌增生,局限性者称为子宫腺肌瘤,弥漫性者称为子宫腺肌病。前者多见于子宫后壁,病变处子宫肌增厚,有时可呈结节状,但无包膜;后者子宫肌层呈对称性增厚,使子宫增大。因异位的子宫内膜也有周期性变化,故在切面上常可见到小出血灶,呈红色或巧克力色。镜下,异位的子宫内膜呈灶状分散于肌纤维间,内膜形态与正常子宫内膜无异,其附近的肌纤维增生。

临床上,子宫增大、变硬,由于子宫肌壁收缩受限,可产生痛经、月经失调等症状,主要发生于育龄妇女。

(二)子宫外子宫内膜异位症

子宫内膜异位于子宫以外,以卵巢最多见,其次见于子宫直肠窝、子宫韧带、阴道壁、膀胱、输卵管等浆膜面及腹壁手术瘢痕处。

子宫内膜异位处见暗红色或紫红色结节,有时形成含血囊肿,称巧克力囊肿,囊肿不断增大,当囊肿破裂时易与周围组织粘连。组织学观察囊肿壁中可见到子宫内膜腺体及间质,常伴有出血及含有含铁血黄素的巨噬细胞。

临床上,患者可有痛经、月经不调,检查时子宫不大,但在卵巢或盆腔、腹壁等部位可扪到固定的包块,当月经来潮时包块增大并有疼痛。

异位的子宫内膜组织多数来自子宫的内膜,由于子宫内膜组织直接向子宫肌层扩展或经血道、淋巴道播散到盆腔而发生;也可因月经期子宫内膜脱落,经输卵管逆流种植到盆腔器官表面。

五、葡萄胎

葡萄胎(hydatidiform mole)又名水泡状胎块,是胎盘绒毛的一种良性病变。在我国比较常见,约占就诊、住院妊娠总数的 1/1 000;国外发病率较低,在美国仅约 1/2 000。发病年龄多在 20~30 岁。其发生原因及本质尚未完全明了。

(一)病理变化

1. 大体观察　病变局限于宫腔内,不侵入肌层,胎盘绒毛体积增大,形成透明或半透明的水泡,内含清亮液体,水泡大小不一,小者肉眼勉强可见,大者直径可达 1 cm 左右(图 9-8),有蒂相连,状似葡萄,故有"葡萄胎"之称。若所有绒毛均呈葡萄状,称之为完全性葡萄胎(complete hydatidiform mole);但少数病例部分绒毛呈葡萄状,可见正常胚胎及胎盘结构,称为部分葡萄胎。

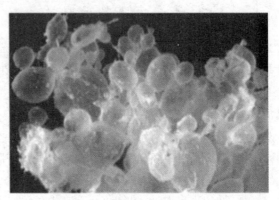

图9-8　葡萄胎(大体观察)

子宫体积增大,子宫腔中充满肿胀成葡萄的胎盘绒毛

2.组织学观察　有三种主要病变:①绒毛高度水肿,形成肉眼的水泡;②绒毛内血管减少以至完全消失;③滋养层细胞呈不同程度的增生,增生的细胞可为合体滋养层细胞或细胞滋养层细胞,两者以不同程度的比例存在,如图9-9,并有轻度异型性,滋养层细胞增生为葡萄胎的最重要特征。

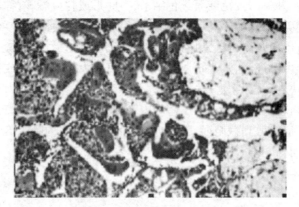

图9-9　葡萄胎(组织学观察)

胎盘绒毛显著肿大,间质水肿,血管消失,滋养层细胞明显增生

(二)临床病理联系

1.子宫异常增大　胎盘绒毛的高度肿胀及宫腔内积血可使子宫明显增大,以至超出正常妊娠月份的子宫大小。

2.无胎心音　胚胎常早期死亡,故子宫虽可大如5~6个月妊娠,但患者不觉胎动,临床检查也听不到胎心音。

3.反复的子宫出血　由于水泡状胎块的滋养层细胞侵蚀血管能力很强,故常有反复的子宫出血,葡萄胎组织也可自阴道排出,故临床上患者常出现不规则阴道出血及排出血液中有时可见透明的葡萄样组织,因而多数患者常有贫血现象。

4.尿内绒毛膜促性腺激素增多　由于滋养层细胞明显增生,雌激素分泌显著增多,分泌的绒毛膜促性腺激素的量超过正常妊娠水平,故尿妊娠试验呈阳性,是协助临床诊断的重要指标。过多的绒毛膜促性腺激素可刺激卵巢滤泡发生黄体化而形成黄体囊肿,此囊肿往往是双侧多发性。

大多数葡萄胎患者经彻底清宫手术后,即可痊愈;约81.5%病例呈良性经过,预后良好;约16.5%可发展为侵袭性葡萄胎;2.5%以下的病例可转变为绒毛膜癌。

六、侵袭性葡萄胎

侵袭性葡萄胎(invasive hydatidiform mole)又称恶性葡萄胎(malignant hydatidiform mole),以水泡状胎块侵入子宫肌壁深层为其特征,少数可发生远处转移。

(一)病理变化

1. 大体观察　侵袭性葡萄胎侵入子宫肌层的深度自数毫米至达浆膜面,切面可见肌层破坏,内含不等量的水泡状胎盘绒毛及凝血块,子宫腔内也有水泡状胎盘绒毛,但也可因完全脱落而消失。

2. 组织学观察　①绒毛肿大,滋养层细胞增生,其增生的程度和细胞的异型性一般较水泡状胎块显著;②绒毛侵入子宫壁较深,并常侵蚀和破坏静脉血管而形成出血性结节。侵袭性水泡状胎块的病理诊断,只有在子宫肌深层内发现有侵入完整的水泡状绒毛时,才能确立。

(二)临床病理联系

侵袭性葡萄胎的浸润性较强,能穿破子宫壁引起腹腔大出血;也可通过子宫壁血窦进入血管,转移至阴道或肺以及其他器官,造成严重后果。由于这时的水泡状胎块性质已和恶性肿瘤一样,具有较大的破坏性,所以有人称之为恶性葡萄胎。

侵袭性葡萄胎经化疗后,预后仍较好,即使已发生转移,也多能治愈,少数病例可复发。

【回答】
根据所学你怎样确诊侵袭性水泡状胎块?刮宫的内膜能诊断吗?

七、绒毛膜上皮癌

绒毛膜上皮癌简称绒癌,是来自胎盘绒毛滋养层细胞的恶性肿瘤,比较常见,育龄妇女均可发生,且以青年妇女居多。其发生与妊娠有关,约50%病例继发于葡萄胎后,约25%发生于流产后,其余病例发生于早产或正常分娩后,可在妊娠后数日至数年才发生。此癌侵袭性很强,病灶所在处均伴有明显出血坏死,易发生血道转移。过去此癌死亡率高,近年来因开展化疗死亡率明显下降。

(一)病理变化

1. 大体观察　子宫不规则增大,切面可见宫壁肿块呈暗红色,常因出血坏死而质软,形成血肿样肿块为其大体特征。肿块一般多位于子宫体后上部,并往往突入宫腔内,大小不一,大者可充满宫腔,癌组织常穿透肌壁,达浆膜下,甚至可侵入宫旁组织和盆腔,形成出血性肿块。

2. 组织学观察　癌组织由两种具有诊断特征的细胞成分组成,一种癌细胞与细胞滋养层细胞相似,其特点是细胞多角形,界限清楚,细胞质丰富,核大,染色质粗细不等、分布不均,细胞具有明显异型性;另一种癌细胞与合体细胞滋养层细胞相似,细胞体积大,形状不规则,细胞质红染,互相融合,核椭圆形、浓染,颇似一般的多核巨细胞。

两种细胞常混杂在一起呈团块状或条索状排列,没有绒毛结构(图9-10),肿瘤内常无血管和间质存在。癌组织常发生出血和坏死。

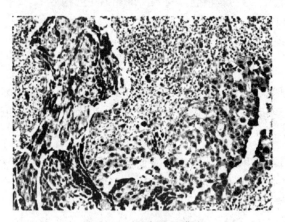

图9-10 子宫绒毛膜癌
癌侵及子宫肌壁,可见细胞滋养层和合体滋养层细胞

(二)扩散和转移

1. 直接浸润 子宫体绒毛膜上皮癌可向下直接浸润至宫腔,穿透宫壁至子宫阔韧带或腹腔。后者可导致腹腔大出血。

2. 血道转移 绒毛膜癌大多数经血道转移,其中肺和阴道壁转移最为常见,其次为脑、肝、肾、脾、皮肤和牙龈等。少数病变在原发癌切除后,转移灶可自行消失。在绒毛膜癌尸检病例中,也可见子宫内原发癌已消失而转移癌仍存在的现象。

(三)临床病理联系

由于癌组织侵蚀血管,常引起子宫不规则出血,癌组织穿透宫壁可导致腹腔内大出血。转移至其他器官时可出现相应器官的损伤症状,如肺转移时出现咯血、胸痛,脑转移出现头痛、呕吐、昏迷、偏瘫,肾转移出现血尿症状。血和尿中绒毛膜促性腺激素水平明显升高。

八、乳腺增生症

乳腺增生症(cyclomastopathy)又称乳腺腺病或乳腺结构不良,是最常见的乳腺疾病。30～40岁为其发病年龄高峰,绝经期后下降,青春期前少见。本病既非炎症,亦非肿瘤,而是以乳腺实质和间质不同程度增生为表现的病变。一般认为其发病与黄体素减少而雌激素分泌过多,刺激乳腺组织过度增生有关。临床上常在一侧或双侧乳腺内扪及边界不清的肿块,可活动,其病理改变复杂多样,名称繁多。依其乳腺组织增生变化的形式可分为以下三种类型。

1. 乳腺增生(hyperplasia of mammary glands) 为乳腺结构不良早期病变,临床上常呈乳腺周期性疾病,在单侧或双侧乳腺可触及弥散的颗粒状肿块。组织学上可见乳腺小叶大小不一,形状不规则,末梢导管呈芽状增生,因而腺泡增多,小叶的大小和形态不整,小导管轻度扩张,上皮细胞可正常或变为多层,有的呈分泌状,有的可变扁平

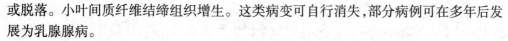
或脱落。小叶间质纤维结缔组织增生。这类病变可自行消失,部分病例可在多年后发展为乳腺腺病。

2.乳腺腺病(adenosis of breast) 乳腺的腺泡和导管呈局限性增生,并伴有不同程度的结缔组织增生,小叶结构基本保存。此种病变以20～40岁妇女较为多见,多位于乳腺的外上方,单发,偶可多发,肿物质地较硬,稍固定,边界不太清楚。

(1)大体观察 以下几点可与乳腺癌鉴别:①质地不如癌坚硬,有韧感;②体积一般较小;③切面灰白色,其中杂以颗粒状黄色区,无包膜,也无浸润性生长及坏死出血;④无乳头回缩。

(2)组织学观察 依其不同发展阶段大致可分为如下三型。

1)小叶增生型 为腺病之早期形态,主要是小叶增生,小叶内腺管数目增多,上皮细胞呈双层或多层,小叶间质变化不明显,小叶内及其周围有多少不等的淋巴细胞浸润。

2)纤维腺病型 一般由小叶增生型发展而来。这时小叶内除末梢导管和腺泡上皮增生外,间质结缔组织也有较明显的增生。当腺管和纤维组织进一步灶性增生时,可见有形成纤维腺瘤的倾向。后期由于小叶内结缔组织明显增多,致使腺泡分散、变形,上皮成分明显减少,这时可称之为硬化性腺病(sclerosing adenosis)。

3)纤维化型 是纤维腺病继续发展的结果。由于间质纤维结缔组织增生超过腺管增生,使腺管上皮受挤压而扭曲、变形、萎缩、消失,往往仅见残存的萎缩小导管。

上述分型表明,乳腺腺病有一个由轻到重的发展过程,早期之腺病,有些经过一定时间后可以消失,也有的继续发展为纤维化型,某些伴有上皮明显乳头状增生的腺病尤其值得注意,有人认为这也是一种癌前病变,应予随访。

3.乳腺囊肿病(cystic disease of breast) 此病以往名称很多,如乳腺囊性病、纤维囊性病等。病变可累及乳腺的一部分甚至全部,有时为多发性,且易侵及双侧乳腺。突出的特点是小叶末梢导管和腺泡高度扩张成囊。囊腔大小不等,多少不一,往往在大体上即可见到多个散在分布的小囊肿形成。囊壁薄而光滑,囊内充满无色透明液体或暗蓝色、棕色黏稠液体。组织学观察可见导管明显增生和部分增生的导管扩张成囊肿,囊壁上皮萎缩或增生,部分上皮呈乳头状增生而突入囊内(图9-11),并往往由于增生乳头非常丰富,在囊腔内互相连接而形成筛状结构。此外,还往往可见大汗腺化生现象。

乳腺囊肿病被认为是一种癌前病变,应当对本病随访和早期治疗。

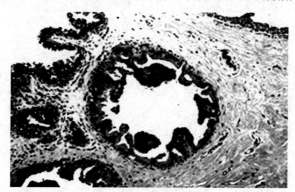

图9-11 乳腺囊肿病

乳腺导管扩张呈囊状,上皮细胞增生呈乳头状突入囊腔

九、乳腺癌

乳腺癌(breast carcinoma)是从乳腺导管(特别是末梢导管)上皮细胞发生的恶性肿瘤。在女性生殖系统恶性肿瘤中占第二位,仅次于子宫颈癌,发病年龄为40～60岁,20岁以前妇女发病较少。

(一)病因及发病机制

乳腺癌的病因尚未完全明了,目前认为可能与下列因素有关:

1.雌激素作用 动物实验和临床观察均说明乳腺癌的发生与雌激素高低有关,如:①动物实验中长期给以雌激素可使小鼠发生乳腺癌;②月经初潮早、闭经晚、生育晚或不生育、患有子宫内膜癌、长期服用雌激素等雌激素水平较高者均易患乳腺癌,临床上约70%乳腺癌病例的癌细胞中可查到雌激素受体;③35岁以前因某种原因切除双侧卵巢者,则极少发生乳腺癌。

2.遗传因素 有乳腺癌家族史的妇女乳腺癌发病率比无家族史者高2～3倍,发病年龄也较早。

3.乳腺腺病或乳腺囊肿病 一般认为,乳腺腺病或乳腺囊肿病(主要是伴有上皮细胞增生者)与乳腺癌的发生有一定关系。患有乳腺腺病或乳腺囊肿病的患者,比一般妇女更易发生乳腺癌,因而乳腺腺病和乳腺囊肿病被视为癌前病变。

4.环境因素 经研究发现,高脂饮食、酒精中毒和青少年期大剂量胸部放射线照射等对乳腺癌的发生有一定作用。

5.病毒因素 已证实小鼠乳腺癌中有"乳汁因子",即病毒颗粒。在人类乳腺癌组织中也曾发现类似小鼠乳腺癌病毒的小体。病毒与乳腺癌的关系,已受到人们重视。

【回答】
　　单纯癌、硬癌、不典型髓样癌的概念。

(二)病理变化及类型

乳腺癌通常以单侧多见,最常发生在乳腺的外上象限,约占50%;其次是乳腺中央区,约占20%。乳腺癌均起源于终末小叶单位,形态类似导管上皮者称为导管癌,占80%～90%;类似小叶上皮者称小叶癌,其发生率占乳腺癌的5%～20%不等。

1.乳腺导管癌 来源于乳腺导管系统,包括导管内癌和浸润性导管癌。

(1)导管内癌 约占乳腺癌总数的5%。肉眼观察:切除标本可见条索状或小结节状灰白色或黄色肿块,肿物边界尚清,质软,可挤出黄色牙膏样物,因而又有粉刺癌之称。

组织学观察:癌细胞位于扩张的导管腔内,而基底膜完整。其组织结构多样,癌细胞可在扩张的导管内排列成实体团块、乳头状、筛状,部分病例在管内实体细胞团中央可发生大片坏死。

(2)浸润性导管癌 由导管内癌发展而来,是乳腺癌最常见的类型,占乳腺癌的50%～80%,以40～60岁多见。肉眼观察:肿块一般较小,直径2～4cm,质硬,边缘不整,常可见到灰白色癌组织呈放射状侵入邻近纤维组织。

组织学观察:癌细胞排列呈不规则条索、团块,偶见腺样结构。大多数病例主要由实体癌细胞团组成,故称之为实体癌。根据实体癌的癌实质与间质比例不同又将其分为:单纯癌,即实质与间质大致相等(图9-12);硬癌,实质少而间质多;不典型髓样癌,即癌实质多而间质少。间质内通常无淋巴细胞浸润,癌细胞多形性常较明显,核异型性明显,核分裂象易见。

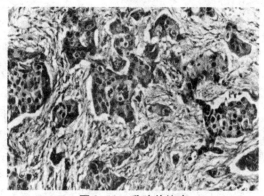

图9-12　乳腺单纯癌

2.乳腺小叶癌　较少见,发生于乳腺小叶,包括乳腺小叶原位癌和乳腺小叶浸润癌。

（1）小叶原位癌　肉眼观察,切除标本上一般无明显肿块。组织学观察,癌变小叶体积增大,但小叶轮廓尚保存,小导管高度扩张充满癌细胞,基底膜完整。如能及时治疗预后良好,部分原位癌经过一段时间后可发展为小叶浸润癌。

（2）小叶浸润癌　小叶原位癌的癌细胞突破了基底膜向间质浸润称为小叶浸润癌。临床上能触及肿块,质地坚实,边界不清。镜下癌细胞稀疏杂乱地分散在致密结缔组织内,或排列成条索状,有时沿着腺管周围的结缔组织呈同心圆排列,生长较慢,预后好。

3.特殊类型癌　种类较多,如典型髓样癌、黏液癌、大汗腺癌、乳头状癌、鳞状细胞癌等。

（三）临床病理联系

乳腺癌早期症状不明显,常为无痛性肿块被无意中发现。进一步发展,肿块固定,检查时不易活动。若癌肿位于乳头附近又伴有大量纤维组织增生,则纤维组织收缩可使乳头内陷。如癌细胞阻塞真皮内淋巴管,可致乳房皮肤水肿,毛囊汗腺处的皮肤相对下陷,使乳房皮肤呈橘皮样变。有时肿瘤生长迅速,可引起急性炎症反应,出现红、肿、热、痛等症,被称为炎性癌,多见于妊娠期或哺乳期妇女,预后极差。

（四）扩散途径

1.乳腺内浸润扩散　癌组织既可向外浸润到表皮,也可朝着乳腺周边浸润至乳腺后方的胸肌筋膜。

2.淋巴道转移　由于乳腺的淋巴管很丰富,经淋巴道转移是乳腺癌最常见的转移途径,而且发生较早。常见同侧腋窝淋巴结转移。晚期发生锁骨上淋巴结、锁骨下淋巴结和乳内淋巴结、纵隔淋巴结转移,少数病例可经胸壁深筋膜淋巴管转移到对侧腋窝淋巴结。

3.血道转移　晚期乳腺癌的转移可十分广泛,如转移到骨、肺、肝、脑、肾等处。

【思考】
乳腺癌患者为什么会出现乳头下陷、乳房皮肤呈橘皮样外观?

小 结

女性生殖系统所发生的疾病从病因、病理变化来说复杂多样,不易掌握,但归纳起来不外乎有炎症(宫颈炎等)、肿瘤(如子宫颈癌、葡萄胎、绒癌、乳腺癌等)、内分泌障碍性疾病(如子宫内膜增生、乳腺增生症等)三大类。我们还可以换个角度来理解:①像宫颈炎、子宫颈癌是与乳头状瘤病毒感染有关的病变,其中宫颈鳞状上皮细胞癌的发生发展过程均经过上皮不典型增生–原位癌–早期浸润癌–中晚期浸润癌几个阶段,由此看出,加强对妇女的健康普查工作,对高危人群进行必要的随诊,能减少本类疾病的发病,提高治愈率;②与雌激素水平过高有关的疾病,如子宫内膜增生、乳腺增生症、子宫内膜癌、乳腺癌等疾病,在临床上对该类疾病进行雌激素水平的测定和必要的激素拮抗疗法是有一定临床意义的;③滋养层上皮病变有关的肿瘤,如葡萄胎、侵蚀性葡萄胎、绒毛膜上皮癌等,在了解这一类疾病时要搞清葡萄胎是以绒毛高度水肿和滋养层上皮增生为主要病变,葡萄胎伴有子宫壁肌层浸润时则为侵蚀性葡萄胎,绒癌是高度恶性肿瘤,肿瘤由异型性明显的滋养层细胞及合体滋养层细胞构成,不形成绒毛结构,出血、坏死明显。掌握这些病变特点有利于该类疾病的诊断及鉴别诊断。

另外,在了解致病因素的同时,不要忽略女性生殖系统形态、功能受全身激素的调节。内分泌紊乱将会给全身相应器官的功能带来一定的影响,因此,给予该类患者必要的病史询问(如月经史、用药史等)和身心的调养,对患者的诊断和治疗将会大有益处。

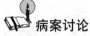
病案讨论

病例摘要 患者,女,48岁。乳房包块一年,生长速度加快月余。1年前无意中发现左乳腺外上方有一黄豆大小的肿块,无疼痛,局部不红不热,未引起重视。近1个月生长速度较快,现已长至拇指大,乃就诊入院。体格检查:双乳不对称,左侧外上象限明显隆起。皮肤表面呈橘皮样改变,乳头略向下凹陷。扪之发现一个直径2.5 cm的包块,质地较硬,边界欠清楚,较固定。左侧腋窝可触及2个黄豆大淋巴结。临床诊断:乳腺癌伴左腋下淋巴结转移。手术中病理发现:肿瘤直径约2 cm,呈浸润性生长,状如蟹足,质灰白,有浅黄色小点。镜下,见瘤细胞呈巢状排列,与间质分界清楚。瘤细胞呈条索状,无腺腔形成。瘤细胞大小、形态不一,核深染,可见病理性核分裂象。巢状瘤细胞之间为大量的纤维增生,其中见到新生的小血管。

讨论:

1. 本病的病理学诊断是什么?
2. 乳房皮肤的局部表现是怎样形成的?
3. 腋下淋巴结可能有何病变?
4. 肿瘤手术切除的范围与肿瘤的生物学行为有何关系?

同步练习

一、选择题

1. 与子官颈癌发生关系密切的人类病毒是 （　）
   　A. HPV　　　　　　　　　　　　B. HBV
   　C. HIV　　　　　　　　　　　　D. EBV

2. 光镜下见子官颈黏膜上皮全层异型增生并延伸到腺体,病理性核分裂象多见,但病变尚未突破基底膜,应诊断为 （　）
   　A. 重度非典型增生　　　　　　　B. 原位癌
   　C. 原位癌累及腺体　　　　　　　D. 早期浸润癌

3. 浸润性子官颈癌指肿瘤浸润深度至少要超过基底膜下 （　）
   　A. 2 mm　　　　　　　　　　　　B. 3 mm
   　C. 4 mm　　　　　　　　　　　　D. 5 mm

4. 切除子宫做病理检查,光镜下见子官壁深肌层内有大量异型的滋养层细胞浸润,并有绒毛结构,应诊断为 （　）
   　A. 葡萄胎　　　　　　　　　　　B. 子官内膜癌
   　C. 侵蚀性葡萄胎　　　　　　　　D. 绒毛膜癌

5. 诊断恶性葡萄胎的依据是 （　）
   　A. 水泡状绒毛侵入子官肌层　　　B. 转移至肺
   　C. 水泡状绒毛侵入子官黏膜下层　D. 转移至阴道壁

6. 下列肿瘤中,早期最易经血道转移的是 （　）
   　A. 子官颈癌　　　　　　　　　　B. 绒毛膜癌
   　C. 基底细胞癌　　　　　　　　　D. 浸润性乳腺癌

7. 乳腺癌来源于 （　）
   　A. 小叶间质　　　　　　　　　　B. 乳腺囊肿
   　C. 导管内乳头状瘤　　　　　　　D. 乳腺导管上皮及腺泡上皮

8. 乳腺癌最常见的病理组织学类型是 （　）
   　A. 鳞状细胞癌　　　　　　　　　B. 浸润性导管癌
   　C. 浸润性小叶癌　　　　　　　　D. 髓样癌

（9～10题共用备选答案）
   　A. 乳腺浸润性导管癌　　　　　　B. 乳腺导管内癌
   　C. 乳腺单纯癌　　　　　　　　　D. 乳腺硬癌
   　E. 乳腺髓样癌

9. 癌组织中实质与间质大致相等是 （　）

10. 癌组织中实质少,间质多是 （　）

（11～12题共用备选答案）
   　A. 淋巴转移和种植　　　　　　　B. 血行转移和淋巴转移
   　C. 直接蔓延和种植　　　　　　　D. 直接蔓延和淋巴转移
   　E. 血行转移

11. 子官颈癌播散的主要方式是 （　）

12. 绒毛膜癌播散的主要方式是 （　）

二、填空题

1. 乳腺癌的好发部位是乳腺_____象限。

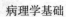

2.滋养层细胞肿瘤包括_____、_____和_____。

三、名词解释

1.巧克力囊肿　2.乳腺粉刺癌

四、问答题

试比较葡萄胎、恶性葡萄胎、绒毛膜癌的病理变化。

第十章
传染病和寄生虫病

学习目标

◆简述各传染病的传染过程及发病机制。

◆阐述相关概念、病理变化和主要的临床病理联系。

◆认识传染病与自然因素、社会因素的关系。

◆掌握相关疾病的区别。

◆认识性传播疾病的社会重要性。

◆熟悉寄生虫的生活史，掌握其病理变化和发展规律。

第一节　结　核　病

一、概　述

结核病(tuberculosis)是由结核杆菌引起的常见慢性传染病。其病理特征是在各组织、器官内形成肉芽肿性病变，但以肺结核最为多见。

结核病的传播与社会经济状况、营养卫生条件等关系密切，本病曾经威胁整个世界。新中国成立前我国结核病的患病率和死亡率很高，占所有疾病死亡的首位。新中国成立后政府投入大量人力物力，以预防为主，以及大量有效药物的临床应用，使结核病的发病率与死亡率呈明显的下降趋势。但从20世纪80年代以来，由于耐药菌株的出现，结核病的发病率又趋上升。目前我国结核病的自然感染率和发病率仍高于发达国家，本病仍是我国最主要的传染病之一。

【思考】
结核病的发病与哪型变态反应有关？其免疫反应与变态反应在结核病的病变发展中起到何种作用？

(一)病因及发病机制

1.病原体　结核病的病原菌是结核分枝杆菌，它于1882年由Robert Koch首先发现。结核杆菌分人型、牛型、鸟型和鼠型，对人体致病的主要是人型和牛型。

2.传染源　本病的传染源主要是患者和带菌者。

3.传播途径　呼吸道传播是最常见的传播途径。肺结核患者从呼吸道排出大量带菌物，如痰液中含有大量结核杆菌，特别是在干燥的痰液中结核菌也能存活半年，并可随尘埃散布于空气中造成传播。另外，患者在咳嗽和打喷嚏时从呼吸道排出大量带菌微滴也能造成吸入者感染。少数患者可因食入带菌的食物(如牛奶等)或因不良的卫生习惯(如自身呼吸道分泌物经咽部进入消化道)造成消化道感染。极少数病例细菌经皮肤伤口引起皮肤结核。

4. 发病机制　结核病的发生、发展与很多因素有关,取决于感染的菌量及毒力的大小、机体的免疫力以及结核菌所致的变态反应(结核菌素实验就是这种反应的表现)。目前认为,结核病的免疫反应以细胞免疫为主(图10-1),免疫反应的出现提示已获得免疫力,对病原菌有杀伤作用,免疫力的高低也反映出机体抵抗结核杆菌感染的能力,结核结节的形成就是其反应的具体形态表现。

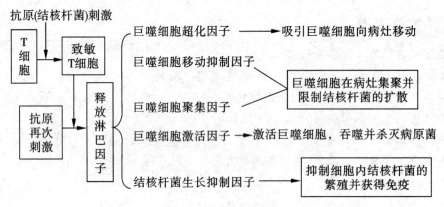

图 10-1　结核病巨噬细胞的免疫反应过程

结核病的变态反应属Ⅳ型变态反应,它常与免疫反应同时发生或相伴出现,常引起组织结构的破坏,出现干酪样坏死。

因此,机体对结核杆菌感染所呈现的病理变化就取决于不同的反应。如免疫反应强,则病灶局限,病原菌被杀灭;如变态反应强,则呈现急性渗出性炎和干酪样坏死。

(二)基本病变

结核病是一种特殊性炎症,也具有一般炎症的变质、渗出和增生三种基本病变过程。但其病变过程与菌量、毒力、机体的免疫性和变态反应性的关系密切(表10-1)。病变之间可因治疗状况和功能状态而相互转化。

【议一议】
　　结核病的基本病变受各种因素的影响而发生变化,其中最具有诊断意义的病变是什么?各病变与临床间的关系如何?

表 10-1　结核病基本病变与机体状态和病原的关系

病变	机体状态		结核杆菌		病理特点
	免疫力	变态反应	菌量	毒力	
渗出为主	低	较强	多	强	浆液或浆液纤维素渗出性炎
增生为主	较强	较弱	少	较低	结核结节
变质为主	低	强	多	强	干酪样坏死

1. 以渗出为主的病变　在结核性炎症的早期或当机体免疫力低下,而菌量多、毒力强、变态反应性较强时,表现为浆液或浆液纤维素渗出性炎。好发于肺、浆膜、滑膜

和脑膜等处。渗出物可完全吸收,不留痕迹。此病变往往不稳定,可转变为以增生为主或变质为主的病变。

2. 以增生为主的病变 此病变是结核病最典型的病理学改变,它在细胞免疫的基础上形成的肉芽肿性改变,称结核结节或结核性肉芽肿。它是由上皮样细胞、朗汉斯巨细胞以及外周聚集的淋巴细胞和少量反应性增生的成纤维细胞构成。典型者结节中央有干酪样坏死(图 10-2)。上皮样细胞由吞噬了结核杆菌的巨噬细胞逐渐转变而成,具有巨噬细胞的所有结构和功能,且活性增加,有利于吞噬和杀灭结核杆菌。上皮样细胞呈菱形或多角形,细胞质丰富,染色浅淡(伊红色),境界不清,核呈圆形或卵圆形,染色质少或呈空泡状,可见 1~2 个核仁。上皮样细胞常连接成片,并可相互融合或由一个细胞经多次分裂形成朗汉斯巨细胞(核分裂而细胞质不分裂,呈合体细胞状)。朗汉斯巨细胞体积大,细胞质丰富,呈多核状(可多达十几个到几十个,甚至于超过一百个),核常在细胞质周围排列呈马蹄状、花环状或密集于细胞一端。朗汉斯巨细胞的吞噬功能更加强大,除吞噬结核杆菌外,还可吞噬较大的组织碎片如干酪样坏死组织等。

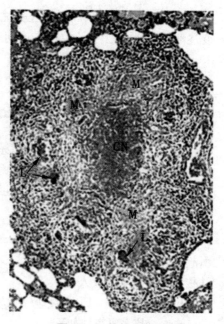

图 10-2 结核结节
结节中央为干酪样坏死(CN),周围绕有上皮样细胞(M)、朗汉斯巨细胞(L)以及淋巴细胞和成纤维细胞等

单个结核结节直径约 0.1 mm,肉眼不易看见,只有当几个结节融合后肉眼才能见到。这种融合的结节呈灰白色,粟粒大小,可微隆起于器官表面,当有干酪样坏死时呈现淡黄色。

以增生为主的病变预示病情向好的方向发展。它主要出现在菌量少、毒力弱、免疫力强、变态反应性低下时,而最终可发生纤维化。

3. 以变质为主的病变 当感染的菌量多、毒力强、机体免疫力低下或变态反应性强烈时,病变以变质为主,形成干酪样坏死。干酪样坏死物呈浅黄色,均质细腻,质地松脆似奶酪。镜下为红染无结构的细颗粒状物。干酪样坏死物中含有大量结核杆菌,且能长期存活,因而成为结核病进展恶化以及复发的重要原因。

(三)病变的转归

结核病的三种基本病变在病灶中往往同时存在,但以某一种病变为主,并且可随治疗情况以及患者功能状态的改变而相互转化。如治疗得当,患者的抵抗力增强时,病变以增生为主并逐渐愈复;反之,病变以变质为主转向恶化。

1. 转向愈合

(1)吸收、消散 是较小的以渗出为主的病变的主要愈合方式。其渗出物经淋巴管、小血管吸收而使病灶缩小或消散。

(2)纤维化、纤维包裹及钙化 增生性病变、较小的干酪样坏死以及未被吸收的渗出性病变可通过纤维化形成瘢痕愈合;较大的干酪样坏死灶难以完全纤维化,则由周围纤维组织增生将其包裹,中心坏死部分钙盐沉积而发生钙化。

2.转向恶化

(1)病灶扩大　病灶恶化进展时,周围出现渗出性病变,进而形成干酪样坏死,病变逐渐扩大,临床上称为浸润进展期。

(2)溶解播散　干酪样坏死物在蛋白酶的作用下发生溶解、液化,形成的半流体物质可经体内的自然管道(如支气管、输尿管等)、血道或淋巴道播散。

二、肺　结　核　病

由于结核杆菌大多通过呼吸道感染,故肺结核是临床上最为常见的结核类型。肺结核可因初次感染与再次感染结核菌时机体的反应性不同,而致肺部病变的发生与发展各有不同的特点,将其分为原发性和继发性肺结核两大类。

(一)原发性肺结核病

原发性肺结核病(primary pulmonary tuberculosis)是指机体第一次感染结核杆菌引起的肺结核病,多发生于儿童,故又称为儿童型肺结核病。临床上偶见于未感染过结核菌的青少年或成人。

1.病理变化　原发性肺结核病的病变特征是形成原发综合征(primary syndrome),其主要表现如下。

(1)原发病灶　常位于上叶下部或下叶上部靠近胸膜处,直径在 1 cm 左右,灰白灰黄色,中央常有干酪样坏死。病变初始多以渗出为主。由于是初次感染,机体的免疫力较差,故病变很快转变为以变质为主。干酪样坏死物中的结核杆菌大量繁殖,并进入淋巴系统。

(2)结核性淋巴管炎和肺门淋巴结结核　增殖的细菌可游离或被巨噬细胞所吞噬,很快侵入淋巴管,循淋巴引流到达肺门淋巴结,引起相应的结核性淋巴管炎和淋巴结炎。表现为肺门淋巴结肿大和干酪样坏死,而结核性淋巴管炎肉眼不易察见,只能在 X 射线下观察。

综上所述的三个病变特点(原发病灶、结核性淋巴管炎、肺门淋巴结结核)就构成了原发综合征,在 X 射线下呈哑铃状阴影。

2.结局

(1)痊愈　原发性肺结核在临床上的症状和体征多不明显,多数(95%)患者可随机体免疫力的增强而自然痊愈,病灶纤维化和钙化。

(2)恶化　少数患儿由于营养不良或患其他传染病(如麻疹、百日咳等),病灶扩大、干酪样坏死及空洞形成,并可随以下途径进行播散,致使病情恶化(图10-3)。

【思考】
何为原发综合征?根据播散方式的不同,其后果如何?

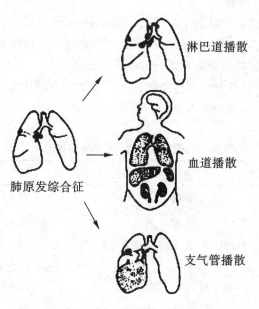

图10-3　原发性肺结核及其转归

淋巴道播散:肺门淋巴结的结核杆菌,可沿淋巴管蔓延到气管杈、气管旁、纵隔、锁骨上下和颈部淋巴结,也可逆行至腹膜及肠系膜淋巴结,引起相应淋巴结的干酪样坏死。

血道播散:根据病灶处结核杆菌侵入血道的方式、部位以及数量的不同,引起的血源性结核病的类型也有所不同,主要有以下三种。①全身粟粒性结核病:当原发灶内的干酪样坏死扩大并破坏肺静脉时,大量结核杆菌在短期内进入肺静脉系统,经左心和体循环而到达全身各脏器,在各脏器形成粟粒大小、均匀密布的结核病灶,即全身粟粒性结核病。如治疗及时得当,则预后良好。少数病例可因机体抵抗力极度低下而出现结核性败血症,并迅速死亡。②肺粟粒性结核病:又称血道播散型肺结核病,临床

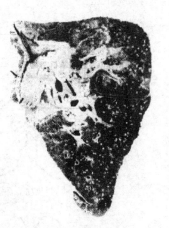

图10-4　肺粟粒性结核
白色点状为粟粒性结核病灶

上多表现为全身粟粒性结核病的一部分。但也可仅限于肺,这是因为淋巴结中的干酪样坏死液化后破入邻近的静脉系统(如无名静脉、颈内静脉等),或肺门及纵隔淋巴结干酪样坏死病灶液化后,短时间内大量结核杆菌随淋巴引流,在静脉角处注入血流,经右心到达肺(图10-4)。③肺外结核病:原发灶内的结核杆菌经毛细血管少量入血,可在肺外器官形成单一的结核病灶。

支气管播散:原发灶内的干酪样坏死扩大和液化后侵入附近的支气管,并随支气管播散到肺内的其他部位,形成大小不同的结核病灶,且可形成大叶或小叶性分布的干酪性肺炎。

【想一想】

  继发性肺结核病多由内源性再感染引起,多从肺尖部开始,临床类型多样化,请说出各类型的特征性变化。

(二)继发性肺结核病

  继发性肺结核病(secondary pulmonary tuberculosis)是指机体再次感染结核杆菌后所发生的肺结核病,多见于成人,故又称成人型肺结核。其感染方式主要有两种:一种是外源性感染,另一种是自身原有病灶的内源性感染。其中以内源性病再感染为临床的主要感染方式。因患者对结核杆菌已有一定的免疫力,所以继发性肺结核与原发性肺结核病的病变具有不同的特点,见表10-2。

表10-2 原发性和继发性肺结核病的比较

项目	原发性肺结核病	继发性肺结核病
结核杆菌感染	初次	再次
发病人群	儿童	成人
对结核杆菌的免疫力或过敏性	先无,病程中发生	有
病理特征	原发综合征	病变多样,新旧病灶并存,较局限
起始病灶	上叶下部、下叶上部近胸膜处	肺尖部
主要播散途径	多为淋巴道或血道	多为支气管
病程	短、大多自愈	长、波动性,需治疗

  继发性肺结核病根据其病变特点和临床经过可分为以下几种类型(图10-5):

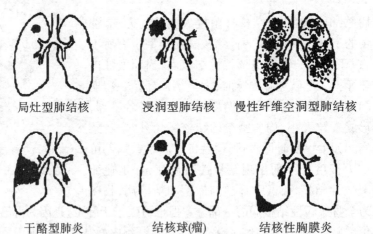

局灶型肺结核   浸润型肺结核 慢性纤维空洞型肺结核

干酪型肺炎   结核球(瘤)   结核性胸膜炎

图10-5 继发性肺结核类型

  1.局灶型肺结核 是继发性肺结核病的早期表现,多位于右肺尖下,病变以增生为主,直径0.5~1 cm,患者常无自觉症状,属非活动性肺结核。

  2.浸润型肺结核 属活动性肺结核,临床多见,主要由局灶型肺结核发展而来。X射线检查,在锁骨下可见边缘模糊的云雾状阴影。镜下病变以渗出为主,中央为干酪样坏死,周边有炎症包绕。病变可因干酪样坏死扩大和液化,经支气管排出而形成急性空洞,若急性空洞经久不愈,则可发展为慢性纤维空洞型肺结核。

3.慢性纤维空洞型肺结核 属开放性肺结核,多由浸润型肺结核发展而来。病变特点为肺内出现一个或多个新旧不等的厚壁空洞,壁厚可达 1 cm 以上(图 10-6)。镜下洞壁分三层结构:内层为干酪样坏死,中层为结核性肉芽组织,外层为纤维结缔组织。由于病变与支气管相通,故临床上该型患者多为结核病的重要传染源。如干酪样坏死侵蚀较大血管,可引起大咯血。后期可因肺动脉高压而致肺源性心脏病。

4.干酪型肺炎 可由浸润型肺结核恶化进展而来,也可由急性或慢性空洞内的结核杆菌经支气管播散而致。根据病变范围大小的不同可分为小叶性和大叶性干酪样肺炎。干酪样坏死为其主要病变。患者免疫力低下,变态反应强烈,病情危重。

5.结核球 又称结核瘤(tuberculoma)。病灶孤立,直径 2 ~ 5 cm,境界清楚呈球形,外绕以纤维结缔组织,中央为干酪样坏死(图 10-7)。该病变相对静止,临床上可无症状,多采取手术切除。

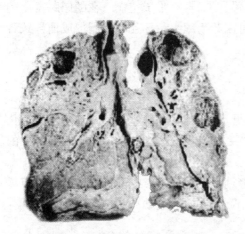

图 10-6 慢性纤维空洞型肺结核

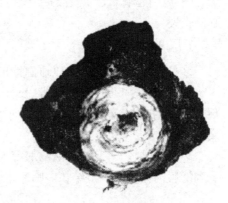

图 10-7 肺结核球

6.结核性胸膜炎 可分为渗出性和增生性两种。①渗出性结核性胸膜炎:临床多见,以青少年为主,病变主要表现为浆液或浆液纤维素渗出,可引起胸腔积液及血性胸水。治疗后可在 1 ~ 2 个月后完全吸收,如渗出液中纤维素含量过高,可因机化而致胸膜增厚和粘连。②增生性结核性胸膜炎:由胸膜下结核病灶直接蔓延而来,多呈局灶性,病变以增生为主,常引起局部胸膜增厚和粘连。

三、肺外结核病

(一)肠结核病

临床上多为自身感染,常源于活动性空洞型肺结核病,好发于回盲部。依其病变特点分为如下两型。

1.溃疡型 由干酪样坏死灶破溃脱落后引起溃疡。溃疡多呈环状,与肠管的长轴垂直。愈合后常因瘢痕形成和收缩而引起肠腔狭窄。

2.增生型 病变以增生为主,大量结核性肉芽组织和纤维组织增生,肠壁肥厚变硬,肠腔狭窄。

（二）结核性腹膜炎

多由肠结核、肠系膜淋巴结结核、输卵管结核直接蔓延而来，也可为粟粒性结核的一部分。根据病理特征可分为干性和湿性两型，但以混合性多见。共同特点为腹膜上大量结核结节形成。在临床上，干性可引起腹腔脏器的广泛粘连，湿性以腹水形成为特征。

（三）结核性脑膜炎

以儿童多见，主要由结核杆菌经血道播散所致，常为全身粟粒性结核的一部分。病变以渗出为主，脑底部最为明显。临床上可因颅内压升高而出现头痛、喷射状呕吐、惊厥、昏迷等。

（四）肾结核

常见于 20～40 岁男性，多为单侧性。病变大多起始于皮质、髓质交界处或肾锥体乳头。初为局灶性病变，继而发生干酪样坏死并沿尿路排出，形成空洞。在随尿路排出的过程中，可引起输尿管、膀胱的结核。严重者可因肾组织大量坏死和空洞形成而导致肾功能丧失。

（五）骨与关节结核

多见于儿童及青少年，以血源性播散为主。

1. 骨结核　以脊椎骨、指骨、长骨骨髓多见。病变以干酪样坏死为主，坏死物液化后形成无红、热、痛的结核性"脓肿"，又称"冷脓肿"，可穿破皮肤形成经久不愈的窦道。

2. 关节结核　以髋、膝、踝、肘等大关节多见，多继发于骨结核，当病变累及关节软骨和滑膜时则形成关节结核。临床常引发关节变形强直，运动功能丧失。

第二节　伤　寒

伤寒（typhoid fever）是由伤寒杆菌引起的急性传染病。其病变特征是全身单核巨噬细胞系统细胞的反应性增生，尤以回肠淋巴组织的病变最为明显。临床上有持续高热、相对缓脉、脾大、皮肤玫瑰疹和白细胞减少等表现，痊愈后可获得持久性免疫。

（一）病因与发病机制

病原体为伤寒杆菌，属沙门菌属，革兰氏染色阴性，具有菌体 O 抗原、鞭毛 H 抗原和表面 Vi 抗原，尤以 O 和 H 抗原性强，故临床上常以血清凝集试验（肥达反应）来测定血清中 O 和 H 抗体的效价来辅助诊断。该病的传染源为患者和带菌者，细菌随粪便排出，污染食物和水源而经消化道感染。

伤寒杆菌侵入人体后，如量少则多被胃液杀死，如量多则部分未被胃液杀死的伤寒杆菌到达小肠并侵入肠壁淋巴组织，尤以回肠的集合淋巴结和孤立淋巴结明显。并沿淋巴管到达肠系膜淋巴结，又可经胸导管入血，引起菌血症。淋巴结和血液中的伤寒杆菌会很快被单核巨噬细胞所吞噬，并在其中生长增殖。这段时间患者多无临床症状，称潜伏期，10 d 左右。此后，随细菌的大量繁殖，单核巨噬细胞破裂，大量细菌和毒素再次入血，患者出现败血症症状。另外，胆囊中的大量伤寒杆菌可随胆汁再次进入小肠,重复侵入已致敏的淋巴组织而引起强烈的过敏反应,造成肠黏膜坏死脱落及溃疡形成。

（二）病理变化及临床病理联系

其基本病变是全身单核巨噬细胞系统的增生性炎症,以形成伤寒肉芽肿或伤寒小结为其特征。

1.肠道病变　以回肠下段的集合淋巴结和孤立淋巴结的病变最为明显。病变可分为四期,每期约1周。

（1）髓样肿胀期　起病的第一周,淋巴组织肿胀,隆起于黏膜表面,灰红色,质软,表面呈脑回状。镜下见大量单核巨噬细胞增生,并可见吞噬现象(如吞噬红细胞、淋巴细胞、细胞碎片等),称为伤寒细胞。这些细胞常聚集成堆而形成具有诊断意义的伤寒肉芽肿(图10-8)。

（2）坏死期　第二周起,髓样肿胀处的肠黏膜发生坏死(图10-9)。

（3）溃疡期　第三周,坏死的黏膜脱落而形成溃疡。典型的伤寒溃疡为椭圆形或小圆形,溃疡的长轴与肠管的长轴平行,一般深及黏膜下层,严重者可达肌层或浆膜层,甚至穿孔(图10-9)。

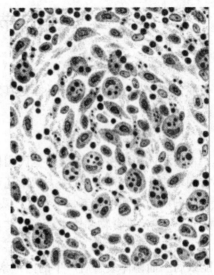

图10-8　伤寒肉芽肿

（4）愈合期　相当于发病的第四周。溃疡底部长出肉芽组织并将其填平,表面黏膜再生覆盖而愈合。

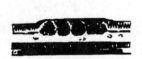

正常回肠

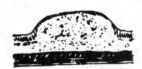

髓样肿胀期

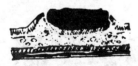

坏死期

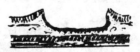

溃疡期

图10-9　伤寒肠道病变

在临床上,诊断伤寒除依赖典型的临床症状和体征外,尚须细菌学和血清学的检查。在第一至二周,血液培养的阳性率最高;第三至五周,粪便培养的阳性率最高;从第二周起,血清学检查出现阳性。

2.其他病变　全身单核巨噬细胞系统增生活跃,特别是肠系膜淋巴结、肝、脾和骨髓因巨噬细胞增生而致相应组织器官肿大。镜下可见伤寒肉芽肿形成和灶性坏死。

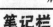

心肌纤维水肿或坏死,出现中毒性心肌炎,临床上出现相对缓脉;皮肤出现淡红色小丘疹(玫瑰疹);膈肌、腹直肌和股内收肌发生凝固性坏死,临床上出现肌痛和皮肤知觉过敏。由于胆囊是伤寒杆菌大量繁殖的重要场所,即使患者临床痊愈后,细菌仍可在胆汁中生存,故在一定时期内仍是带菌者。

第三节　细菌性痢疾

细菌性痢疾(bacillary dysentery)是由痢疾杆菌引起的一种肠道传染病,属假膜性炎症,病变局限于结肠。夏秋季是其发病高峰,临床主要表现为腹痛、腹泻、里急后重、黏液脓血便。

(一)病因与发病机制

病原体为痢疾杆菌,属革兰氏阴性短杆菌,可分为福氏、宋内、鲍氏和志贺四个群,它们均能产生内毒素,其中志贺菌还可产生强烈的外毒素。

痢疾患者和带菌者是本病的传染源,粪便中的痢疾杆菌通过直接或间接(苍蝇为媒介)方式污染食物和饮水后经口传染给健康人。

痢疾杆菌对黏膜上皮细胞的侵袭力是致病的主要因素,只有具备侵袭力的菌株才能致病。而菌体裂解后产生的内毒素是致病的次要因素。

(二)病理变化和临床病理联系

菌痢的病变主要发生在大肠,尤以直肠和乙状结肠为重。严重者可累及全结肠甚至回肠下段。根据其炎症特征、全身变化和临床经过的不同,将其分为以下三种。

1.急性细菌性痢疾　病变初期为急性卡他性炎,进一步发展为特征性的假膜性炎。

(1)大体观察　早期黏液分泌亢进,黏膜充血、水肿。随后出现假膜(呈糠皮样),约1周后假膜脱落形成大小不一的浅表溃疡。

(2)组织学观察　病变多局限在黏膜下层,可见充血、水肿和中性粒细胞浸润。随着纤维素渗出的增多而形成假膜(由纤维素、坏死组织、炎症细胞和细菌团块组成)。溃疡浅表,一般达黏膜下层(图10-10)。

【议一议】
　　何为假膜性炎症?请讨论临床表现与病变之间的关系。

【比较】
　　肠伤寒的溃疡有其自身的特点,请比较它与溃疡型肠结核的溃疡有何不同?

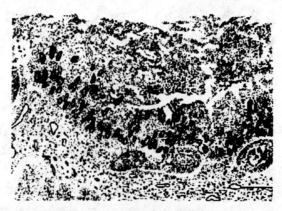

图10-10　细菌性痢疾(假膜形成)

临床上由于病变肠管蠕动亢进及痉挛,引起腹痛、腹泻。因病变以直肠和乙状结肠最为严重,故腹痛以左下腹尤为明显。因炎症刺激直肠的神经末梢而导致里急后重和排便次数增多。因溃疡形成及出血,加上分泌亢进而出现黏液脓血便。

本病的自然病程一般为 1~2 周,经适当治疗后大多痊愈,少数可转为慢性痢疾。

2. 慢性细菌性痢疾　病程在 2 个月以上的称为慢性细菌性痢疾,其病变特点为损伤与修复反复进行,溃疡形成与瘢痕修复反复出现,因而使肠壁增厚、变硬,严重者可致肠腔狭窄。

临床上常出现慢性细菌性痢疾急性发作,表现出急性细菌性痢疾的肠道症状,但程度一般较急性细菌性痢疾轻。

3. 中毒性细菌性痢疾　本型的特征为起病急骤,肠道病变和症状不明显,多表现为严重的全身中毒症状。多见于 2~7 岁儿童,常由毒力较低的福氏或宋内痢疾杆菌引起。发病后数小时即可出现中毒性休克或呼吸衰竭而死亡。

第四节　流行性脑脊髓膜炎

流行性脑脊髓膜炎(epidemic cerebrospinal meningitis)是由脑膜炎双球菌引起的脑脊髓膜的急性化脓性炎症,简称流脑。患者以儿童多见,多发于冬春两季。临床上有高热、头痛、呕吐、颈项强直等症状。多数可痊愈,少数暴发型流行性脑脊髓膜炎患者病情凶险,预后差。

(一)病因和发病机制

病原体为脑膜炎双球菌,该菌存在于患者和带菌者的鼻咽部,借飞沫经呼吸道传染。多数被感染者只引起局部炎症而成为健康带菌者。少数因机体抵抗力低下,细菌经上呼吸道黏膜入血,在血中繁殖,出现菌血症或败血症,并随血液循环到达脑(脊)膜而引起炎症。

(二)病理变化

本病的病变特征是脑脊髓膜的急性化脓性炎症。

1. 大体观察　脑脊髓膜血管高度扩张充血,蛛网膜下隙充满大量黄色脓性分泌物,使脑沟变浅,脑回结构模糊。以大脑额叶、顶叶最为明显。渗出物阻塞,使脑脊液循环障碍,可出现脑室扩张并有混浊液体甚至积脓。

2. 组织学观察　蛛网膜下隙增宽,充以大量中性粒细胞、纤维蛋白及少量单核细胞和淋巴细胞,血管高度扩张充血。

(三)临床病理联系

1. 颅内压升高　由于充血、渗出物堆积和阻塞、脑水肿等因素引起的颅内压升高,患者出现头痛、喷射性呕吐、小儿前囟饱满等症状。

2. 脑膜刺激症状　炎症累及脊神经根部的蛛网膜及软脊膜,使其肿胀而在椎间孔处受压,当颈或背部肌肉运动时引起疼痛,因而出现保护性痉挛。临床表现为颈强直、角弓反张、Kernig(凯尔尼格)征(屈髋伸膝)阳性。

3. 脑脊液变化　脑脊液压力增高,混浊不清,细胞数及蛋白含量增多,糖量减少,

【回答】
　　流脑是通过呼吸道传播的,其病变性质如何?病变主要累及什么部位?

涂片或培养可查出病原体。

4.败血症 患者表现为高热、寒战和皮肤瘀点。瘀点是细菌栓塞末梢血管所致，用该处血液涂片可查出病原体。

（四）结局和并发症

经及时治疗后，多数患者可痊愈。如治疗不及时或不当，可发生如下并发症。

1.脑积水 由脑膜粘连、脑脊液循环障碍引起。

2.脑神经麻痹 出现耳聋、视力障碍、面神经麻痹等。

3.脑缺血和脑梗死 由脑底血管炎引起管腔阻塞所致。

附：暴发型流行性脑脊髓膜炎

本病为一种超急性炎症类型，多见于儿童。起病急，脑膜病变轻，以周围循环衰竭、休克、皮肤出现大片紫癜、双侧肾上腺皮质广泛出血、肾功能衰竭为特征，称为沃－弗综合征（Waterhouse-Friderichsen syndrome），预后极差。

第五节 流行性乙型脑炎

流行性乙型脑炎（epidemic encephalitis B），简称乙脑，是由乙型脑炎病毒引起的急性传染病。夏秋两季是高发流行季节，儿童的发病率高于成人，起病急，死亡率较高。大脑灰质和神经核内的神经细胞变质是其主要病变特点。临床上，患者表现为高热、头痛、嗜睡、抽搐和昏迷等。

（一）病因及发病机制

病原体为乙型脑炎病毒，本病毒是嗜神经性 RNA 病毒。以蚊虫传播，在我国主要是三节吻库蚊、白纹伊蚊。其传染源除患者和带病毒者外，家畜（猪、牛、马等）也是重要的传染源。

当带病毒的蚊虫叮咬健康人后，机体可出现短暂的病毒血症，如机体免疫力强时，病毒不易透过血脑屏障而成为隐性感染者。反之，病毒穿过血脑屏障，进入中枢神经系统引起病变。

（二）病理变化

本病广泛累及中枢神经系统灰质，以大脑皮质及基底节、视丘最为明显，小脑皮质、延髓、脑桥次之，脊髓病变最轻，常局限于颈段。

肉眼观，脑膜充血，脑水肿明显，脑回宽、脑沟狭窄。切面常于神经节分布区见到针尖大到粟粒大小的半透明软化灶，可散在分布也可聚集成群。镜下观，可见以下几种典型病变。

1.神经细胞变性、坏死 表现为神经细胞肿胀，尼氏小体消失，细胞质内空泡形成，核固缩及偏位，核溶解消失。

（1）噬神经细胞现象 小胶质细胞进入变性、坏死的神经细胞体内的现象。

（2）卫星现象 少突胶质细胞环绕在变性、坏死的神经细胞周围的现象。

2.软化灶形成 严重时脑组织内的神经组织（包括神经细胞、轴索、髓鞘、胶质细胞及纤维)发生液化性坏死,形成筛网状软化灶(图10-11)。

3.胶质细胞增生　小胶质细胞增生明显,特别是在病变的神经细胞和小血管旁常形成胶质细胞结节。少突胶质细胞也有明显增生,星形胶质细胞增生并形成胶质瘢痕。

4.血管袖套现象　小血管高度扩张充血,血管周围间隙增宽,大量炎症细胞(以淋巴细胞为主)浸润并呈袖套状围绕在小血管周围(图10-12)。

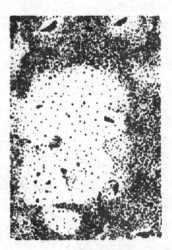
图10-11　乙脑筛网状软化灶形成

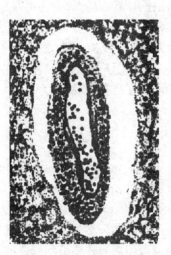
图10-12　血管袖套现象

(三)临床病理联系

由神经细胞变性坏死、脑水肿等引起相应的临床症状,主要有:

1.中枢神经受损症状　由于广泛的神经细胞病变,患者常出现嗜睡、昏迷和抽搐。

2.颅内压增高症状　由于血管扩张、淤血、通透性增高,引起脑水肿而使颅内压升高。患者出现头痛、呕吐,严重者引起脑疝形成。

3.脑脊液变化　脑脊液压力轻度升高,白细胞计数增高,初期以中性粒细胞为主,后期则以单核细胞为主。

【比较】
　　从病因、病变性质、病变特点和临床表现方面考虑,乙脑和流脑有什么不同?

第六节　性传播疾病

性传播疾病是指通过性行为传染的一系列疾病。目前,这类疾病已超过了传统性病(如淋病、梅毒、生殖器疱疹等)范围,病种繁多,危害极大,发病率在全球均呈上升趋势。本节只对淋病、尖锐湿疣和艾滋病进行一般性介绍。

一、淋　病

淋病(gonorrhea)是由淋球菌引起的急性化脓性炎症,几乎各年龄段均可被感染。成人几乎全部通过性交而传染,也是本病的主要发病人群;儿童可间接(如接触患者用过的衣、物等)感染;婴儿也可经产道分娩时被感染而致淋病性结膜炎(如孕妇患有此病)。

淋球菌主要侵犯泌尿生殖系统,对柱状上皮和移行上皮有特别的亲和力,因此感染性极强,发病率居性病之首。男性患者的病变多从前尿道开始,然后逆行至后尿道,严重者可波及前列腺、精囊腺和附睾。临床表现为尿道口充血、水肿、脓性渗出物从尿道口流出。久之,尿道可因炎性瘢痕而致尿道狭窄、排尿困难。女性患者病变多累及外阴、阴道腺体、子宫颈内膜、输卵管和尿道,引起相应部位的炎症。输卵管化脓性炎可造成输卵管积脓,病变还可蔓延至卵巢,甚至扩散到盆腔。

【想一想】
淋病属急性化脓性炎症,可出现哪些临床表现和并发症?

部分患者可经血行播散引起淋球菌性败血症,并导致身体其他部位的病变。血行播散多发生于1%～3%的近期感染者,以女性多见,通常发生在月经期间。临床表现为关节炎-皮肤炎综合征(受累关节出现化脓性关节炎,皮肤出现瘀点和脓疱),并可发生心内膜炎和脑膜炎。

二、尖锐湿疣

尖锐湿疣(condylomata accuminatum)是由 HPV 感染引起的良性疣状物,因其多由性接触传播,故又称性病疣。常发生于 20～40 岁年龄组,好发于黏膜和皮肤的交界处。男性常见于阴茎冠状沟、龟头、系带、尿道口或肛门附近,女性多见于阴蒂、阴唇、会阴部及肛周。本病除主要通过性传播外,也可通过非性接触而间接感染(如由生殖器部位自体接触并感染到身体的其他部位)。

本病的潜伏期长短不一,通常为 3 个月左右。病变起初为小而尖的乳头,逐渐增大、增多,形成暗红色、质软、表面凹凸不平的疣状物,并可相互融合成鸡冠状或菜花状。镜下见,上皮呈乳头状增生,角化不全,棘层肥厚,表皮突增粗延长,偶见核分裂。真皮层毛细血管和淋巴管扩张,大量慢性炎症细胞浸润。

三、艾滋病

艾滋病(acquired immunodeficiency syndrome,AIDS)是获得性免疫缺陷综合征的简称,是由人类免疫缺陷病毒(human immunodeficiency virus,HIV)引起的传染病。可经性交、血液、母婴等方式传播,且传播迅速,发病缓慢,死亡率高。病毒能选择性地破坏 Th 细胞,导致 T 细胞免疫缺陷,使患者出现机会性感染和继发性肿瘤。

【讨论】
什么是艾滋病?正确认识其主要传播方式、临床特点及其对社会的危害。

主要病理变化为淋巴结肿大及破坏,全身性的由多种病原体引起的多器官机会性感染以及肿瘤(以卡波西肉瘤、恶性淋巴瘤等恶性肿瘤多见)的发生。

临床上可分为以下几个时期:

1. 急性期　感染后 2～6 周,出现类似感冒的症状。
2. 潜伏期　仅出现抗 HIV 抗体阳性,而无其他临床症状。此期可持续 2～10 年。
3. 艾滋病前期　出现全身淋巴结肿大,发热,Th/Ts 比例倒置(正常为 2:1)等。
4. 艾滋病全盛期　出现致命的机会性感染和各种恶性肿瘤。

本病的预后极差,目前尚无有效的疫苗和理想的药物,故患者的死亡率达 100%。

第七节　寄生虫病

由寄生虫作为病原体引起的疾病称为寄生虫病。由于各种寄生虫生活史的不同,往往造成人群之间或人与动物之间的传播。寄生虫病的流行不仅受生物因素的影响,也与自然因素和社会因素有关,常表现出明显的地域性和季节性。我国在过去是寄生虫病严重流行的国家之一,新中国成立后,经过全面防治,寄生虫病的感染率和发病率明显降低。但目前仍有部分寄生虫病的散发或区域性流行,特别是边远贫穷地区和少数民族地区。

寄生虫病在临床上一般呈慢性过程,除引起局部机械损伤外,主要表现为夺取人体营养物质而造成机体营养不良和贫血,压迫和阻塞腔道器官,引起组织坏死及纤维增生,引发各种变态反应等。

本节着重介绍阿米巴病。

阿米巴病

阿米巴病(amebiasis)是由溶组织内阿米巴原虫感染人体所引起的寄生虫病。该原虫主要寄生于人体的结肠,临床上出现痢疾症状,故又称肠阿米巴病或阿米巴痢疾。少数病例结肠中的阿米巴原虫可随血液运行或直接侵袭的方式,到达肠外组织或器官,引起相应部位的阿米巴溃疡或阿米巴脓肿。

(一)肠阿米巴病

1.病因及发病机制　溶组织内阿米巴原虫的生活史中有滋养体和包囊体之分,滋养体为致病阶段,包囊体为感染阶段。当包囊体随食物进入消化道后,胃液对其无杀伤作用,包囊体到达小肠后,在小肠下段碱性环境中破囊而释放出四个小滋养体。当机体的功能状态正常时,小滋养体与机体呈共生状态,并转变成包囊体排出体外。而当机体的功能状态降低时,小滋养体转化为大滋养体,并侵入肠壁,溶解组织,引起疾病。

阿米巴病的致病机制目前尚未明了,可能与以下因素有关:①接触溶细胞作用;②细胞毒素作用;③伪足运动和吞噬功能;④免疫抑制与逃避。

2.病理变化　病变主要位于盲肠和升结肠,其次是乙状结肠和直肠,严重者可累及全结肠与回肠下段。其病变性质为以组织溶解为主的变质性炎症,可分为急性期和慢性期。

(1)急性期病变　以肠黏膜及黏膜下层组织的溶解坏死,形成特征性的溃疡为其主要变化。

肉眼观:早期在黏膜表面形成灰黄色略凸的针头大小的点状坏死和小溃疡,周围有充血出血带包绕。随后滋养体向深层发展,溶解组织,形成口小底大呈烧瓶状的溃疡,溃疡间的黏膜组织正常。病变继续发展,溃疡与溃疡之间在黏膜下相互贯通,形成隧道样改变,随之表层黏膜大片坏死呈破絮状,并大块脱落形成巨大溃疡。

镜下观:溃疡处为大片液化性坏死,呈红染,无结构,可见典型的口小底大的烧瓶

【比较】
　　从病原、病变部位、病变性质、病变特点以及临床表现方面,将急性阿米巴痢疾和急性细菌性痢疾做一比较。

状结构(图10-13),具有诊断意义。溃疡边缘出现充血、出血,少量淋巴细胞、浆细胞和巨噬细胞浸润。于坏死组织与正常组织交界处以及小静脉腔内可见阿米巴大滋养体。

临床上患者出现右下腹压痛,腹泻。因组织大量坏死出血,大便呈暗红果酱色,腥臭,粪检可查到病原体。因直肠和肛门病变不明显,故无里急后重现象。

(2)慢性期病变　因损伤与修复反复进行,使黏膜粗糙或息肉形成,肠壁变厚变硬,肠腔狭窄。偶因肉芽组织过度增生而形成局限性包块,称为阿米巴肿,易被误诊为肠癌。慢性患者和包囊携带者是阿米巴病的主要传染源。

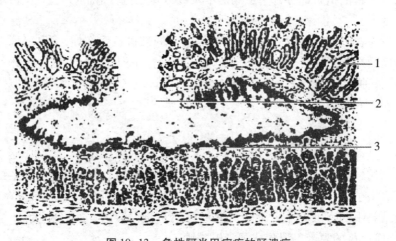

图10-13　急性阿米巴痢疾的肠溃疡
1.结肠黏膜层　2.烧瓶状溃疡　3.坏死组织与正常组织交界处之滋养体

(二)肠外阿米巴病

肠外阿米巴病多为肠阿米巴病的并发症,以肝、肺、脑的阿米巴病常见。

1.阿米巴肝脓肿　多发生于肠道病变之后1~3个月,滋养体经肠壁小静脉到达肝。主要造成大量肝细胞溶解坏死和出血,形成所谓的阿米巴肝脓肿。脓肿灶可为多数小灶性分布,也可融合而成大脓肿。脓腔内并非真正的"脓液",而是液化的坏死产物与血液混合而成的果酱样物。镜下在坏死边缘可查见阿米巴滋养体。本病变80%发生于肝右叶。

2.阿米巴肺脓肿　绝大多数是由阿米巴肝脓肿穿破横膈直接蔓延而来,因此多发于右肺下叶,以单发多见,并常与膈下及肝的病变相通。临床上可出现类似肺结核的表现,因其可形成空洞,故患者咳出的棕褐色脓样痰中可查到滋养体。

3.阿米巴脑脓肿　少见,多因其他部位的阿米巴滋养体经血道进入脑而引起。常见于大脑半球,脓肿腔内充以大量咖啡色坏死液化物,脓肿壁可见胶质细胞增生及慢性炎症细胞浸润,坏死区边缘可查见滋养体。临床上可有发热、头痛、昏迷等症状。

小　结

结核病是一种全身性疾病,临床上以肺结核病最为常见。其基本病变中以典型的结核结节形成为主要特征,具有诊断价值。原发性肺结核以原发综合征的形成为其特征性表现。原发性肺结核与继发性肺结核无论在发病年龄、发病部位、病理变化、播散方式还是临床预后方面均有所不同。

伤寒是以全身单核巨噬细胞系统增生为主的炎症,以回肠末段的淋巴组织病变最为明显,故称为肠伤寒,病变可分为四个时期。

细菌性痢疾属纤维素渗出性炎(假膜性炎),病变主要累及直肠和乙状结肠,临床上以急性细菌性痢疾的肠道症状最为突出。

流脑是由脑膜炎双球菌引起的脑脊髓膜的化脓性炎症,病变以蛛网膜下隙大量脓液的形成为特点,而脑组织的病变不明显。

乙脑是由乙型脑炎病毒引起的以脑组织神经细胞变性、坏死为特征的变质性炎症,以蚊虫为传播媒介。

性病的发病率在全球均呈上升态势,疾病种类已超出了过去传统的性病范围,且传染方式多样化(已不是单一的性传播),社会危害性大,近年来艾滋病发病率升高已成为社会关注的焦点。

阿米巴病是由溶组织内阿米巴原虫所引起的寄生虫病,其致病体为滋养体,病变性质为变质性炎症。以肠道阿米巴病最为多见,其溃疡的形态具有特殊的代表性。

 病案讨论

　　病例摘要　患者,男,38 岁,工人。咳嗽、消瘦 1 年多,加重 1 个月入院。1 年前患者出现咳嗽,多痰,数月后咳嗽加剧,并伴有大咯血(数百毫升),咯血后症状日渐加重。反复出现畏寒、低热及胸痛,至 3 个月前痰量明显增多,精神萎靡,体质明显减弱,并出现腹痛、间歇交替性腹泻和便秘。10年前其父因结核性脑膜炎死亡,其父患病期间父子密切接触。体格检查:体温38.5 ℃,呈慢性病容,消瘦苍白,两肺布满湿性啰音,腹软,腹部触之柔韧。胸片可见肺部有大小不等的透亮区及结节状阴影,痰液检出抗酸杆菌。入院后经积极抗结核治疗无效而死亡。尸检摘要:全身苍白,消瘦,肺与胸壁广泛粘连,胸腔、腹腔内均可见大量积液,喉头黏膜及声带粗糙。两肺胸膜增厚,右上肺一厚壁空洞,直径 3.5 cm,两肺各叶均见散在大小不一灰黄色干酪样坏死灶。镜下见结核结节及干酪样坏死区,并以细支气管为中心的化脓性炎。回肠下段见多处带状溃疡,镜下有结核病变。

讨论:

　　1. 根据临床及尸检结果,请为该患者做出诊断并说明诊断依据。

　　2. 用病理知识解释相应临床症状。

　　3. 请说明各种病变的关系。

 同步练习

一、选择题

1. 关于原发性肺结核不正确的是　　　　　　　　　　　　　　　(　　)

　　A. 原发灶多在肺尖部　　　　　　　　　B. 多见于儿童

　　C. 肺门淋巴结干酪样坏死　　　　　　　D. 主要经血道播散

2. 开放性肺结核是指　　　　　　　　　　　　　　　　　　　　(　　)

　　A. 浸润型肺结核　　　　　　　　　　　B. 支气管内结核

　　C. 局灶型肺结核　　　　　　　　　　　D. 慢性纤维空洞型肺结核

笔记栏

3. 肠结核病变的好发部位是 （ ）
   A. 小肠   B. 回盲部
   C. 乙状结肠和直肠   D. 降结肠和乙状结肠

4. 有关伤寒的描述下列哪项是错误的 （ ）
   A. 特征性病变是形成伤寒小结   B. 肠出血、穿孔常发生于溃疡期
   C. 病灶中常伴中性粒细胞浸润   D. 内毒素是伤寒杆菌的主要致病因素

5. 肠伤寒最严重的并发症是 （ ）
   A. 肠穿孔   B. 肠出血
   C. 肠套叠   D. 肠梗阻

6. 一患者有畏寒、发热、腹痛、腹泻、黏液脓血便及里急后重，应考虑诊断为 （ ）
   A. 急性肠炎   B. 细菌性痢疾
   C. 肠伤寒   D. 肠结核

7. 沃-弗综合征是 （ ）
   A. 脑肿瘤的表现   B. 暴发型流行性脑脊髓膜炎
   C. 病毒性脑炎   D. 脑日本血吸虫病

8. 以下哪项不是流行性乙型脑炎的特征 （ ）
   A. 胶质细胞增生
   B. 血管周围淋巴细胞袖套状浸润
   C. 蛛网膜下隙内大量中性粒细胞和纤维素渗出
   D. 筛网状软化灶形成

9. 尖锐湿疣是病毒引起的性传播疾病，该病毒的感染还与生殖系统肿瘤有密切关系，这种病毒
   是 （ ）
   A. EB 病毒   B. 腺病毒
   C. 人乳头状瘤病毒   D. 埃可病毒

（11～14 题共用备选答案）
   A. 溃疡呈环形，与肠的长轴垂直   B. 溃疡呈长椭圆形，与肠的长轴平行
   C. 溃疡呈烧瓶状口小底大   D. 溃疡表浅呈地图状

10. 肠伤寒的肠溃疡特征是 （ ）
11. 肠结核的肠溃疡特征是 （ ）
12. 菌痢的肠溃疡特征是 （ ）
13. 肠阿米巴病的肠溃疡特征是 （ ）

二、填空题

1. 结核病是一种常见的传染病，_____型肺结核属开放性肺结核病，是结核病重要的_____。

2. 肺结核原发综合征包括 _____ 、_____ 和 _____ ，X 射线上呈_____状。

3. 伤寒病是累及_____的急性增生性炎症，其特征性病变是形成_____。

4. 细菌性痢疾的主要病变部位是_____和_____。

5. 流脑是由_____引起的急性_____性脑脊髓膜炎。

6. 依照炎症的病理学分类及病变特点，乙脑属_____炎症，流脑属_____炎症。

7. 血吸虫虫卵所致的基本病变是_____，按其病程可分为_____和_____两种。

三、名词解释

1. 结核球   2. 梅毒疹   3. 嗜酸性肉芽肿

四、问答题

简述结核病的基本病理变化。

下篇　病理生理学

第十一章
疾病概论

学习目标

◆解释疾病、健康、原因、条件、脑死亡的概念。
◆列出疾病的常见病因。
◆阐述疾病发病规律和经过。
◆比较传统死亡过程和脑死亡判断标准之不同。

一、健康与疾病的概念

健康(health)是医学中一个重要的概念,长期以来人们认为"不生病""无病痛"就是健康,其实这种认识是很不全面的。WHO关于健康的定义是"健康不仅是没有疾病,而且要有健全的身心状态及社会适应能力"。这就是说,健康至少应具备强健的体魄和健全的心理精神状态,对社会具有良好的适应性,能在所处的环境中进行有效的活动和工作。这种良好状态有赖于机体内部结构与功能的协调,有赖于体内调节系统对内环境稳定的维持。

疾病(disease)是对疾病本质认识的概括。什么是疾病,在不同历史阶段有不同的认识。目前认为,疾病是机体在一定的条件下受病因损害作用后,因其自稳调节紊乱而发生的异常生命活动过程。疾病过程中,机体对致病因素所引起的损伤产生抗损伤反应,出现各种复杂的功能、代谢和形态结构的异常变化,从而表现出一系列症状和体征,并对外环境的适应能力下降,劳动能力减弱甚至丧失。

二、病因学概述

病因学(etiology)是研究疾病发生的原因和条件的科学,主要回答"为什么会发病"的问题。

（一）疾病发生的原因

病因（cause of disease）即疾病原因的简称。它是指作用于机体能引起某一疾病不可缺少的并决定疾病特异性的因素，是医学研究的核心问题，对于疾病的预防、诊断、治疗、康复等均具有十分重要的意义。条件是指在原因作用于机体的前提下，促使疾病发生发展的因素，也就是说它本身虽不能引起疾病，但是可以左右病因对机体的影响或者直接作用于机体促进疾病的发生。

原因和条件在疾病发生中的关系，可以用具体疾病加以说明。例如患结核病时，结核分枝杆菌是原因，如果没有结核分枝杆菌的侵入，就不能引起结核病的发生。但结核分枝杆菌侵入后是否发病，还与多种条件有关，如营养不良、免疫功能减弱等。这些条件中的一个或几个结合在一起，都能促进结核病的发生。相反的条件，即使有结核分枝杆菌的侵入，由于机体抵抗力强，也可能不发生结核病。

【讨论】
请用一疾病说明病因和条件两者之间的关系。

（二）疾病原因的分类

疾病原因的分类很多，大致概括如下。

1. 生物性因素　包括各种病原生物，如细菌、病毒、立克次体、支原体、螺旋体、真菌以及寄生虫等，是最常见的致病因素。临床上将病原生物所致的疾病称为感染性疾病。其致病作用主要取决于病原体侵入宿主的数量、毒力、侵袭力和机体的防御、抵抗能力双方力量的对比。

2. 物理性因素　环境中各种物理因素当其超过机体生理耐受时便成为致病因素。各种机械力可引起创伤、骨折，温度变化可引起烧伤、冻伤，电流可引起电击伤，电离辐射可引起放射病等。其致病作用主要取决于作用强度、部位、持续时间，而很少和机体的反应性有直接关系。

3. 化学性因素　无机和有机的化学物质（包括治疗用药），超过一定剂量时均具有毒性，可使机体中毒甚至死亡。其致病作用主要取决于毒物剂量、机体代谢解毒及排泄毒物的功能。

4. 营养性因素　营养不足和营养过剩都可引起疾病，如营养不良症、肥胖病等。生命必需物质的缺乏也可引起疾病，如维生素 D 缺乏可引起佝偻病，食物中缺碘可引起单纯性甲状腺肿等。

5. 免疫性因素　某些个体的免疫系统，对一些抗原的刺激发出异常激烈反应，从而导致组织、细胞的损伤和生理功能的障碍，这种异常的反应称为变态反应。如进某些食物（如虾、牛乳）或应用某些药物（如青霉素）后可发生荨麻疹、支气管哮喘甚至过敏性休克等变态反应性疾病。有些个体能对自身抗原发生免疫反应引起自身组织的损害，称为自身免疫性疾病，如全身性红斑狼疮、类风湿性关节炎、溃疡性结肠炎等。某些免疫缺陷的人，其共同特点是容易发生致病微生物的反复感染。

6. 遗传性因素　遗传物质的改变可直接引起遗传性疾病。例如，某些染色体畸变可以引起先天愚型，某些基因突变可引起血友病等。但在另一些情况下，遗传物质的改变不直接引起遗传性疾病，而是使机体获得遗传易感性。机体在一定的环境因素作用下，易发生某些疾病，如高血压病、糖尿病、精神分裂症等。

7. 精神因素　长期忧虑、悲伤、恐惧等不良情绪和强烈的精神创伤可引起自主神经和内分泌功能紊乱以及免疫功能异常，从而促进高血压病、冠心病、溃疡病等心身疾

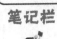
病的发生和发展。严重者可使人行为异常,失去理智。尤其是近几年来生物-心理-社会现代医学模式在医学中越来越为人们所重视,使其在考虑疾病原因的同时,不仅要重视人的生物属性,同时也要重视人的社会属性,认识到讲究文明,培养健康心理,可以防止疾病的发生。为此,消除患者精神紧张状态,稳定患者正常情绪,进行合理的生活指导和环境调整已显得特别重要。

8. 自然环境和社会因素 自然环境如地区、季节、气候及气温等因素既可以作为外在致病因素而存在,也可以影响人体的功能状态和抵抗力使人发病。另外,环境因素既是自然因素又是社会因素,因"三废"(废水、废气、废渣)处理不善而造成的生态平衡破坏,大气、水和土壤的污染,已成为危害人民健康,导致疾病发生的重要因素,这已经引起世界各国对环境保护的高度关注。

社会因素包括社会制度、社会环境、社会经济水平、卫生条件和教育水平,这些因素对人类健康生存有着不可忽视的影响,新中国成立前后人群患病率及死亡率的明显差异就足以说明这一问题。

三、疾病过程中的一般规律

疾病发生、发展的一般规律是指不同疾病的发生、发展过程中共同存在的基本规律。这些规律主要体现在以下几方面:

1. 自稳调节功能紊乱 正常机体主要在神经和体液的调节下,维持内环境相对的动态稳定性,使机体的血压、心率、呼吸、体温、体液的 pH 值均控制在一定的范围之内,这种状态称为自稳调节下的自稳态。疾病时自稳调节的某一方面先发生紊乱,引起相应的功能、代谢和形态异常,甚至通过连锁反应,导致疾病的发生。故稳态紊乱是疾病发生、发展的一个基本环节。例如,碘摄入不足首先引起甲状腺分泌甲状腺素减少,通过反馈机制,垂体促甲状腺素分泌增多,促进甲状腺滤泡增生、肥大。如缺碘时间过长,滤泡上皮反复增生和复旧,上皮细胞因活动过度而衰竭,以致滤泡扩张,滤泡腔内储满不能碘化的甲状腺球蛋白胶质,因此,体现甲状腺代谢、功能和形态自稳态失衡的地方性甲状腺肿也就随之发生了。

2. 因果转化 所谓疾病的因果转化就是指在原始病因作用下机体内所发生的某种变化(结果),又可成为疾病过程中新的发病原因,有人将此称为"病因网"。如此原因和结果交替不已,互相转化,就形成了一个链式发展的疾病过程。以失血为例,大量失血引起血容量减少、血压下降;血压下降引起脑缺血、缺氧导致中枢抑制,对呼吸及心血管的调节降低又可进一步加重血液循环障碍,使疾病恶化,甚至死亡。反之,如能及时采用止血、静脉补液、止痛等措施,则可阻断因果转化和恶性循环,使疾病向好的方向转化而康复。

3. 损伤与抗损伤 致病因素可引起机体不同程度损伤,同时机体也动员各种防御功能对抗所受到的损伤,损伤与抗损伤构成矛盾的两个方面,相互依赖又相互斗争,贯穿于疾病的始终并推动着疾病的发展和转归。如果在疾病过程中损伤反应占优势,则疾病向有利于机体的方向发展直至痊愈。反之,损伤较重,抗损伤的各种措施不足以抗衡损伤反应,又未能进行恰当治疗,则病情恶化,甚至死亡。

应当注意的是,损伤和抗损伤过程并不是一成不变的,在一定条件下可以互相转化。例如,外界气温过高时排汗增加,本是加强散热的一种抗损伤代偿活动,但大量排汗又会导致脱水等损伤性变化。所以,正确区分疾病过程中的损伤性变化和抗损伤性变化,才能更有效地防治疾病,增进健康。

4.局部与整体的关系　无论在正常还是患病时,机体各部分组织器官一般都是通过神经、体液的调节紧密地联系在一起,作为一个整体对体内外环境的变化发生反应,疾病的局部病变只是全身反应的局部表现,而且受整体变化所制约;相反,任何一个局部病变,在一定条件下又会影响到全身,二者之间有着不可分割的联系。如冠状动脉粥样硬化,管腔变窄,心脏供血不足,收缩功能下降,可导致全身血液循环障碍。另一方面,全身状况可以影响到局部病变的发生与发展,如机体免疫功能良好者结核病的肺部病变就容易痊愈。所以在认识和诊治疾病时,要全面分析全身和局部的内在联系。

四、疾病的经过和结局

疾病是一个过程,有其开始和终结,一般将疾病大致分为如下四个阶段:

1.潜伏期(发病前期)　是从致病因素作用于机体到出现最初症状前的阶段。各种传染病都有潜伏期。不同疾病潜伏期长短不一,有些疾病无潜伏期,如创伤、溺水;有的疾病潜伏期很短,如食物中毒;有的疾病潜伏期却很长,如艾滋病患者,有着数年的潜伏期。潜伏期中患者没有症状,因此查找疾病的临床早期信号对阻止疾病的发生与传播就显得特别重要。

2.前驱期　是从疾病出现最初症状起,到出现该疾病的典型症状前的阶段。此期可出现一些非特异性症状,如食欲缺乏、乏力、低热等临床表现。前驱期的发现利于疾病的早期诊断、早期治疗。

3.症状明显期　是指出现该疾病所特有的临床症状和体征的一段时期。临床上可根据其典型表现迅速做出疾病诊断和鉴别诊断。

4.转归期　此期是疾病的最后阶段。不同疾病有不同的转归,相同疾病也有不同的结局,其表现有以下两个方面。

(1)康复(rehabilitation)　又称痊愈。分完全康复和不完全康复两种。病因去除,患者的症状、体征完全消失,形态结构、功能和代谢完全恢复正常,劳动能力恢复,称完全康复。疾病的损伤性变化得到了控制,主要症状已经减轻,但体内某些重要病理变化尚未完全消失,甚至遗留后遗症,如烧伤后形成的瘢痕、风湿性心脏瓣膜变形等,则称为不完全康复。

(2)死亡(death)　死亡是生命活动的终止,也是疾病最不幸的结局。死亡的原因可以是重要生命器官如心、肝、肺、脑、肾等发生严重的不可复性损害,也可以是慢性消耗性疾病如恶性肿瘤、结核病等引起的全身极度衰竭,还可以是失血性休克、窒息、中毒等引起的严重功能失调。

长期以来,传统的死亡观点认为死亡并非瞬息即逝现象,而是一个发展过程,通常把死亡过程分为三个阶段。①濒死期:也称临终状态。本期主要特征是脑干以上的中枢处于深度抑制状态,而脑干以下功能犹存,但由于失去了上位中枢的控制而处于紊乱状态。主要表现为意识模糊或丧失,反射迟钝或减弱,血压降低,呼吸和循环功能进行性下降。②临床死亡期:本期的主要特点是延髓处于极度抑制状态,表现为各种反射消失,呼吸和心跳停止,但是组织器官仍在进行着极其微弱的代谢活动,生命没有真正结束,若采取恰当的措施,仍有复苏或复活之可能。③生物学死亡期:是死亡的不可逆阶段,大脑皮质、各系统各器官的功能和代谢活动,随着时间的推移而相继停止,机体逐渐出现尸冷、尸斑、尸僵、尸体腐败等一系列变化。

【分析】
临床应怎样判断脑死亡?为什么提出脑死亡这一观点?

随着近年来复苏技术的普及与提高、器官移植的倡导与开展,人们对死亡有了新的认识,认为死亡是指机体作为一个整体的功能永久性停止。实际上是指包括大脑、间脑,特别是脑干各部分在内的全脑功能不可逆丧失导致的个体死亡。脑死亡是判断临床死亡的标志,其判断标准:①不可逆的昏迷和大脑无反应性;②呼吸停止,人工呼吸 15 min 仍无自主呼吸;③瞳孔散大及固定;④脑神经反射(如瞳孔对光反射、角膜反射、咳嗽反射、吞咽反射等)消失;⑤脑电波消失;⑥脑血液循环完全停止。

脑死亡一旦确立,就意味着在法律上已经具备死亡的合法依据,它可协助医务人员判断死亡时间和确定终止复苏抢救的界线,同时也为器官移植创造了良好的时机和合理的根据,因为器官移植能否成功,远期效果是否良好,在很大程度上取决于移植器官从供体摘除时和摘除前一定时间内的血液灌流情况。若已确诊为脑死亡,借助人工呼吸在一定时间内维持血液循环的人体是移植器官的良好提供者。

因此,用脑死亡作为死亡的标准是社会发展的需要,也是伦理道德和法律上的许可。

五、衰老及其与疾病的关系

衰老既是生理之必然,又与疾病有着千丝万缕的联系。

1. 衰老时机体的变化　衰老时机体的变化,除了外观上的白发、皱纹、耳聋、眼花、行动迟缓、不耐负荷等变化外,主要还在于以下器官系统的变化。

(1)神经系统的变化　其特征为大脑皮质的神经细胞数目减少,胶质成分增加,神经元传导速度减慢,神经末梢分泌递质减少,反射活动减弱。复杂的高级神经活动障碍——记忆力减退,创造性的活动及学习能力下降。

(2)内分泌的变化　表现为各种激素水平的变化及靶器官对其敏感性降低。性腺功能的减退是衰老早期信号之一。除此之外,另一重要的内分泌变化是下丘脑-腺垂体-肾上腺皮质相互作用障碍,这可能就是衰老机体对各种应激原做出的抵抗力下降、恢复自稳作用速度减慢的原因所在。

(3)免疫系统的变化　对非己抗原产生抗体的能力下降和自身免疫反应增强。因此,老年人易患感染、自身免疫性疾病及恶性肿瘤。

(4)心血管系统的变化　心肌细胞数减少,冠状动脉常出现明显的粥样硬化而使冠状动脉供血不足,导致心肌缺血,因此使心肌收缩力减弱,每分心输出量减少,而老年人心脏的代偿功能、耐受负荷能力也减低,故容易发生心力衰竭。随着年龄的增长,易发生高血压病及动脉粥样硬化症。

(5)呼吸系统的变化　肺组织弹性减弱,肺活量减小,残气量增加;容易发生肺部感染,可出现短暂性呼吸中止及周期性深呼吸。

【分析讨论】
衰老与疾病有何联系?

(6)结缔组织的变化　主要表现为细胞组成以及构成间质的大分子物质之间的比例关系发生改变。心、肝、肾结缔组织量增加,胶原增加,骨、关节及椎间软骨组织的结构及矿化作用障碍导致骨质疏松、变形,从而构成老年特有的体态,并易于发生骨折。

笔记栏

2. **衰老与疾病** 衰老不是疾病,但衰老与许多疾病关系密切,衰老与疾病错综复杂地交织在一起,这是因为衰老过程中不可避免地伴随各种功能的降低,对外界环境变化适应能力减弱、代偿能力低下,因而较难保持机体内部的自稳态。所以,衰老的机体易发生疾病。

衰老机体有其特有的疾病谱:冠心病、脑血管病、糖尿病、恶性肿瘤等。年龄每增加 10 岁,心血管病死亡率即可增加 2~3 倍。随着我国人口老龄化的到来,保证老龄人群的身心健康是我们每个医务人员应尽的义务。教育老年人群合理饮食、注意运动、戒烟少酒、心理平衡是保证健康的四大基石。

小　结

本章我们介绍了疾病过程中的一般规律,目的是理解损伤和抗损伤是推动疾病发展的基本动力,两者的强弱决定疾病的发展方向,使疾病向着康复或死亡两大结局进展,以求进一步运用局部与整体的关系、遵循原因与结果的规律、形态与功能的变化来指导临床工作。近年来脑死亡(全脑功能永久性停止)这一观念的提出,突破了多年来关于心搏停止是判断死亡认定的传统概念,对确定终止复苏抢救时间、提供器官移植供体、顺应社会伦理道德及法律的许可都将起到积极的作用。

同时还应该提醒我们注意的是,在学习本章的过程中,要充分认识:①在医学模式转换的今天,人类已开始注重生物-心理-社会医学模式的转变,重视心理因素和社会因素在疾病发生中的作用;②随着疾病谱的变化,人们注意到慢性非传染性疾病已对人类健康构成重要威胁;③随着对人类疾病与基因关系的深入研究,要彻底明确和根治疾病的发生必须从分子生物学和分子遗传学入手去寻找解决办法,从分子基因水平上去探索疾病发生、发展成为 21 世纪研究的主题。

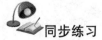病案讨论

病例摘要 患者,男,61 岁,2 d 前,看电视时突感头晕、冒冷汗,很快昏迷,急症入院,临床诊断:脑干大出血。次日,呼吸、心跳突然停止,深度昏迷,脑电波消失,脑血流停止。经用呼吸机和药物抢救后心跳恢复到 130~140 次/min,但瞳孔始终散大。2 d 后,神经内科、神经外科、麻醉和心脏等科 8 位专家会诊。无脑血流信号、无脑电波、无肢体刺激收缩、无膝跳反射、无瞳孔对光反射、无咳嗽反射等,5 h 后再次检查结果一致。诊断为脑死亡。

患者的30 多位家属在同意书上签字,同意拔管并录像。停用呼吸机后 21 min,患者心跳停止。

讨论:

1.何为脑死亡? 判断标准有哪些?

2.脑死亡与植物人有何区别?

同步练习

一、选择题

1.下列哪项不属于病理过程　　　　　　　　　　　　　　　　　　（　　）

　A.缺氧　　　　　　　　　　　　　B.水肿

C. 休克   D. 高血压

2. 下列哪种情况符合疾病的概念   （　　）
  A. 右下截肢   B. 先天性孤立肾
  C. 发热   D. 动脉粥样硬化

3. 下列哪项表现属于体征   （　　）
  A. 心悸   B. 恶心
  C. 疲乏   D. 呼吸增快

4. 下列哪种表现属于症状   （　　）
  A. 心跳加快   B. 呼吸困难
  C. 呼吸增快   D. 呼吸音增强

5. 疾病发生、发展的一个基本环节是   （　　）
  A. 稳态破坏   B. 因果转化
  C. 损害和抗损害反应   D. 抗损害反应

6. 下列哪种疾病与精神心理因素有关   （　　）
  A. 潜水员病   B. 缺血性心脏病
  C. 消化性溃疡   D. 溃疡性结肠炎

7. 下列哪种疾病与遗传易感性无关   （　　）
  A. 糖尿病   B. 精神分裂症
  C. 甲状腺充血   D. 高血压病

8. 判定死亡的最好标志是   （　　）
  A. 自主呼吸永久性停止   B. 心脏功能永久性停止
  C. 呼吸、心脏功能永久性停止 D. 全脑功能的不可逆性停止

9. 下列哪项不是判定脑死亡的依据   （　　）
  A. 全脑功能停止   B. 脑干功能停止
  C. 心跳、呼吸停止   D. 脑电波消失

10. 病理生理学是研究   （　　）
  A. 疾病的概念   B. 疾病的症状和体征
  C. 疾病发生的原因和条件   D. 疾病发生、发展的共同规律

二、名词解释

1. 病理过程 2. 诱发因素 3. 脑死亡

三、简答题

疾病、病理过程、病理状态之间有何关系？

第十二章
水、电解质代谢紊乱

学习目标

◆ 熟记各型脱水,以及水肿、高钾血症和低钾血症的概念。

◆ 阐述各型脱水,以及高钾血症和低钾血症的机体变化。

◆ 列出各型脱水,以及水肿、高钾血症和低钾血症的病因。

◆ 说出水肿对机体的影响及全身性水肿分布特点。

　　水是人体内含量最多的物质。水和电解质广泛分布于细胞内外,参与很多重要的生理和生化过程。水与电解质的动态平衡,是维护人体生命活动正常进行的重要因素。许多器官系统的疾病,外界环境的剧烈变化,以及某些医源性因素(如药物使用不当)都可导致水、电解质的代谢紊乱。如果机体的水、电解质紊乱得不到及时的纠正,它又可使机体各器官系统的生理功能和物质代谢发生相应的障碍,严重时危及患者生命。因此,对于一个医务工作者来说,掌握水、电解质代谢紊乱的发生机制及其演变规律是十分必要的。

第一节　水、电解质正常代谢

一、体液的分布和含量

　　体液是对体内溶于水的各种无机物和有机物所形成的水溶液的统称。体液中的各种无机盐、一些小分子有机物和蛋白质都是以离子状态存在的,称为电解质。正常成人体液总量约占体重的 60%,其中 2/3 分布在细胞内,称细胞内液,约占体重的 40%;1/3 分布于细胞外,称细胞外液,约占体重的 20%。细胞外液又可分为血浆和组织间液两部分,前者占体重的 5%,后者约占体重的 15%。组织间液中有很少一部分存在于关节囊、颅腔、胸膜腔、腹膜腔等,称为透析细胞液,由于其交换缓慢,临床意义不大。

　　人体体液的分布和含量因性别、年龄、胖瘦而异,从婴儿到成年人,体液占的比例逐渐减少。新生儿、婴儿、学龄儿童、成年人的体液总量分别约占体重的 80%、70%、65%、60%。脂肪含水量 15% ~ 30%,而肌肉组织含水量可达 75% ~ 80%。由此可知,女性因含脂肪较多,体液总量约占体重的55%。

二、水的生理功能与平衡

(一)水的生理功能

1.生化反应场所 水是一切生化反应进行的场所,同时还直接参与水解、水化、脱水加氢等主要反应。

2.调节体温 水的比热大,能吸收代谢过程中产生的大量热能而使体温不致升高。水的蒸发热大(每克水在37 ℃完全蒸发时,能吸收2.4 kJ的热能),汗液的蒸发可使大量的热散发,维持着产热和散热平衡。

3.润滑作用 如唾液有利于食物的吞咽,滑液有助于关节的活动,泪液有助于眼球的转动等。

4.结合水的作用 体内有一部分水是和蛋白质、黏多糖和磷脂等结合在一起的。它保证了各种肌肉具有独特的机械功能。如心肌含水约79%,其中大部分以结合水的形式存在,并无流动性,它是构成心肌具有坚实有力的舒缩组织条件之一。

(二)水的平衡

机体水的来源随气候的变化、个人习惯、劳动环境的不同存在着较大的差异。主要包括饮水、食物水、代谢所生成的水。

水排出的最主要的途径是经肾,其次为皮肤、肺以及消化道。

机体每日摄入和排出的水量基本相等,约为2 500 mL,保持着动态平衡(表12-1)。

表12-1 正常人每日水的摄入和排出量

摄入量(mL)		排出量(mL)	
食物中水	1 000	尿量	1 500
代谢生成水	300	皮肤蒸发	500
饮水	1 200	肺呼出	350
		随粪排出	150
合计	2 500		2 500

三、体液电解质的功能与平衡

(一)体液的电解质组成

细胞内、外液中各种电解质的含量有很大的差异。无论是细胞内液还是细胞外液,阳离子所带正电荷的总数,与阴离子所带负电荷的总数正好相等,体液呈电中性。在正常情况下,细胞内、外液总的渗透压是相等的。细胞外液主要的阳离子是 Na^+,其次是 K^+、Ca^{2+} 等;阴离子主要是 Cl^-,其次是 HCO_3^-、HPO_4^{2-}、SO_4^{2-} 及有机酸和蛋白质。细胞内液中阳离子主要是 K^+,其次是 Na^+、Ca^{2+}、Mg^{2+};阴离子主要是 HPO_4^{2-} 和蛋白质,其次是 HCO_3^-、Cl^-、SO_4^{2-} 等。

(二)电解质的生理功能

(1)维持体液的渗透平衡和酸碱平衡。

(2)维持神经、肌肉、细胞的静息电位,并参与其动作电位的形成。

(3)参与新陈代谢和生理功能。

(4)构成组织的成分。

(三)钠、钾平衡

1. 钠平衡　正常成人体内含钠总量为 40～50 mmol/kg,总钠的 50% 左右存在于细胞外液,10% 左右存在于细胞内液,40% 左右存在于骨组织内。血清 Na^+ 浓度的正常范围是 130～150 mmol/L。人们摄入的钠主要来自食盐,每日摄入量 100～200 mmol,几乎全部在小肠吸收。Na^+ 主要经肾随尿排出。正常情况下排出和摄入钠几乎相等。钠的排出常伴有氯的排出。

2. 钾平衡　正常成人体内含钾总量为 31～57 mmol/kg,总钾的 98% 左右存在于细胞内,血清钾的浓度为 3.5～5.5 mmol/L。人体的钾主要来自食物,成人每日随食物摄入钾 70～100 mmol,其中 90% 在肠道吸收。80% 以上的钾随尿排出。肾排钾与钾的摄入量有关,多吃多排,少吃少排,不吃也排,当机体完全停止钾的摄入时,每天仍要随尿排出少量的钾。

四、水、电解质平衡的调节

水、电解质的平衡主要是通过神经系统和某些激素作用于肾,影响其处理水和电解质而实现的。

(一)渴感作用

机体在水分不足或摄入较多的食盐而使细胞外液渗透压升高时,就会刺激下丘脑视上核侧面的口渴中枢,使其兴奋。渴则思饮,饮水后血浆渗透压回降,渴感乃消失。

(二)抗利尿激素

抗利尿激素(antidiuretic hormone,ADH)主要是下丘脑视上核神经细胞所分泌的一种激素。ADH 主要使肾远曲小管和集合管对水的重吸收增加。

ADH 的分泌主要受血浆晶体渗透压、循环血量和血压的调节。当机体因失去大量水分而使血浆晶体渗透压增高时,可促使 ADH 释放增多,促使肾重吸收水分增多而使血浆晶体渗透压下降。大量饮水时,由于 ADH 释放减少,肾排水增多,血浆渗透压得以回升。血量过多时,可刺激左心房的容量感受器,反射性地引起 ADH 释放减少,结果引起利尿而使血量回降。反之,当血容量减少时,ADH 释放增加,尿量减少而有助于血量的恢复。

(三)醛固酮

醛固酮是肾上腺皮质球状带分泌的盐皮质激素。它主要受肾素-血管紧张素系统和血浆 Na^+、K^+ 浓度的调节。当机体因失血使血容量减少时,通过肾素-血管紧张素的调节,使醛固酮分泌增多,从而促进肾小管对 Na^+ 的主动重吸收和水的被动重吸收,于是血容量增多,血压回升。当血浆中 Na^+ 浓度相对较低或 K^+ 浓度较高时,醛固酮分泌增加,促进 Na^+ 的重吸收而排出 K^+。反之,当血浆 Na^+ 浓度相对较高、K^+ 浓度较低

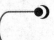

时,醛固酮分泌减少,就会减少 Na⁺ 的重吸收。

第二节 水、钠代谢紊乱

一、等渗性脱水

等渗性脱水(isotonic dehydration)又称混合性脱水,是外科脱水中最常见的类型。其特点是钠与水成比例地丧失。血清钠仍维持在 130~150 mmol/L,血浆渗透压在 280~310 mmol/L。

(一)原因和机制

1. 消化液的急性丢失　见于严重的呕吐、腹泻、肠瘘、胆瘘、胰瘘等。

2. 胸水、腹水　大量胸水和腹水的形成。

3. 大量血浆丢失　大面积烧伤造成的组织水肿和组织液外渗。

【比较】
　　列出三型脱水的原因及机体变化特点。

(二)对机体的影响

等渗性脱水时细胞外液容量减少而渗透压仍在正常范围之内,故细胞内外液间维持了水平衡,细胞内液量变化不明显。血容量减少,机体通过 ADH 和醛固酮的分泌增多,而促使肾对钠、水重吸收增加,使细胞外液得到一定的补充。如血容量的减少迅速而严重,患者则可发生低血容量休克。

(三)防治原则

防治原发病,补给等盐溶液。

二、低渗性脱水

低渗性脱水(hypotonic dehydration)又称继发性脱水,水和钠同时丢失,但失钠大于失水,血浆渗透压降低。

(一)原因和机制

①胃肠液的持续丢失。②大面积烧伤或大创面渗液。③大量出汗后只补充水分而未补钠。④肾性排钠增多,如氢氯噻嗪、依他尼酸的应用。某些肾小管和肾间质疾病可使髓袢升支功能受损,髓质正常间质的结构破坏,因而随尿排钠增多。

(二)对机体的影响

低渗性脱水时机体容易发生低血容量性休克,其主要原因如下。

1. 由于细胞外液处于低渗状态,水分就会移向渗透压较高的细胞内液,从而加重细胞外液量减少(图 12-1)。

2. 细胞外液处于低渗状态使 ADH 分泌和释放减少,肾对水分重吸收减少,尿量增多。

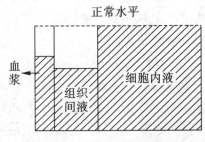

图 12-1　低渗性脱水体液变动

3.低血容量时肾血流量减少,又可激活醛固酮系统,从而使肾小管对钠的重吸收增加。

临床上主要表现为休克倾向,患者血压下降、脉搏细速、尿量减少、四肢厥冷、皮肤弹性差、眼窝内陷、婴儿囟门内陷、神志不清,甚至昏迷。

(三)防治原则

积极治疗原发病,补给含钠液或高渗盐水。

三、高渗性脱水

高渗性脱水(hypertonic dehydration)又称原发性脱水,水和钠同时丢失,但失水大于失钠,故血浆渗透压增高,血清钠高于正常值。

(一)原因和机制

1.水的摄入不足 水源断绝、频繁呕吐、昏迷、咽和食管等有疾病、极度衰弱的患者等,因水的摄入不足而引起机体缺水。

2.大量低渗液的丢失 高热大量出汗、烧伤的暴露疗法、尿崩症、肾小管浓缩功能不全排出大量的低渗尿、婴儿水样腹泻等都可使失水多于失钠,形成细胞外高渗。

(二)对机体影响

1.口渴明显 因失水多于失钠,细胞外液渗透压增高,刺激口渴中枢,促使患者主动饮水。

2.ADH 释放增多 由于细胞外高渗状态刺激下丘脑渗透压感受器,使 ADH 释放增多(尿崩症患者除外),从而使肾重吸收水增多,尿量减少而比重增高。

3.水分转移 由于细胞外液渗透压高于细胞内液,因而细胞内液中的水分可向细胞外转移(图 12-2)。

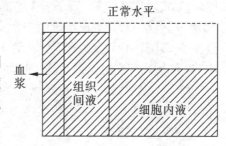

图 12-2 高渗性脱水体液变动

由上可见,高渗性脱水时细胞内、外液都有所减少,但因细胞外液可从几方面得以补充,故细胞外液渗透压趋于回降。当代偿无效时,临床主要表现为明显口渴、皮肤弹性差、声音嘶哑、尿少比重高,脑细胞严重脱水时还可出现狂躁、幻觉、谵妄甚至昏迷等症状。

(三)防治原则

尽早去除病因,补充水分和低渗氯化钠溶液。

第三节 钾代谢障碍

钾代谢障碍通常指细胞外液中钾离子浓度的异常变化,可分为低钾血症和高钾血症。

一、低钾血症

血清钾浓度低于 3.5 mmol/L 称为低钾血症(hypokalemia)。低钾血症时,机体的含钾量不一定减少,如钾分布异常,细胞外钾大量向细胞内转移时。但是,在多数情况下,低钾血症的患者同时伴有体钾总量的减少。

(一)原因和机制

1. 钾摄入不足　常见于消化道梗阻、昏迷、手术后较长时间禁食的患者,以及静脉内输入营养时没有同时补钾或补钾不够。由于肾每日仍排出一定量的钾,故可引起低钾血症。

2. 钾丢失过多　这是低钾血症最主要的原因。

(1)经胃肠道失钾　因消化液富含钾,且丢失消化液引起血容量减少,导致醛固酮分泌增多,促进肾排钾,见于严重呕吐、腹泻、胃肠引流、肠瘘等患者。它是小儿失钾最主要的原因。

(2)经肾失钾　这是成人失钾的最主要原因。①利尿剂的应用:呋塞米、依他尼酸、噻嗪类等药物的应用,利尿后血容量减少引起醛固酮分泌增多,促进排钾。②盐皮质激素过多:见于原发性和继发性醛固酮增多症,使肾远曲小管和集合管 Na^+-K^+ 交换增强,导致肾排钾增多。③肾小管性酸中毒:近曲小管酸中毒时,主要是近曲小管重吸收 HCO_3^- 和 K^+ 障碍;远曲小管酸中毒主要是 H^+-Na^+ 交换减少,而 K^+-Na^+ 交换增强导致失钾。④碱中毒:碱中毒时肾小管上皮细胞排 H^+ 减少,故导致 H^+-Na^+ 交换减少,而 H^+-K^+ 细胞内外交换增强,故尿钾增多。

(3)经皮肤失钾　汗液的含钾量很低,只有 0.9 mmol/L。但在炎热环境下的剧烈体力活动,大量出汗可导致较多钾丢失。

3. 钾的跨细胞分布异常　形成原因是细胞外液钾向细胞内转移引起低钾,但机体含钾总量并没有减少。①碱中毒:细胞内的 H^+ 移至细胞外以起代偿作用,同时细胞外的钾进入细胞内。②低钾性周期性麻痹:是一种家族性疾病,发作时细胞外的钾向细胞内转移。③胰岛素的大量应用:胰岛素促进细胞合成糖原,糖原合成需要钾,血浆钾随葡萄糖进入细胞内合成糖原。

(二)对机体的影响

低钾血症可引起机体多种功能代谢变化。对不同的个体影响也有很大的差异。但低钾血症的症状取决于失钾的速度和血钾降低的程度。一般来说,血清钾浓度愈低症状愈严重。

1. 对神经肌肉的影响

(1)骨骼肌　通常血清钾低于 3 mmol/L 会出现明显的肌无力,继而可发生弛缓性麻痹,严重者可发生呼吸肌麻痹导致死亡。

发生上述变化的机制在于:低钾血症时,细胞内外液钾浓度比值增大,因而肌细胞静息电位负值增大,静息电位与阈电位的距离增大,细胞兴奋性降低。

(2)胃肠道平滑肌　可引起胃肠运动减弱,患者常发生恶心、呕吐和厌食,当血清 K^+ 低于 2.5 mmol/L 时,可出现麻痹性肠梗阻。

2. 对心脏的影响　低钾血症可导致心肌的兴奋性升高,自律性升高,而传导性下

【比较】
　高钾血症与低钾血症的原因、机制及对机体影响的异同点。

降,易引起心律失常。

低钾血症造成膜对 K^+ 的通透性下降,K^+ 外流减少延长了心室复极化过程。导致的心电图改变有:T 波低平、U 波增宽、Q-T 间期延长、P-R 间期延长、QRS 综合波增宽(图 12-3)。

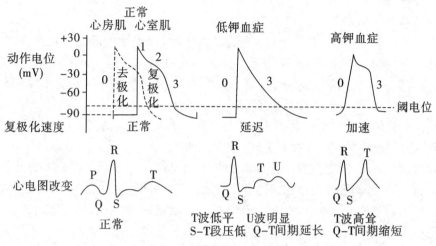

图 12-3 血浆钾浓度对心肌细胞膜电位及心电图的影响

3. 对肾的影响 主要是肾小管上皮细胞肿胀、增生、变性坏死,导致尿的浓缩功能受损,出现多尿和尿比重降低。

4. 对酸碱平衡的影响 缺钾时可引起代谢性碱中毒。

(三)防治原则

1. 积极防治原发病。

2. 及时补钾。能口服者尽量口服补钾。不能口服者由静脉滴入,严禁静脉注射。补钾时应严格控制钾液浓度、速度和量,并且要在每日尿量 500 mL 以上方可补钾(即尿畅补钾)。

二、高钾血症

血清钾浓度大于 5.5 mmol/L 称为高钾血症(hyperkalemia)。

(一)原因和机制

1. 钾摄入过多 肾功能正常时一般不会因钾摄入过多而引起高钾血症,只有在静脉内补钾过多过快时才会引起。胃肠道对钾的吸收有限,且在大量口服钾盐时还会引起呕吐和腹泻,因此,口服补钾的情况下不会引起威胁生命的高钾血症。

2. 肾排钾减少 这是导致高钾血症的主要原因。主要见于能引起肾小球滤过率下降和肾小管排钾功能障碍的一些疾病。如急性肾功能衰竭少尿期或无尿期,慢性肾功能衰竭末期,慢性肾上腺皮质功能减退,长期使用螺内酯或氨苯蝶啶等利尿剂。

3. 细胞内钾释出过多

(1)酸中毒 细胞外液的 H^+ 进入细胞内而细胞内的 K^+ 释出到细胞外。

（2）缺氧　缺氧时细胞内 ATP 生成不足,细胞膜上 Na^+、K^+-ATP 泵运转发生障碍,Na^+ 潴留于细胞内,K^+ 在细胞外储存而不能进入细胞。

（3）细胞和组织的损伤和破坏　见于血型不合的输血所导致的血管内溶血,红细胞的破坏使大量 K^+ 进入血浆;严重创伤伴有肌肉组织大量损伤时,从损伤组织细胞内可释出大量的 K^+。

（二）对机体的影响

1. 对骨骼肌的影响　轻度高钾血症时,细胞内外液钾浓度的比值减小,静息电位负值减小,与阈电位的距离减小,导致肌肉的兴奋性增高。可出现肢体感觉异常、刺痛、肌肉震颤等症状。重度高钾血症时静息电位过小,细胞处于除极化阻滞状态而不能被兴奋,可出现肌肉软弱甚至弛缓性麻痹等症状。

2. 对心脏的影响　高钾血症对机体最严重的危害就是心脏的毒性作用,临床上患者往往因高钾血症导致的心律失常或心搏骤停而死亡。

同骨骼肌一样,轻度高钾血症会导致心肌兴奋性升高。严重的高钾血症则会导致心肌兴奋性降低,甚至消失。它还可导致心肌自律性降低、传导性降低、收缩性降低。

心电图的改变主要是:T 波高尖,QRS 综合波增宽,P 波压低、增宽或消失,Q-T 间期缩短(图 12-3)。

3. 对酸碱平衡的影响　高钾血症时细胞外液 K^+ 进入细胞内而细胞内 H^+ 移向细胞外,引起酸中毒。

（三）防治原则

1. 防治原发病　严格执行补钾原则,严禁静脉注射钾液。

2. 促使钾向细胞内转移　静脉滴注葡萄糖注射液、胰岛素注射液。

3. 紧急抗钾　因 Ca^{2+} 能使阈电位负值减小,使静息电位与阈电位间的距离稍微拉开,因而心肌细胞兴奋性就会恢复,故在心律失常时,立即以 10% 葡萄糖酸钙或 5% 氯化钙 10 mL 缓慢静脉注射。

4. 纠正酸中毒　静脉滴入 5% 碳酸氢钠注射液。

第四节　水　肿

液体在组织间隙或体腔中过多积聚,称为水肿(edema)。当液体在体腔内积聚过多时,称为积液或积水(hydrops),如心包积液、脑室积液、胸腔积液、腹腔积液等。

水肿的分类:①根据分布范围分为全身性水肿和局部水肿;②按发生的原因分为肾性水肿、肝性水肿、心性水肿、淋巴水肿和炎性水肿等;③按发生的部位分为脑水肿、皮下水肿、肺水肿等。由此可见,水肿不是独立的疾病,而是许多疾病的一种病理过程。

【议一议】
心性水肿、肾性水肿和肝性水肿的发生机制有哪些?

一、水肿发生的机制

正常人体组织间液总量是相对恒定的,这种恒定依赖于血管内外液体交换的平衡和体内外液体交换的平衡这两大调节因素。当调节失调时就会导致水肿。

(一)血管内外液体交换平衡失调

正常情况下,组织间液的产生和回流是一种动态平衡的过程(图 12-4),这种平衡的维持取决于:有效流体静压和有效胶体渗透压之差。此差值为正,促使水从毛细血管流出,即组织间液生成;若为负值,则促使水回流入毛细血管。从图 12-4 可见,在毛细血管动脉端,是组织液生成;在静脉端,是组织液回流。正常时组织液的生成略大于回流。上述任何一个因素失调时都会导致组织间液积聚过多而形成水肿。

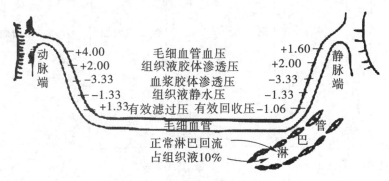

图 12-4　组织液的生成与回流
单位为 kPa,"+""-"为组织液流动方向

1.毛细血管流体静压升高　毛细血管流体静压即毛细血管血压,它的升高可导致平均有效流体静压升高,从而导致平均实际滤过压增大,因而导致水肿。静脉压增高是导致毛细血管血压升高的主要原因。引起全身性水肿的主要原因是充血性心力衰竭导致的静脉压升高;血栓阻塞静脉腔,肿瘤压迫静脉壁是局部静脉压增高而导致局部水肿的常见原因。

2.血浆胶体渗透压下降　血浆胶体渗透压主要取决于血浆白蛋白的含量。当血浆白蛋白含量减少时,血浆胶体渗透压下降,而平均实际渗透压增大,组织间液生成增多,发生水肿。血浆白蛋白含量下降的原因有:①蛋白质合成障碍,见于肝硬化等;②蛋白质丢失过多,见于肾病综合征时,大量的蛋白质从尿中丢失;③蛋白质分解代谢增强,见于恶性肿瘤、慢性感染等慢性消耗性疾病。

3.微血管壁的通透性增加　正常时,毛细血管允许微量蛋白质滤出,因此,在毛细血管内外形成了很大的胶体渗透压梯度。各种原因引起的微血管壁通透性增高,血浆蛋白滤出增多,都会导致毛细血管静脉端和微静脉内的胶体渗透压下降,组织间液的胶体渗透压上升,促使溶质及水分滤出。感染、烧伤、冻伤、化学伤及昆虫咬伤都可直接或通过组胺、激肽类等炎症介质损伤微血管壁,使其通透性增高。

4.淋巴回流受阻　平常淋巴管通畅能把组织液及其所含蛋白质回收到血液循环,并且在组织液生成增多时还能代偿回流,是一重要的抗水肿作用。在恶性肿瘤侵入并堵塞淋巴管道或乳腺癌根治术等摘除主要的淋巴管时,淋巴回流受阻,含蛋白的体液在组织间液中聚集,形成淋巴水肿。

(二)体内外液体交换平衡失调

正常人钠、水的摄入量和排出量处于动态平衡状态,从而保持体液量的相对恒定。

肾是调节这种平衡的重要器官,在某些因素导致球-管平衡失调时,便可导致钠、水潴留,形成水肿(图12-5)。

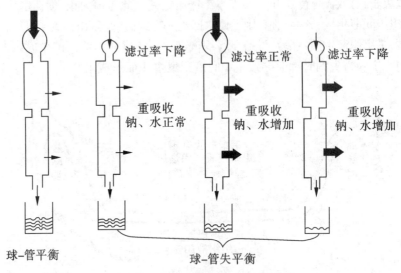

图 12-5　球-管失平衡基本形式

1. 肾小球滤过率下降　在各种原因导致肾小球滤过钠、水减少,且不伴有肾小管重吸收相应减少的情况下,就会引起钠、水潴留。常见原因如下。

(1)急、慢性肾小球肾炎时引起广泛的肾小球病变,导致肾小球滤过面积减少,肾小球滤过率下降。

(2)在充血性心力衰竭、肾病综合征等疾病下,有效循环血量减少、肾血流量下降,以及由此而引起的交感-肾上腺髓质系统、肾素-血管紧张素系统兴奋,使入球小动脉收缩,肾血流量进一步减少,肾小球滤过率下降,导致钠、水潴留。

2. 肾小管重吸收钠、水增多

(1)远曲小管重吸收钠、水增多　主要见于醛固酮和 ADH 增多。醛固酮和 ADH 增多时,可促进肾远曲小管重吸收钠增多,进而引起钠、水潴留。充血性心力衰竭、肾病综合征、肝硬化腹水等导致的有效循环血量减少,促使近球细胞分泌肾素增加,进而肾素-血管紧张素-醛固酮系统被激活,醛固酮和 ADH 分泌增多。

(2)近曲小管重吸收钠、水增多　①心房肽分泌减少,它是在心房心肌细胞中合成并储存的。其作用是抑制近曲小管重吸收钠、水和抑制醛固酮的分泌。当血容量、血压、血 Na^+ 的含量等发生变化时,就会影响心房肽的分泌和释放。如在有效循环血量减少时,心房的牵张感受器兴奋性降低,致使心房肽分泌减少,近曲小管对钠、水重吸收增加,导致钠、水潴留。②肾小球滤过分数(filtration fraction,FF)增加,FF=肾小球滤过率/肾血浆流量,正常时约为20%。在充血性心力衰竭、肾病综合征时,有效循环血量减少,由于肾的出球小动脉比入球小动脉收缩更明显,故肾小球滤过率相对较高,FF 增高。这就使流经肾小球的血液滤出的液体量增多,结果近曲小管周围毛细血管中血浆胶体渗透压升高,而流体静压下降,促进钠和水的重吸收,导致钠、水潴留。

二、水肿对机体的影响及全身性水肿的分布特点

(一)水肿对机体的影响

除炎性水肿具有稀释毒素、运送抗体等抗损伤作用外,其他水肿对机体都有不同程度的不利影响。其影响的大小取决于水肿的部位、程度、发生的速度及持续的时间。

1. 细胞营养障碍　过量的液体在组织间隙中积聚,使细胞与毛细血管间的距离增大,增加了营养物质在细胞间弥散的距离。受包膜限制的器官和组织,急速发生水肿时,压迫微血管使营养血流减少,可导致细胞发生严重的营养障碍,如脑水肿等。

2. 水肿对器官组织功能活动的影响　水肿对器官组织功能活动的影响,取决于水肿发生的程度和速度。急速发展的重度水肿因来不及适应代偿,可能引起比慢性水肿重得多的功能障碍。若为生命活动的重要器官,则可造成更为严重的后果,如脑水肿引起颅内压升高,甚至脑疝;喉头水肿可引起气道阻塞,严重者窒息死亡。

(二)全身性水肿的分布特点

最常见的全身性水肿是心性水肿、肾性水肿和肝性水肿。水肿出现的部位各不相同。心性水肿首先出现在低垂部位,肾性水肿表现为眼睑和面部水肿,肝性水肿则以腹水多见。这些特点与下列因素有关。①重力效应:毛细血管流体静压受重力影响,距心脏水平面垂直距离越远的部位,外周静脉压与毛细血管流体静压越高。因此,右心衰竭时体静脉回流障碍,首先表现为下垂部位的流体静脉压增高与水肿。②组织结构的特点:一般来说,组织结构疏松、皮肤伸展度大的部位容易引起水肿。因此,肾性水肿由于不受重力的影响,首先发生在组织疏松的眼睑部。③局部血流动力学因素参与水肿的形成:以肝性水肿为例,肝硬化时由于肝内广泛的结缔组织增生与收缩,以及再生肝细胞结节的压迫,肝静脉回流受阻,进而使肝静脉压和毛细血管流体静压增高,成为肝硬化时易伴发腹水的原因。

附:水中毒

我们前边学的主要是缺水,但机体入水量超过排水量,以致水在体内潴留,引起血浆渗透压下降和循环血量增多,称为水中毒或稀释性低血钠。水过多较少发生,仅在抗利尿激素分泌过多或肾功能不全的情况下,机体摄入水分过多或接受过多的静脉输液,才造成水在体内蓄积,导致水中毒。此时,细胞外液量增大,血清钠浓度降低,渗透压下降。因细胞内液的渗透压相对较高,水移向细胞内,结果是细胞内、外液的渗透压降低,量增大。此外,增大的细胞外液量能抑制醛固酮的分泌,使远曲肾小管减少对Na^+重吸收,Na^+从尿中排出增多,因而血清钠浓度更加降低。

急性水中毒时,脑细胞和脑组织水肿造成颅内压增高,引起头痛、失语、精神错乱、嗜睡、躁动、惊厥甚至昏迷。

慢性水中毒时,有软弱无力、恶心、呕吐、嗜睡、患者体重明显增加、皮肤苍白而湿润,有时唾液、泪液增多等表现。一般无凹陷性水肿。

临床上预防重于治疗。对容易发生抗利尿激素分泌过多的情况,如疼痛、失血、休克、创伤和大手术、急慢性肾功能不全等,应严格限制患者入水量。对水中毒患者,应立即停止水分摄入,用利尿剂促进水分排出,如20%甘露醇或25%山梨醇200 mL快

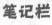
速静脉滴注,以减轻脑细胞水肿和增加水分排出。

小 结

水、电解质酸碱平衡紊乱是由疾病和外界环境的剧烈变化而引起的一种病理过程。在临床上是非常多见的。这些紊乱得不到及时纠正,会引起严重后果,甚至危及生命。因此,水、电解质代谢紊乱的问题是医学科学中极为重要的问题之一,受到医学工作者的普遍重视。

体液的主要成分是电解质。细胞外液中最主要的阳离子是 Na^+,主要的阴离子是 Cl^-、HCO_3^- 和蛋白质;细胞内液中主要的阳离子是 K^+,主要的阴离子是 HPO_4^{2-} 和蛋白质。细胞内液和细胞外液的渗透压相等,一般为 $290 \sim 310$ mmol/L。

等渗性脱水:又称急性脱水、混合性脱水,在外科中最常见。水、钠丢失相当,细胞外液渗透压正常,细胞内、外液均不足,常以细胞外液减少为主,见于大量呕吐、大面积烧伤、大流量肠瘘等导致的体液丧失。机体主要表现为舌干燥,眼球下陷,皮肤干燥、松弛,尿少,厌食,恶心,但不口渴。

低渗性脱水:又称慢性缺水、继发性缺水。失水少于失钠,血清钠低于正常范围,细胞外液呈低渗状态,水向细胞内转移,造成细胞外液量进一步减少,常见于高热,大汗仅饮水而未补钠及长期使用利尿剂。机体主要表现为头晕,视觉模糊,软弱无力,脉搏细速,起立时易晕倒,患者不口渴。

高渗性脱水:又称原发性脱水。缺水多于缺钠,细胞外液高渗,引起细胞内水向细胞外转移,造成细胞内缺水,见于摄水不足、出汗过多、烧伤暴露疗法等。机体主要表现为口渴,尿少,尿比重高。

低钾血症:主要是 K^+ 摄入不足或排出增多。对机体的影响,最早出现的是肌无力,重者软瘫,呼吸麻痹,呼吸困难。有口苦、恶心呕吐、肠麻痹等胃肠道改变。心脏的主要损害是传导和节律异常,心电图早期出现 T 波低平或倒置,随后出现 S-T 段降低、Q-T 间期延长和 U 波出现。

高钾血症:主要见于静脉补钾过量,急性肾功能衰竭时排钾过少,严重挤压伤、溶血反应时细胞内 K^+ 大量外移。机体主要表现为四肢乏力,重者软瘫,全身麻木感,皮肤苍白发冷。常出现心跳缓慢或心律失常。

水肿是液体在组织间隙或体腔内积聚过多而引起的。除炎性水肿具有稀释毒素、运送抗体等抗损伤作用外,其他水肿因所在部位、程度、发生速度和持续时间不同,对机体都有不同程度的不利影响。

病案讨论

病例摘要(一) 张某,男,73 岁,因反复双下肢水肿 12 年入院。患者于 12 年前反复出现双下肢凹陷性水肿,夜间加重,第 2 天清晨时减轻,休息或抬高下肢可减轻,伴有心悸、气促,时有夜间胸闷,坐起后症状可缓解,曾多次前往本单位就诊,此次患者劳累后再度出现上述症状前来就诊。

讨论:

1.该患者双下肢水肿发生机制有哪些?

2. 用所学知识解释"夜间胸闷,坐起后症状可缓解"。

病例摘要(二) 患者,男,41岁,呕吐4 d,不能进食食物和水。患者既往有胃溃疡,服用抗酸药治疗史。体检:重病容。血压13.3/8.0 kPa(100/60 mmHg),心率90次/min,皮肤干燥,弹性差,腱反射减弱。实验室检查:血[Na$^+$]145 mmol/L,[Cl$^-$]92 mmol/L,[K$^+$]2.6 mmol/L,[HCO$_3^-$]34 mmol/L,BUN 35 mg/dL(12.5 mmol/L)。心电图显示:T波低平,ST段降低。抽出3 L胃内容物。

讨论:

1. 考虑患者的临床诊断是什么?

2. 患者发生了何种水、钠、钾代谢紊乱?

3. 用所学知识解释"T波低平,ST段降低"。

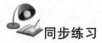

同步练习

一、选择题

1. 高渗性脱水患者血浆渗透压为 （　　）

    A. >250 mmol/L   B. >270 mmol/L

    C. >290 mmol/L   D. >310 mmol/L

2. 下述哪种类型的水、电解质失衡最容易发生休克 （　　）

    A. 低渗性脱水   B. 高渗性脱水

    C. 等渗性脱水   D. 水中毒

3. 高钾血症时心电图的特点是 （　　）

    A. T波高尖,Q-T间期缩短   B. T波低平,Q-T间期缩短

    C. T波低平,Q-T间期延长   D. T波高尖,Q-T间期延长

4. 严重高钾血症患者的死亡原因是 （　　）

    A. 心搏骤停   B. 呼吸衰竭

    C. 肾功能衰竭   D. 酸中毒

5. 大量胰岛素治疗糖尿病时引起血钾变化的机制是 （　　）

    A. 大量出汗导致钾丧失   B. 醛固酮分泌过多

    C. 肾小管重吸收钾增多   D. 细胞外钾内移

6. 低钾血症时心电图变化特点是 （　　）

    A. T波低平,U波出现,QRS波增宽   B. T波低平,U波无,QRS波增宽

    C. T波低平,U波出现,QRS波变窄   D. T波高尖,U波出现,QRS波增宽

7. 某患者做消化道手术后,禁食3 d,仅静脉输入大量5%葡萄糖注射液,该患者易出现 （　　）

    A. 低血钠   B. 低血钙

    C. 低血镁   D. 低血钾

8. 低钾血症患者可出现 （　　）

    A. 反常性酸性尿   B. 反常性碱性尿

    C. 正常性酸性尿   D. 正常性碱性尿

9. 全身水肿时水、钠潴留的基本机制是 （　　）

    A. 毛细血管有效流体静压增高   B. 血浆胶体渗透压下降

    C. 淋巴回流受阻   D. 球-管平衡失调

10. 影响血浆胶体渗透压最重要的蛋白是 （　　）

    A. 白蛋白   B. 球蛋白

    C. 纤维蛋白原   D. 凝血酶原

二、名词解释

1.高渗性脱水　2.高钾血症　3.水肿

三、简答题

1.严重高钾血症导致心搏骤停的原因是什么？为什么注射钙剂和钠盐有效？

2.引起血浆蛋白浓度降低的原因有哪些？在水肿发生中有什么作用？

第十三章
缺 氧

学习目标

◆熟记缺氧及四种类型缺氧的概念。

◆比较四种缺氧的原因和血氧变化特点。

◆简述缺氧时机体主要系统的代偿性变化及失代偿表现。

◆认识影响机体对缺氧耐受性的因素。

◆叙述氧疗原则,防止氧中毒。

氧为无色无味的气体,是人类及许多生物进行新陈代谢并赖以生存的重要物质。缺氧(hypoxia)是指由于组织的供氧不足或利用氧障碍,导致组织的代谢、功能以至形态结构发生异常变化的病理过程。缺氧是疾病中极为常见的病理过程,是导致患者死亡的直接原因,一直是生命科学研究的重要课题。吸入肺内的空气是机体氧的唯一来源,正常人体内的氧储量极为有限,只有约 1.5 L,呼吸停止后仅够组织、细胞数分钟消耗。因此,机体必须不断从外界吸入氧,供机体代谢需要。

第一节 常用血氧指标

1. 氧分压(PO_2) 指溶解在血中的氧产生的张力。动脉血氧分压(PaO_2)正常值约为 13.3 kPa(100 mmHg),静脉血氧分压(PvO_2)正常值约为 5.33 kPa(40 mmHg)。影响动脉血氧分压的因素有:①吸入气体氧分压;②外呼吸(肺)功能状态;③静脉血分流入动脉(静脉血掺杂)。

2. 氧容量 指 1 L 血液中被氧充分饱和时的最大携带氧量,正常值约为 200 mL/L。它取决于血液中 Hb 的浓度(量)及 Hb 与 O_2 结合的能力(质)。其大小反映血液携氧的能力。

3. 氧含量 指 1 L 血液中的实际含氧量,包括 Hb 实际结合的氧量和极小量溶解于血浆的氧(约 3 mL/L)。它取决于氧分压和氧容量。正常值:动脉血氧含量约为 190 mL/L,静脉血氧含量约为 140 mL/L。

4. 氧饱和度 指 Hb 被氧饱和的程度。它主要取决于氧分压,其值以氧含量与氧容量之比计算,正常值动脉血氧饱和度约为 95%,静脉血氧饱和度约为 70%。

氧饱和度与氧分压之间呈"S"形氧解离曲线关系(图 14-1)。氧解离曲线呈"S"形,上段较平坦,当氧分压从 13.3 kPa(100 mmHg)降至 10.7 kPa(80 mmHg)时,血氧饱和度仅下降2%左右。这就使得人在缺氧环境下(如高原地区等)即使空气中氧气减少1/3,血红蛋白仍能结合较多的氧气,以满足组织的需要。曲线中段坡度较大,氧分压从 5.3 kPa(40 mmHg)降至 2.7 kPa(20 mmHg)时,血氧饱和度从60%降至30%。这就保证了血液流经组织时,氧分压的下降较少,氧合血红蛋白也能释放出较多的氧气供组织利用。血液温度升高、pH 值降低、CO_2增加、红细胞内 2,3-二磷酸甘油酸(2,3-DPG)增多,可使 Hb 与 O_2 的亲和力降低,氧解离曲线右移,反之则左移。

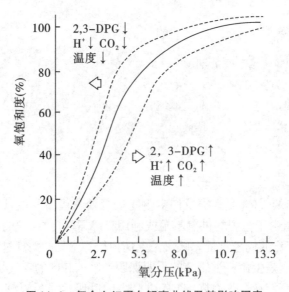

图 14-1 氧合血红蛋白解离曲线及其影响因素

5. 动静脉血氧差 指动脉血氧含量减静脉血氧含量的差值,它反映组织从单位容积血液中摄取的氧量。取决于血流速度、Hb 与 O_2 的亲和力和组织摄氧能力,正常值约为 50 mL/L。

组织的供氧量＝动脉血氧含量×组织血流量

组织耗氧量＝(动脉血氧含量－静脉血血氧含量)×组织血流量

第二节　缺氧的类型

机体对氧的获得利用包括外呼吸、气体运输、内呼吸三个过程,涉及机体从外界摄取氧、血液携带氧、循环运输氧、组织利用氧四个环节。其中任何一个或几个环节出现障碍都可引起缺氧。据此可将缺氧分为低张性缺氧、血液性缺氧、循环性缺氧、组织性缺氧(组织中毒性缺氧)四种类型。

一、低张性缺氧

低张性缺氧(hypotonic hypoxia)的基本发病学特点是动脉血氧分压过低,使动脉血氧含量减少,组织供氧不足。

（一）原因

凡能使动脉血氧分压过低的因素都可成为低张性缺氧的原因

1.吸入气体的氧分压过低　发生在海拔 3 km 以上的高山或高空,或通风不良的坑道、矿井、地窖,又称大气性缺氧。

2.外呼吸功能障碍　见于肺通气、肺换气功能障碍引起的缺氧,又称呼吸性缺氧。

3.静脉血分流入动脉　见于某些先天性心脏病,如室间隔缺损伴肺动脉高压时,右心室的静脉血向左心室的动脉血中分流。

（二）血氧变化特点

1.动脉血氧分压、氧含量、氧饱和度都降低　供氧不足。

2.动-静脉氧差减小或接近正常　由于 PaO_2 过低,动脉血与组织氧分压差明显缩小,弥散到组织中的氧量减少,因此动-静脉氧差一般减小;但在慢性缺氧,组织利用氧的能力代偿性增强时,动-静脉氧差接近正常或正常。

3.氧容量正常或增加　因 Hb 的质和量无改变,故氧容量正常。但长期慢性缺氧体内 Hb 代偿性增多时,氧容量增加。

低张性缺氧,毛细血管中的脱氧血红蛋白浓度增加到 50 g/L 以上时,皮肤、黏膜呈青紫色,称为发绀(旧称紫绀)。

二、血液性缺氧

血液性缺氧(hemic hypoxia)的基本发病学特点是血红蛋白的数量减少或性质改变,使血液携氧能力降低所导致的缺氧。因氧分压正常,故又称等张性低氧血症。

（一）原因

1.血红蛋白数量减少　见于严重贫血和血液稀释,由于 Hb 数量明显减少使血液携氧量减少,而导致组织缺氧。当 Hb 浓度过低时,即使加上低张性缺氧,毛细血管中Hb 数仍低于 50 g/L,患者可不出现发绀。

2.血红蛋白性质改变

(1)一氧化碳中毒　CO 与 Hb 的亲和力比 O_2 大 210 倍,CO 与 Hb 形成碳氧血红蛋白(HbCO),使 Hb 失去运氧能力。CO 还能抑制红细胞内糖酵解,使 2,3-DPG 生成减少,氧解离曲线左移,使血红蛋白携带的 O_2 不易释出,加重组织缺氧。皮肤、黏膜呈樱桃红色。

(2)高铁血红蛋白血症(MHb)　由亚硝酸盐、硝基苯、磺胺类药等具有氧化作用的化学物质或药物引起。这些氧化剂使血红蛋白中的 Fe^{2+} 氧化成 Fe^{3+},形成高铁血红蛋白,Fe^{3+} 与羟基牢固结合使血红蛋白失去携氧能力,而且还使血红蛋白中剩余的 Fe^{2+} 与氧亲和力增加,氧不易释出,从而导致缺氧。临床上常见因食用含较多硝酸盐的新腌制的咸菜或变质的剩菜后,经肠道细菌还原为亚硝酸盐,吸收后导致肠源性高铁血红蛋白血症,患者皮肤、黏膜呈棕褐色或咖啡色,称肠源性发绀。

（二）血氧变化特点

1.由血红蛋白的数量减少所致的缺氧,氧容量及氧含量均减少。由血液性质改变

笔记栏

所致的缺氧,氧容量正常,但实际体内的氧容量降低,氧含量减少。

2.因吸入气体的氧分压及外呼吸功能正常,故动脉血氧分压和氧饱和度正常。

3.动静脉血氧差减少:因动脉血氧含量降低,血液流经毛细血管时,血氧分压降低的速度加快,导致氧向组织弥散速度迅速减慢,供给组织的氧减少,使动静脉血氧差减少。

三、循环性缺氧

循环性缺氧(circulatory hypoxia)的基本发病学特点是组织血液灌流量减少,又称低血流性缺氧。组织血液灌流量减少可由动脉血灌流减少(缺血性缺氧)或静脉回流障碍(淤血性缺氧)引起。

(一)原因

1.全身性循环性缺氧　多见于休克和心力衰竭。

2.局部性循环性缺氧　多见于局部动脉血栓形成、栓塞、动脉粥样硬化等引起的动脉阻塞,也可由局部静脉回流受阻引起。

(二)血氧变化特点

单纯性循环性缺氧时,动脉血的氧分压、氧容量、氧含量、氧饱和度均正常。由于组织血液灌流量减少,血流缓慢,组织摄取氧增多,静脉血氧含量明显降低,动静脉血氧差增大,但单位时间内流经毛细血管的血量减少,导致组织的供氧量减少而缺氧。淤血性缺氧时毛细血管中脱氧血红蛋白增多,易出现发绀;而缺血性缺氧患者因毛细血管血量减少,组织器官呈苍白色。

四、组织性缺氧

【想一想】
某些水果,如苹果、杏、桃等种子呈苦味,是因为其中含有氰化物的成分,尤以苹果的种子最容易为人所疏忽,多食将引起组织性缺氧。

组织性缺氧(histogenous hypoxia)的基本发病学特点是组织、细胞生物氧化障碍,不能利用氧,又称组织中毒性缺氧。

(一)原因

1.组织中毒　如氰化物、硫化物、砷等可抑制或破坏氧化还原酶系统,使组织、细胞的生物氧化不能正常进行。

2.维生素缺乏　维生素 B_1、维生素 B_2、维生素 B_{12}、维生素 PP 等是呼吸链中许多氧化还原酶的辅酶成分,严重缺乏时,细胞生物氧化障碍。

3.细胞损伤　如大量放射线照射、细菌毒素作用等可损伤线粒体,使其生物氧化作用受阻,引起氧利用障碍。

(二)血氧变化特点

动脉血的氧分压、氧容量、氧含量、氧饱和度均正常。因组织不能利用氧,故静脉血的氧含量、氧分压、氧饱和度均增高,动静脉血氧差减小。毛细血管中氧合血红蛋白增多,皮肤、黏膜呈玫瑰红色。

必须指出,临床所见的缺氧常常是由两种或多种因素相继或同时引起的混合性缺氧,要根据具体情况进行分析判断。如心力衰竭患者,因循环障碍引起循环性缺氧,若伴有肺水肿和细菌感染,则可合并低张性缺氧和组织性缺氧。

四种类型缺氧的血氧变化特点见图 14-2。

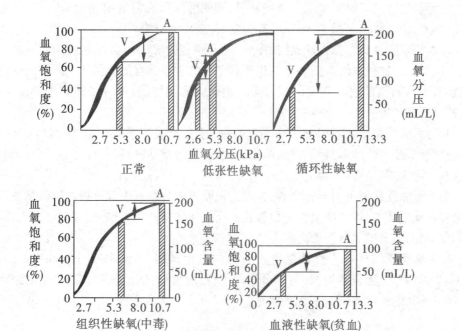

图 14-2　四种类型缺氧的血氧变化特点

A 示动脉，V 示静脉

第三节　缺氧时机体的功能、代谢变化

缺氧时机体的功能、代谢变化，包括机体对缺氧的代偿性反应和由缺氧引起的功能与代谢障碍。一般规律是，轻度缺氧时机体首先出现一系列代偿性变化，以增加氧的供应，提高组织利用氧的能力；严重缺氧时则出现组织器官的代谢障碍和功能紊乱。以下以低张性缺氧为例进行说明。

一、呼吸系统的变化

肺泡通气量代偿性增加是急性低张性缺氧最为重要的代偿性反应。PaO_2 降低到 8 kPa(60 mmHg)以下时，刺激颈动脉体和主动脉体化学感受器，反射性引起呼吸加深加快，增加肺泡通气量。但严重缺氧使 PaO_2 过低时，又可直接抑制呼吸中枢，导致中枢性呼吸衰竭，呼吸变浅变慢、不规则甚至停止。

血液性缺氧、循环性缺氧和组织性缺氧因 PaO_2 正常，呼吸一般不增强，但循环性缺氧如累及肺循环导致肺淤血、肺水肿，则有呼吸加快。

二、循环系统的变化

1. 心功能变化　缺氧引起的代偿反应表现为心率加快、心肌收缩力增强、心输出量增加,这与缺氧兴奋交感-肾上腺髓质系统,儿茶酚胺释放增多,通气增强刺激肺牵张反射等机制有关。但持续而严重的缺氧,则明显降低心肌舒缩功能,甚至发生心肌变性、坏死,使心输出量减少,出现心律失常,甚至心力衰竭。

2. 血流重新分布　急性缺氧时,皮肤、肺及腹腔内脏的小血管收缩,心、脑血管扩张,血流增加。这种血流重新分布现象有利于生命重要器官的氧供给。严重而持续的缺氧,乳酸、腺苷、前列腺环素(PGI$_2$)等扩血管物质增加,直接舒张外周血管,血压下降,甚至循环衰竭。

3. 肺血管收缩　缺氧引起肺小动脉收缩,使肺泡血流量减少以维持肺泡与血流比,慢性缺氧使肺小动脉持续收缩,肺血管硬化,引起肺动脉高压,使右心后负荷加重,导致右心肥大,甚至右心衰竭。

急性低张性缺氧可引起肺水肿,其发生机制可能与缺氧引起外周血管收缩使回心血量和肺血量增加,以及缺氧性肺血管收缩反应使肺循环阻力增加、肺动脉高压、肺血管内皮损伤、血管壁通透性增高有关。

4. 毛细血管增生　慢性缺氧可使血管内皮生长因子(vascular endothelial growth factor, VEGF)等基因表达增强,毛细血管增生、密度增加,使血氧弥散到细胞的距离缩短,这一现象在脑、心和骨骼肌尤为明显。

三、血液系统的变化

1. 红细胞增多　急性缺氧时,交感神经兴奋,脾、肝等储血器官收缩,使血液中红细胞迅速增多;慢性缺氧刺激肾生成并释放促红细胞生成素增多,骨髓造血增强,使血液中红细胞和血红蛋白增加,氧含量和氧容量升高,携氧能力增强。但体内红细胞增多,也使血液黏度升高,外周血管阻力增高,心脏负担加重,引起或加重心力衰竭,还容易诱发脑血栓。长期严重的缺氧可抑制骨髓造血,血中红细胞反而减少。

2. 氧解离曲线右移　缺氧时,红细胞内糖酵解增强,其中间产物 2,3-DPG 增加,导致氧解离曲线右移,血红蛋白与氧的亲和力降低,易于将结合的氧释出供组织利用。但是,如果 PaO$_2$ 低于 8 kPa(60 mmHg),则氧解离曲线的右移将使血液通过肺泡时结合的氧量减少,从而失去代偿意义。

四、中枢神经系统的变化

中枢神经系统对缺氧极度敏感,其表现与缺氧程度有关。ATP 生成不足、酸中毒、细胞内游离 Ca^{2+} 增多、神经递质合成减少、溶酶体酶释放以及细胞水肿等,均可导致神经系统的功能障碍,甚至神经细胞结构的破坏。轻度缺氧可发生注意力不集中、记忆力、判断力下降,思维减退及定向力障碍等;严重缺氧可导致烦躁不安、谵语、惊厥、昏迷甚至死亡。缺氧引起脑组织的形态学变化主要是脑细胞变性(脑细胞肿胀)、坏死及脑水肿。

五、组织细胞的变化及代谢异常

组织细胞的代偿性变化发展较为缓慢,在急性缺氧时表现不明显。慢性缺氧时,细胞内线粒体数目增多,氧化还原酶活性增强,使组织利用氧能力增强,肌肉中肌红蛋白增多。肌红蛋白和氧的亲和力较大,当氧分压为 1.33 kPa(10 mmHg)时,血红蛋白的氧饱和度约为 10%,而肌红蛋白的氧饱和度可达 70%,故肌红蛋白的增加具有储存氧及增加组织氧供应的作用。严重缺氧时,细胞膜、线粒体、溶酶体受损及功能障碍,细胞有氧氧化减弱,氧化不全产物增多,糖酵解增强,乳酸、酮体生成增多,ATP 生成减少,Na^+-K^+泵运转失常,导致代谢性酸中毒、细胞水肿及功能失常甚至发生变性、坏死。

第四节　影响机体对缺氧耐受性的因素

年龄、机体的功能状态、营养、锻炼、气候等许多因素都可影响机体对缺氧的耐受性,这些因素可以归纳为两点,即代谢耗氧率与机体的代偿能力。

一、代谢耗氧率

代谢耗氧率高的组织细胞对缺氧的耐受性差。神经细胞代谢耗氧率高,对缺氧最敏感,耐受性最差,以缺血为例,脑组织缺血 5 ~ 10 min 神经细胞便会坏死,其次是心肌、肝、肾实质细胞,结缔组织中的成纤维细胞耐受性最强。

任何使机体代谢耗氧率增高的因素都能降低机体对缺氧的耐受性,如发热、机体过热或甲状腺功能亢进的患者,寒冷、体力活动、情绪激动等都使机体耗氧率增高,对缺氧耐受性降低。

降低代谢耗氧率则使机体对缺氧的耐受性增高。低温麻醉使体温降低、神经系统抑制,代谢耗氧率降低,故可用于心脏外科手术,以延长手术所必需阻断血流的时间。

二、机体的代偿能力

机体通过呼吸、循环和血液系统的代偿性反应能增加组织的供氧。通过组织细胞的代偿性反应能提高利用氧的能力。这些代偿性反应存在显著的个体差异,年轻身体健壮者对缺氧耐受性高,有心、肺疾病及血液病者对缺氧耐受性低,老年人因肺和心脏的功能储备降低、骨髓的造血干细胞减少、外周血液红细胞数减少以及细胞某些呼吸酶活性降低等原因,均可导致对缺氧的耐受性下降。

轻度的缺氧刺激可调动机体的代偿能力。慢性贫血的患者血红蛋白即使很低仍能维持正常活动,而急性失血使血红蛋白减少到同等程度就可能引起严重的代谢功能障碍。通过锻炼可以提高心、肺功能,增强造血功能和氧化酶活性,从而提高机体对缺氧的代偿能力。

第五节　氧疗与氧中毒

一、氧　疗

无论何种原因引起的缺氧都是继发性改变，所以各类缺氧的治疗原则是：①首先治疗引起缺氧的原发病，如休克、贫血、肺部感染等；②吸氧，但氧疗的效果因缺氧的类型而异。

吸氧可提高肺泡气氧分压，使 PaO_2 及动脉氧血饱和度（SaO_2）增高，从而增加对组织的供氧。吸氧对吸入气体的氧分压过低及外呼吸功能障碍所致的低张性缺氧的效果最好，但对由静脉血分流入动脉引起的低张性缺氧，因分流的血液未经肺泡直接掺入动脉血，故吸氧对改善缺氧的作用不大。对血液性缺氧、循环性缺氧和组织缺氧者，因其 PaO_2 及 SaO_2 正常，一般常规吸氧几乎无效，但吸入高浓度氧或高压氧可使血浆中溶解氧量增加，提高血浆与组织之间的氧分压梯度，以促进氧的弥散，改善组织的供氧。一氧化碳中毒者吸入纯氧，使血液的氧分压升高，氧可与 CO 竞争与血红蛋白结合，从而加速 HbCO 的解离，促进 CO 的排出，故氧疗效果较好。

对慢性阻塞性肺疾病患者，既有缺氧，又伴有 CO_2 潴留，此时呼吸中枢对二氧化碳的敏感性降低，主要依靠缺氧来勉强维持其兴奋性，如无控制地吸入高浓度氧，将会抑制呼吸中枢。因此，应采用持续低流量、低浓度吸氧。

二、氧中毒

氧中毒常由高压氧或高浓度氧治疗不当引起。氧中毒时细胞受损的机制与活性氧的毒性作用有关，患者出现肺水肿、肺不张等肺部病变（肺型氧中毒）或中枢神经系统功能障碍（脑型氧中毒）。目前对氧中毒尚无特殊治疗方法及药物，重在预防，氧疗时应严格掌握用高浓度氧、高压氧治疗的适应证及持续时间。

小　结

缺氧是指由于组织的供氧不足或利用氧障碍，导致组织的代谢、功能以致形态结构发生异常变化的病理过程。机体对氧的获得、利用涉及机体从外界摄取氧、血液携带氧、循环运输氧、组织利用氧四个环节，其中任何一个或几个环节出现障碍都可引起缺氧（表14-1）。

表 14-1　缺氧的类型及其特点比较

缺氧类型	低张性缺氧（低张性）	血液性缺氧（等张性）	循环性缺氧（低血流性）	组织性缺氧（组织中毒性）
常见原因	①吸入气氧分压↓，（如高原缺氧）；②外呼吸功能障碍（如呼吸衰竭）；③静脉血分流入动脉	严重贫血（Hb量↓）、CO中毒（碳氧血红蛋白血症）、亚硝酸盐中毒（高铁血红蛋白血症）	心力衰竭、休克,局部血液循环障碍	氰化物、硫化物、砷等中毒；细胞损伤；维生素缺乏
基本发病学特点	动脉血氧分压降低	Hb数量减少或性质改变	组织供血不足	组织利用氧障碍
血氧指标变化　动脉血氧分压	↓	N	N	N
血氧指标变化　动脉血氧容量	N	N或↓	N	N
血氧指标变化　动脉血氧含量	↓	↓	N	N
血氧指标变化　血氧饱和度	↓	N	N	N
血氧指标变化　动静脉血氧差	↓或N	↓	↑	↓

↑示升高,↓示降低,N示正常

　　淤血性缺氧、低张性缺氧易出现发绀；严重贫血及缺血引起的缺氧,组织器官呈苍白色；CO中毒时,皮肤、黏膜呈樱桃红色；高铁血红蛋白血症时,皮肤、黏膜呈棕褐色；氰化物中毒时,皮肤、黏膜呈玫瑰红色。

　　缺氧时机体的功能、代谢变化的一般规律是:轻度缺氧时机体首先出现一系列代偿性变化,以增加氧的供应,提高组织利用氧的能力；严重缺氧时则出现组织器官的代谢障碍和功能紊乱。

　　机体对缺氧的耐受性取决于代谢耗氧率与机体的代偿能力,神经细胞对缺氧的耐受性最差,其次是心肌、肝、肾实质细胞,成纤维细胞耐受性最强。

　　各类缺氧的治疗原则是:①首先治疗引起缺氧的原发病；②吸氧,但氧疗的效果因缺氧的类型而异。氧疗时应严格掌握用高浓度氧、高压氧治疗的适应证及持续时间,以防氧中毒。

病案讨论

　　病例摘要　患者,女,45岁,菜农。当日清晨4时在蔬菜温室为火炉添煤时,昏倒在温室里。2 h后被其丈夫发现,急诊入院。患者以往身体健康。体检:体温37.5 ℃,呼吸20次/min,脉搏110次/min,血压13.3/9.3 kPa(100/70 mmHg),神志不清,口唇呈樱桃红色。其他无异常发现。实验室检查:PaO_2 12.6 kPa(95 mmHg),血氧容量108 mL/L,动脉血氧饱和度95%,HbCO 30%。入院后立即吸O_2,不久渐醒。给予纠酸、补液等处理后,病情迅速好转。

　　讨论:

　　1.致患者神志不清的原因是什么？简述发生机制。

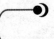

笔记栏

2.缺氧的类型有哪些？有哪些血氧指标符合？

同步练习

一、选择题

1.循环性缺氧时血氧指标最具特征性的变化是　　　　　　　　　　　（　）

 A.动脉血氧分压正常　　　　　　　　B.动脉血氧容量正常

 C.动脉血氧含量正常　　　　　　　　D.动静脉血氧差增大

2.引起"肠源性发绀"的原因是　　　　　　　　　　　　　　　　　（　）

 A.一氧化碳中毒　　　　　　　　　　B.亚硝酸盐中毒

 C.氰化物中毒　　　　　　　　　　　D.肠系膜血管痉挛

3.下列疾病中哪项不会出现血液性缺氧　　　　　　　　　　　　　　（　）

 A.高铁血红蛋白血症　　　　　　　　B.蚕豆病

 C.煤气中毒　　　　　　　　　　　　D.肺炎

4.健康者进入高原地区或通风不良的矿井可发生缺氧的主要原因在于　（　）

 A.吸入气的氧分压低　　　　　　　　B.肺部气体交换差

 C.肺循环血流量少　　　　　　　　　D.血液携氧能力低

5.对缺氧最敏感的组织是　　　　　　　　　　　　　　　　　　　　（　）

 A.脑灰质　　　　　　　　　　　　　B.脑白质

 C.心肌　　　　　　　　　　　　　　D.肾皮质

6.血氧容量取决于　　　　　　　　　　　　　　　　　　　　　　　（　）

 A.血氧分压　　　　　　　　　　　　B.血氧含量

 C.血氧饱和度　　　　　　　　　　　D.Hb 的质与量

二、名词解释

1.组织性缺氧　2.肠源性发绀　3.血氧分压　4.缺氧

三、简答题

1.试述发生血液性缺氧的原因与机制。

2.举例说明缺氧与发绀的关系。

第十四章
发　热

学习目标

◆说出发热、过热的概念。
◆比较发热激活物、EP 的来源及作用。
◆区分感染性发热与非感染性发热的来源。
◆叙述发热机制的基本环节。
◆列出发热的分期及代谢特点。
◆简述发热的处理原则。

第一节　概　述

　　体温的相对稳定是人体生命活动的重要条件,正常成人体温为 37 ℃左右,一昼夜波动不超过 1 ℃。发热(fever)是指机体在致热原作用下,体温调节中枢的调定点上移,把体温调节到高于正常值 0.5 ℃以上的全身性病理过程。临床上发热患者体温升高极少超过 41 ℃。

　　体温升高是临床上许多疾病的常见症状和重要信号,但并非所有的体温升高都是发热。多数病理性体温升高,是机体在上移的调定点水平所进行的体温调节活动,属调节性体温升高;少数病理性体温升高是因体温调节障碍(如体温调节中枢损伤)、散热障碍(如皮肤广泛鱼鳞癣、先天性汗腺缺陷、中暑等)或异常产热(如甲状腺功能亢进)而产生,没有调定点水平的上移,其本质不同于发热,称为过热。过热时体温升高可超过 42 ℃。

　　此外,某些生理活动,如剧烈运动、妇女月经前期、妊娠期,体温也可上升,属于生理性体温升高(图 15-1)。

【想一想】
　　体温通常指机体深部温度,它维持相对稳定,热量从机体的深部由血液带至体表,而体表温度则随皮肤血流量和环境温度而变动。临床常用口腔、腋下或直肠温度来表示深部体温,其中直肠温度是深部温度的最好指标。

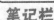

$$体温升高\atop(正常\,0.5\,℃)\begin{cases}生理性体温升高——如月经前期、妊娠期、剧烈运动\\病理性体温升高\begin{cases}过热——被动性体温升高,体温超过调定点水平\\发热——调节性体温升高,体温与调定点相适应\end{cases}\end{cases}$$

图 15-1　体温升高的分类

第二节　发热的原因和机制

一、发热的原因

根据发热原因的不同,将发热分为感染性发热和非感染性发热两大类。

(一)感染性发热

感染性发热指由各种生物病原体引起的急、慢性全身或局部性感染性疾病所致的发热,包括细菌、病毒、支原体、真菌、立克次体、螺旋体与寄生虫等的感染。感染性发热占发热原因的 50% ~60%,其中由细菌感染引起的占 43%;临床上输液或输血所引起的发热,大多是细菌内毒素污染所致,内毒素的活性成分是脂多糖,耐热性高,需160 ℃干热 2 h 才能灭活。

(二)非感染性发热

非感染性发热指由各种生物病原体以外的原因引起的发热。

1.无菌性炎症　见于大面积烧伤、严重创伤、大手术后、内脏梗死(如心肌梗死、肺梗死)等,由炎症性组织坏死产物引起。

2.超敏反应　超敏反应形成的抗原-抗体复合物和淋巴因子可引起发热,常见于风湿热、药物热、血清病、红斑狼疮等。

3.恶性肿瘤　恶性肿瘤可通过释放坏死产物、引起免疫反应、产生含有致热作用多糖体成分的高分子物质等机制引起发热,常见于急性白血病、恶性淋巴瘤等。

4.类固醇　某些类固醇代谢产物有致热作用,如睾酮的中间代谢产物本胆烷醇酮,在一些原因不明的周期性发热患者血浆中的浓度增高。

二、发热的机制

(一)致热原和发热激活物

通常把能引起人体或动物发热的物质,称为致热原(pyrogen)。研究表明,多数致热原并不含有或未经验证含有致热成分,不能直接作用于体温调节中枢,引起发热,称为发热激活物更为确切。根据致热物质的来源及作用的不同,可分为以下几类。

1.发热激活物　指能激活产内生致热原细胞产生和释放内源性致热原的物质,包括生物性发热激活物和非生物性发热激活物。它不直接作用于体温调节中枢。

(1)生物性发热激活物　指来自体外,引起感染性发热的各种生物病原体及其产物,以往多被称为外源性致热原(外致热原)。

（2）非生物性发热激活物　指体内产生的能激活产致热原细胞的非生物性致热物质,如抗原-抗体复合物、组织坏死产物、本胆烷醇酮等。

2.内源性致热原或内生致热原(endogenous pyrogen,EP)　指由产内生致热原细胞所产生和释放的致热性细胞因子,可直接作用于视前区下丘脑前部(preoptic anterior hypothalamic,POAH)体温调节中枢。目前已被基本确认为 EP 的细胞因子有白介素-1(IL-1)、白介素-2(IL-2)、干扰素(IFN)、肿瘤坏死因子(TNF)等。

产致热原细胞是体内产生和释放 EP 的细胞,体内许多细胞都有此功能,其中最主要的是单核巨噬细胞系统。

（二）发热的机制

发热的机制包括三个基本环节(图 15-2)。

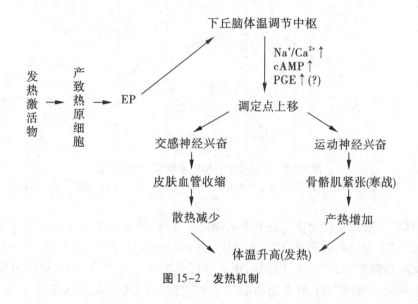

图 15-2　发热机制

1.信息传递　在发热激活物刺激下,激活产内生致热原细胞,产生和释放 EP,EP 作为信使,经血流传递到 POAH 体温调节中枢。

2.中枢调节　EP 作用 POAH 体温调节中枢,使体温调节中枢调定点上移。POAH 有较集中的温度敏感神经元,即热敏神经元和冷敏神经元,两者的平衡点可能是"调定点"的基本位置,EP 如何使体温调节中枢调定点上移的机制尚未完全清楚,EP 的作用要经过一段潜伏期,很可能要经某些中枢发热介质的介导,再通过调温反应而引起发热。最受重视的中枢发热介质是环腺苷酸(cyclic adenylic acid,cAMP)、前列腺素 E(prostaglandin E,PGE)和 Na^+/Ca^{2+} 比值。

3.产生效应　体温调节中枢调定点上移后,正常血液温度变为冷刺激,使冷敏神经元兴奋,体温调节中枢发出冲动,一方面兴奋运动神经使骨骼肌紧张度增高、寒战,产热增加,另一方面兴奋交感神经使皮肤血管收缩,血流减少,散热减少,结果导致体温升高到与新的调定点相适应的水平。

第三节　发热的分期和分型

一、发热的分期

多数发热尤其是急性炎症的发热,其临床经过大致可分三个时期(图15-3),每个时期有各自的临床和热代谢特点。

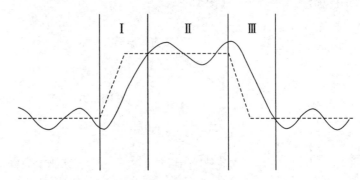

图 15-3　发热三个时相体温与调定点的关系

Ⅰ.体温上升期　Ⅱ.高热持续期　Ⅲ.体温下降期　---.调定点动态曲线　~.体温曲线

【议一议】

寒战在诊断上有参考意义。反复寒战超过1 d可能是疟疾或败血症。在传染病过程中,再次发生寒战,是病原体侵入血液的信号。

1.**体温上升期**　此期体温调节中枢调定点上移,但血液温度并未立即升高,血流对体温调节中枢是低温刺激,这一方面使冷敏神经元兴奋,产热增多,另一方面热敏神经元抑制,散热减少,产热大于散热,中心体温开始迅速或逐渐上升,机体表现如下。①寒战:因运动神经兴奋,骨骼肌的不随意周期性收缩所致。②皮肤苍白:皮肤血管收缩使血流减少所致。③畏寒:由于皮肤血液减少,皮温下降刺激冷感受器,信息传入中枢时自感发冷。④"鸡皮"现象:交感神经兴奋引起皮肤竖毛肌收缩所致。

2.**高热持续期(高峰期)**　此期的热代谢特点是中心体温与已上升的调定点水平相适应,产热与散热在较高水平上保持相对平衡,波动也可较大。因中心体温已达到或略高于体温调定点的新水平,寒战及"鸡皮"现象消失,皮肤血管由收缩转为舒张;皮肤血流增多,使皮肤发红,散热也因而增加。由于温度较高的血液流经皮肤时刺激热感受器并将信息传入中枢,故产生酷热感。高热使皮肤水分蒸发较多,因而皮肤和口唇比较干燥。

【想一想】

出汗是一种速效的散热反应,但大量出汗可造成脱水,甚至循环衰竭(虚脱),应注意监护,补充水和电解质,尤其是在心肌劳损患者。

3.**体温下降期(退热期)**　此期因发热激活物在体内的作用减弱或消失,EP及增多的发热介质也被清除,上升的体温调定点回降到正常水平。但血液温度并不能立即回降,血流对体温调节中枢是高温刺激,这一方面使冷敏神经元抑制,产热减少,另一方面热敏神经元兴奋,散热增多,散热大于产热,中心体温开始回降。机体表现为皮肤血管进一步扩张,汗腺分泌增多,皮肤湿润。热的消退可快可慢,快者几小时或24 h内降至正常,称为热的骤退,常伴有大量出汗;慢者须几天才降至正常,称热的渐退。

二、发热的分型

在一定时间内,体温曲线的形态称为热型。临床上常见的热型如下:

1.稽留热　体温超过39 ℃,在24 h内波动不超过1 ℃,常见于伤寒、斑疹伤寒、肺炎球菌性肺炎等。

2.弛张热　体温在38 ℃以上,24 h内波动幅度大,超过2 ℃。一般在体温最低点时仍超过正常水平,常见于败血症、化脓性感染、重症结核病、非典型肺炎、肿瘤及血液病等。

3.间歇热　体温骤升与骤降有规律地交替出现,高热期体温升高可超过39 ℃,数小时后降至正常,数小时或数日后再次出现,常见于疟疾。

4.不规则热　体温波动极不规则,持续时间也不一定,常见于风湿热、结核病、支气管肺炎等。

为什么许多发热疾病的热型不一样,至今尚无满意的解释,可能与致病微生物的特异性和机体反应性有关。临床上,通过观察热型及其变化,可为一些疾病的诊断与鉴别诊断及疗效观察提供参考。在疾病过程中,有时可有两种或两种以上热型交互存在,如肺炎球菌性肺炎出现脓胸及败血症时,热型可由典型的稽留热转变为弛张热。此外,药物及个体反应性的强弱也会影响热型。

第四节　发热时机体的代谢和功能变化

一、代谢变化

发热时机体代谢变化的主要特点是基础代谢率增高。一般认为,体温每增高1 ℃,基础代谢率增高13%,持久发热使物质消耗明显增多。如果营养物质摄入不足,就会大量消耗自身物质,导致消瘦和体重下降。

1.糖代谢　发热时糖代谢加强,肝糖原和肌糖原分解增多,糖原储备减少,同时糖异生作用增强,血糖增高。发热时代谢增强使氧相对不足,糖酵解增强,血液及肌肉中乳酸增加,这可能与发热时肌肉酸痛有关。

2.脂肪代谢　发热时糖代谢加强使糖原储备不足,加上食欲下降,摄入相对不足,机体动员储备脂肪,使脂肪分解显著加强伴氧化不全,患者出现消瘦、酮血症、酮尿等表现。

3.蛋白质代谢　发热患者的蛋白分解加强,血浆总蛋白、白蛋白减少,尿氮增加,可出现负氮平衡,机体抵抗力降低,组织修复能力下降。

4.维生素代谢　发热患者维生素摄取和吸收减少,消耗增多,易出现维生素缺乏,特别是维生素C和维生素B的缺乏,故必须补充适量的维生素。

5.水、电解质代谢　在体温上升期及高热持续期,尿量常明显减少,尿色加深,水、钠和氯滞留于体内;而在体温下降期,皮肤和呼吸道水分大量蒸发,尿量增多和大量排汗,可引起脱水,脱水又可加重发热。因此必须注意补足水和电解质。此外,因发热时分解代谢增强，K$^+$从细胞内释出，使血 K$^+$和尿 K$^+$增高。代谢紊乱使酸性代谢产物堆积，可引起代谢性酸中毒。

二、功能变化

（一）心血管系统

【议一议】
　　为什么发热患者应安静休息？体温升高时心率、呼吸、消化有什么变化？

体温上升期，血温升高，刺激窦房结，交感-肾上腺髓质系统活动增强，使心率增加，外周血管收缩，血压轻度上升。体温每上升 1 ℃，心率增加 10～20 次/min，心率加快一般使心输出量增多，但对有心肌疾病者可加重心肌负担，诱发心力衰竭。在高热持续期和体温下降期由于外周血管舒张，动脉血压轻度下降。高热骤退，特别是用解热药引起高热骤退时，可因大量出汗而导致虚脱，应当引起注意。

（二）呼吸系统

发热时血温上升可刺激呼吸中枢并提高呼吸中枢对 CO_2 的敏感性，使呼吸加深加快，有助于散热。但通气过度，CO_2 排出过多，可导致呼吸性碱中毒。持续高热可抑制大脑皮质和呼吸中枢，使呼吸变浅变慢或不规则甚至呼吸停止。

（三）消化系统

发热时交感神经兴奋，唾液、胆汁、胰液等消化液分泌减少，使蛋白质、脂肪等消化不良，食糜发酵、产气，患者出现食欲缺乏、口腔黏膜干燥（这也与水分蒸发过多有关）、厌食、恶心、呕吐、便秘、腹胀等表现。

（四）中枢神经系统

高热使中枢神经系统兴奋性增高，患者常有头痛、头晕、烦躁不安、谵语和幻觉。持续高热则引起昏迷。小儿在高热中可出现全身或局部肌肉抽搐，称高热惊厥。其机制可能与小儿中枢神经系统发育不健全，持续高热使大脑皮质抑制，皮质下中枢兴奋性增高有关。

（五）泌尿系统

在体温上升期，尿量减少，尿比重增高，但肾血流并未减少，反而增加，这可能与抗利尿激素增加，肾对水重吸收增多有关。持续发热时，肾小管上皮细胞变性，发生细胞水肿，出现蛋白尿、管型尿等。在体温下降期，尿量逐渐增加，尿比重回降。

第五节　发热的生物学意义及处理原则

一般认为，一定程度的发热是机体的防御反应，增强机体抗感染能力。对发热患者在处理原则上，第一，必须治疗原发病。第二，对一般发热不急于退热，急于退热可抑制机体的防御反应，使热型不典型，掩盖病情，延误诊断。此外，退热药是临床上引起药物热的一类常见药物，用药不当可能使病情复杂化。第三，不要滥用抗菌药物，虽然发热多由细菌感染引起，但还有不少发热是由病毒或其他因素引起，抗菌药物都有自己的敏感菌群，无论何种抗菌药对病毒感染都是无效的；滥用抗菌药还可造成人体的菌群紊乱，导致真菌等继发感染而加重病情，甚至产生药物热。第四，对过高（如体温超过 40 ℃）或时间持续过久的发热，或恶性肿瘤、心肌疾病等，发热可降低机体的防御反应,使物质消耗过多,出现代谢障碍,损害组织器官的功能和结构,对机体不利,应及时退热。第五,加强对高热或持久发热患者的护理措施,如注意补充水、电解质和维生素,进食易消化的营养食物,监护心血管功能等也十分重要。

小　结

发热是指机体在致热原作用下,体温调节中枢的调定点上移,把体温调节到高于正常值 0.5 ℃以上的全身性病理过程。

根据发热原因的不同,将发热分为感染性发热和非感染性发热两大类。临床上多数是感染性发热,其中以细菌感染引起者居多。

发热激活物是指能激活体内产内生致热原细胞(主要是单核/巨噬细胞),使其产生和释放 EP;包括生物性发热激活物(外源性致热原)和非生物性发热激活物。它不直接作用于体温调节中枢。

EP 是指由体内产致热原细胞所产生和释放的致热性细胞因子,主要有 IL-1、IL-2、IFN、TNF 等,可直接作用于 POAH 体温调节中枢。

发热机制的第一个环节是发热激活物作用于体内产内生致热原细胞(主要是单核/巨噬细胞),使其产生和释放 EP 的物质,第二个环节是 EP 作用于 POAH 体温调节中枢,通过中枢发热介质(cAMP、PGE、Na^+/Ca^{2+} 比值升高等)的介导作用,使体温调定点上移;第三个环节是体温调定点上移后,通过效应器的作用,使机体产热大于散热,体温上升到新的调定点水平。发热的临床经过大致可分三个时期,每个时期有各自的临床和热代谢特点(表 15-1)。

表 15-1　发热的分期和热型

分期	体温调定点	热代谢特点	临床表现要点
体温上升期	上升	产热大于散热,冷敏神经元兴奋,热敏神经元抑制	皮肤颜色苍白 皮肤温度下降(畏寒) 竖毛肌收缩("鸡皮"现象) 骨骼肌收缩(寒战)
高热持续期	维持在高水平	产热与散热平衡,冷、热敏神经元活动平衡	皮肤发红、干燥 皮肤温度升高(酷热感)
体温下降期	回降	产热小于散热,冷敏神经元抑制,热敏神经元兴奋	皮肤血管进一步扩张 汗腺分泌增多 此期应注意防止高热骤退导致虚脱

热型及其变化可为一些疾病的诊断与鉴别诊断及疗效观察提供参考。临床上常见的热型有稽留热、弛张热、间歇热、不规则热等。

发热时机体代谢变化的主要特点是基础代谢率增高,三大营养物质分解代谢增强伴氧化不全。患者出现血中糖、乳酸、脂肪酸、酮体增加,水分和电解质丢失,维生素缺乏,负氮平衡,消瘦,代谢性酸中毒,机体抵抗力降低,组织修复能力下降等表现。

发热时机体各系统的功能变化主要表现为头晕、头痛、心率加快、呼吸增强、消化液分泌减少,胃肠蠕动减弱及尿的变化。严重时出现昏迷、呼吸抑制、心力衰竭及肾功能障碍等。

发热的防治原则:①首先必须治疗原发病;②对一般发热不急于解热;③不要滥用抗菌药物;④对体温过高、持续过久,恶性肿瘤或心肌疾病患者应及时解热;⑤加强对高热或持久发热患者的护理。

病案讨论

病例摘要 患者,男,21岁,学生。发热3 d。4 d前患者受凉后出现鼻塞、流涕、咽痛,伴有轻咳,在社区医院按"感冒"给予"银翘片"等治疗,效果不佳。3 d前出现发冷、发热,体温波动于39.3~40 ℃。咳嗽较前明显加重,痰量增多,呈铁锈色,有时感右胸疼痛不适,以深吸气时明显,并出现口周疱疹。发病以来自觉乏力、精神差、食欲减退,无腹疼痛腹泻、恶心呕吐及尿频尿急,小便色黄,大便正常。既往体健,无急、慢性传染病史及手术、外伤史,无药物过敏史,预防接种史记不清楚。

讨论:

1. 该患者疾病如何演变?

2. 患者发热的发生机制有哪些?属于哪种热型?

同步练习

一、选择题

1. 有关发热的概念中哪项是正确的　　　　　　　　　　　　　　　　　　(　　)

　　A. 体温超过正常值 0.5 ℃　　　　　　B. 产热过程超过散热过程

　　C. 是临床上常见的疾病　　　　　　　D. 是体温调节中枢调定点上移所致

2. 下列哪项不属于过热　　　　　　　　　　　　　　　　　　　　　　(　　)

　　A. 先天性汗腺缺陷　　　　　　　　　B. 脱水热

　　C. 中暑　　　　　　　　　　　　　　D. 严重创伤

3. 外源性致热原的作用主要是　　　　　　　　　　　　　　　　　　　(　　)

　　A. 激活局部的血管内皮细胞,释放致炎物质

　　B. 刺激局部的神经末梢,释放神经递质

　　C. 直接作用于下丘脑的体温调节中枢

　　D. 促进内源性致热原的产生和释放

4. 下列哪项是产白细胞致热原细胞　　　　　　　　　　　　　　　　　(　　)

　　A. T 淋巴细胞　　　　　　　　　　　B. 浆细胞

　　C. 肥大细胞　　　　　　　　　　　　D. 单核细胞

5. 恶性肿瘤导致发热,可能主要是　　　　　　　　　　　　　　　　　(　　)

　　A. 合并感染　　　　　　　　　　　　B. 细胞免疫反应

　　C. 瘤组织坏死产物　　　　　　　　　D. 癌瘤组织的低分子物质

6. 发热机制的中心环节是　　　　　　　　　　　　　　　　　　　　　(　　)

　　A. 产热增多　　　　　　　　　　　　B. 散热减少

　　C. 体温调定点上移　　　　　　　　　D. 体温调节机构失控

7. 一般认为,体温升高1 ℃,基础代谢率提高　　　　　　　　　　　　　(　　)

　　A. 5%　　　　　　　　　　　　　　　B. 13%

C.27%   D.50%
8.一般认为腋温超过多少为罕见   （ ）
   A.39 ℃   B.39.5 ℃
   C.40 ℃   D.40.5 ℃

二、名词解释
1.发热 2.内生致热原

三、简答题
简述发热发病学的基础环节。

第十五章
休 克

学习目标

◆熟记休克、低血容量性休克、血管源性休克、冷休克等概念。
◆阐述休克的分期及各期临床特点、发病机制,缺血缺氧期微循环的代偿意义。
◆列举休克的原因与分类,休克时主要器官功能障碍。
◆简述休克肺和多器官功能衰竭的概念。
◆认识微循环组成及调节、休克时细胞功能的变化。

休克(shock)是各种强烈致病因子作用于机体引起的急性循环障碍,使组织血液灌流量严重不足,导致重要器官代谢障碍和细胞受损的全身性病理过程。典型的临床表现为面色苍白、四肢冰凉、皮肤湿冷、血压下降、脉搏细速、呼吸急促、尿量减少、表情淡漠,甚至昏迷。

休克不是单独的疾病,是常见的严重威胁生命的病理过程。在许多疾病的严重阶段皆有导致休克发生的可能,如能及时诊断和正确处理,可转危为安。因此,学习和掌握休克发生、发展的规律,能为救治各型休克奠定理论基础。

第一节　休克的原因与分类

休克的原因很多,常见的有大出血、体液大量丧失、大面积烧伤、严重创伤、严重心肌梗死、严重感染、变态反应及神经损伤等。其分类方法亦有多种,通常按原因和发生的起始环节不同进行分类。

一、按休克的原因分类

1.失血失液性休克　是指大量失血或失液所引起的休克。常见于消化道或其他内脏破裂等大出血(失血性休克)和剧烈呕吐、腹泻、肠梗阻、大汗淋漓等大量液体丧失(失液性休克)时。休克的发生取决于血量丢失的速度和丢失量,休克往往在快速、大量丢失(超过总血量的20%左右)而又得不到及时补充的情况下发生。

2.烧伤性休克　是指大面积烧伤使血浆大量丢失及伴有剧烈疼痛而引起的休克。

3.创伤性休克　是指各种严重创伤导致剧烈疼痛和失血所引起的休克,常见于骨折、挤压伤、战伤和外科手术等。

以上三种休克共同环节都有血容量降低,可统称为低血容量性休克。

4.感染性休克　是指严重感染中毒所引起的休克,常见于革兰氏阴性细菌感染,如细菌性痢疾、流行性脑脊髓膜炎等,其中内毒素起着重要作用,故又称中毒性休克。感染性休克常伴有败血症,又称败血症休克。感染性休克按血流动力学特点分为两型:低动力性休克(低排高阻型)和高动力性休克(高排低阻型)。前者血流动力学特点是心排血量降低而外周阻力升高。由于皮肤血管收缩,皮肤苍白湿冷,又称"冷休克"。后者特点是心输出量高,外周血管阻力降低。因皮肤血管扩张,血流量增多,使皮肤温度升高,又称"暖休克"。

5.心源性休克　是心功能急剧障碍所引起的休克,常见于大面积急性心肌梗死、急性心肌炎、心包填塞、严重心律失常等。

6.过敏性休克　是指机体对某些过敏原发生强烈变态反应所引起的休克,常见于青霉素、血清制剂或疫苗等注射后的过敏反应。

7.神经源性休克　见于剧烈疼痛、脊髓损伤或高位脊髓麻醉等使血管运动中枢高度抑制,引起血管扩张,外周阻力降低而导致的休克。

二、按发生休克的起始环节分类

尽管休克的原始病因是多种多样的,但有效灌流量减少是多数休克发生的共同基础。而实现组织有效灌流需要三个因素的协调,即血容量、血管床容量及心泵功能,其中任何一个因素发生改变,均可导致组织有效灌流发生障碍成为休克发生的起始环节。

1.低血容量性休克　指由血量减少引起的休克,见于失血、失液或烧伤等情况。血量减少导致静脉回流不足,心输出量下降,由于交感神经兴奋,外周血管收缩,组织灌流量进一步减少。

2.血管源性休克　指由血管容量扩大引起的休克。血管床的总容积很大,正常情况下,毛细血管通过神经体液的调节轮流交替开放,大部分处于关闭状态,开放的毛细血管容积仅占总血量的6%左右,使血管容量与全血量处于相对平衡状态。严重变态反应、感染以及剧烈疼痛和麻醉等,均可导致血管扩张,血压下降,血管容积扩大,使有效循环血量减少而发生休克。

3.心源性休克　是由急性心泵功能衰竭或严重的心律紊乱而导致的休克,常见于大面积心肌梗死、心外科手术等。心源性休克发病急骤,病死率高,预后差。

【说一说】
休克发生的起始环节和发生的共同基础是什么?

第二节　休克的分期与发病机制

虽然休克的原始病因和始动环节可以不同,发展过程也不尽一致,但其微循环障碍的演变规律基本一致。各类不同病因的休克其共同特征是体内重要器官微循环处于低灌流状态。按微循环障碍学说的观点,休克是由于有效循环血量减少,引起重要生命器官血液灌流不足和细胞功能紊乱。

微循环是指微动脉和微静脉之间的血液循环,是循环系统最基本的结构,血液和组织间进行物质交换的最小功能单位,典型的微循环由微动脉、后微动脉、毛细血管前括约肌、真毛细血管、微静脉、直捷通路和动-静脉吻合支等部分组成。微动脉、微静脉和小静脉的血管舒缩状态主要受神经体液调节,交感神经兴奋时,这些血管收缩,血流减少;儿茶酚胺、血管紧张素 Ⅱ、TXA_2、内皮素等引起血管收缩,而组胺、乳酸、腺苷、PGI_2、激肽类等物质则引起血管扩张。

生理情况下,全身血管收缩物质浓度很少变化,微循环血管平滑肌,特别是毛细血管前括约肌有节律地收缩与舒张,主要由局部产生的舒血管物质进行反馈调节,以保证毛细血管交替性开放(图 17-1)。

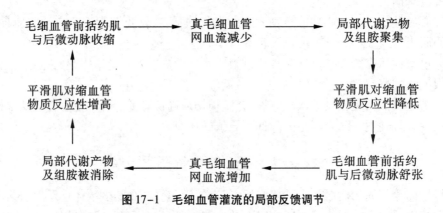

图 17-1　毛细血管灌流的局部反馈调节

以典型的失血性休克为例,根据其血流动力学和微循环的改变,大致可分为以下三个时期。

(一)缺血性缺氧期(休克初期、代偿期)

1. 微循环变化特点　休克早期,微循环变化特点是:①微动脉、后微动脉、毛细血管前括约肌和微静脉持续收缩,毛细血管前、后阻力尤其前阻力增加;②大量真毛细血管网关闭,动-静脉吻合支开放;③微循环灌流量急剧减少,出现"灌"少于"流"的现象,造成组织缺血性缺氧(图 17-2B)。

2. 微循环缺血的主要机制　①交感-肾上腺髓质系统兴奋:在致休克的原因作用下,通过不同途径激活交感-肾上腺髓质系统,使儿茶酚胺大量释放,刺激 α 受体,造成皮肤、内脏血管明显痉挛,又刺激 β 受体,引起大量动静脉短路开放,使器官微循环灌流量锐减。②缩血管活性物质增多:休克时机体还可产生大量的其他缩血管物质加剧血管的痉挛,如血管紧张素 Ⅱ、内皮素、TXA_2 等。

3. 微循环变化的代偿意义　休克初期虽然微循环灌流量减少,组织处于严重缺血缺氧状态,但对机体具有一定代偿意义,这主要表现在以下几个方面。

(1)回心血量增加　休克早期,由于儿茶酚胺等缩血管物质的大量释放,导致容量血管收缩,使回心血量增多。此外,由于后微动脉和毛细血管括约肌对儿茶酚胺的敏感性比微静脉更高,收缩更明显,造成毛细血管前阻力大于后阻力,使毛细血管内静水压降低,导致组织间液回流增多,血容量得以补充,故回心血量增多,起到"自身输液"的作用。

【议一议】
休克早期微循环变化的代偿意义。

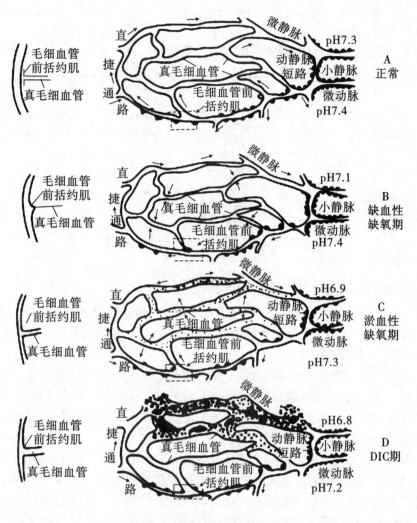

图 17-2 休克各期微循环变化

（2）血液重新分布 由于不同器官的血管对儿茶酚胺反应不一，腹腔内脏、肾、骨骼肌和皮肤的血管 α 受体密度高，对儿茶酚胺的敏感性较高，收缩更甚，但脑动脉和冠状动脉却无明显改变，相反，冠状动脉因交感神经兴奋，心脏活动加强，代谢产物中扩血管物质增多，结果使冠状动脉扩张，这种微循环反应的不均一性，保证了心、脑主要生命器官的血液供应，起到了"移缓济急"的作用。

（3）维持动脉血压 休克早期动脉血压可不降低，或略有升高。这是因为休克早期，交感-肾上腺髓质系统的兴奋，使心肌收缩力增强，心输出量增多。此外，由于小血管收缩，外周总阻力增加，从而减轻了血压下降的程度。

4.临床表现 此期由于交感-肾上腺髓质系统强烈兴奋，患者临床上可表现为面色苍白、四肢冰冷、出冷汗、脉搏细数、尿量减少、烦躁不安、收缩压略降低或正常（经代偿）、脉压减小等，长期临床表现及发生机制如图 17-3。

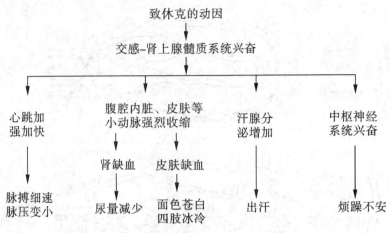

图 17-3　缺血性缺氧期的临床表现及机制

(二)淤血性缺氧期(休克期、失代偿期)

若休克病因未能及时除去,病情继续发展,交感-肾上腺髓质系统长期过度兴奋,组织持续缺血缺氧,产生大量舒血管物质,使小血管扩张,病情可发展到休克淤血性缺氧期,或称休克期。

1. 微循环变化特点　休克期微循环变化的主要特点有:①终末血管床对儿茶酚胺的反应性降低,血管运动现象减弱或消失,毛细血管的后阻力大于前阻力;②大部分器官组织血液灌注大于流出,血流缓慢,造成大量血液淤滞在毛细血管,组织细胞处于严重的淤血性缺氧状态(图 17-2C)。

【想一想】

淤血性缺氧期微循环变化的特征、机制及临床表现。

2. 微循环淤滞的机制　此期微循环变化的机制比较复杂。①酸中毒:因微血管持续痉挛,组织严重缺血缺氧,乳酸等酸性代谢产物在局部积聚,引起严重酸中毒,从而使血管平滑肌对儿茶酚胺类物质的反应性降低,造成微动脉、后微动脉和毛细血管前括约肌等舒张。②内毒素的作用:在内毒素作用下,补体系统和激肽释放酶系统被激活,组胺和激肽释放增多,使小血管扩张和通透性增加。③舒张血管活性物质增多:组织长时间缺血缺氧,致使组胺释放,ATP 分解产物腺苷、激肽类物质的生成等舒血管物质增多,引起小血管扩张和毛细血管通透性升高。④血液流变学改变:由于毛细血管通透性升高,引起血浆外渗,血液浓缩,造成血液黏度增加,红细胞黏聚,白细胞贴壁嵌塞,血小板黏附凝集,导致血流阻力增大,血流缓慢、淤滞,甚至血流停止。

综上所述,大量血液淤滞于微循环内,加之血管通透性升高导致血浆外渗,使有效循环血量显著减少,心输出量和血压明显下降,心、脑供血严重不足,组织缺氧、酸中毒进一步加重,患者由代偿期进入失代偿期,使休克进一步恶化。

3. 临床表现　由于全身组织器官严重淤血、缺氧,该期患者临床主要表现为神志淡漠、意识模糊甚至昏迷;血压进行性下降、脉压缩小、脉搏频细、静脉塌陷;少尿,甚至无尿;皮肤出现发绀、花斑纹等。其临床表现及发生机制如图 17-4。

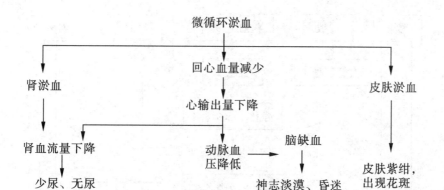

图 17-4　淤血性缺氧期临床表现及机制

（三）微循环衰竭期（休克晚期、难治期、DIC 期）

该期微血管平滑肌麻痹,对任何血管活性药物均失去反应,故称微循环衰竭期。由于发生 DIC 或重要器官功能衰竭,故又称 DIC 期。

1. 微循环变化特点　休克晚期微循环变化的主要特点是:①微血管麻痹、扩张,对血管活性药物不发生反应;②微循环血流更加缓慢,甚至停止;③血管内皮细胞受损,血液进一步浓缩,血细胞聚集,可出现 DIC(图 17-2D)。

2. 微循环衰竭的发生机制　①微血管麻痹、扩张:可能与酸中毒和血管平滑肌细胞受损、水肿,使微血管对血管活性药物失去反应所致。②DIC 形成:严重缺血缺氧、酸中毒、内毒素等使血管内皮细胞损伤,启动内源性凝血系统;组织损伤,组织因子释放入血,激活外源性凝血系统。此外,血流缓慢,红细胞聚集破坏,血小板黏附凝集,促进 DIC 的形成。

休克晚期:由于严重的微循环淤血和 DIC 发生,微循环灌流量的严重不足,使组织细胞受损、死亡,各重要生命器官(心、脑、肝、肺、肾)发生不可逆性损伤,引起多器官功能衰竭,给治疗造成极大的困难,因此又称为休克难治期或不可逆期。

3. 主要临床表现　本期患者除了血压进一步下降外,还有全身多部位出血、器官功能障碍、微血管病性溶血性贫血等 DIC 的临床表现。

应当指出,并非所有休克患者都一定发生 DIC,DIC 并非休克的必经时期。但休克发展到这个阶段病情往往十分严重,多个恶性循环交织在一起,治疗难度加大,预后不佳。

休克的发病机制总结如图 17-5。

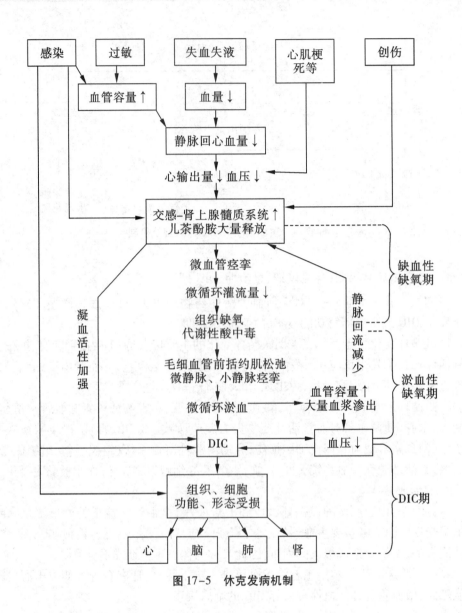

图 17-5　休克发病机制

第三节　休克的细胞代谢改变及器官功能障碍

一、细胞代谢障碍及细胞损伤

(一)细胞代谢障碍

1.能量代谢障碍　休克时由于微循环障碍,组织严重缺氧,细胞有氧氧化发生障碍,无氧酵解增强,乳酸生成增多,ATP 生成不足。能量代谢障碍可致细胞膜 Na^+-K^+泵运转失灵,使细胞内 Na^+增多,细胞外 K^+增高,从而导致细胞水肿和高钾血症。

2.代谢性酸中毒　休克时缺氧,糖无氧酵解增强,乳酸产生增多;同时肝功能受损,不能充分摄取乳酸转变为葡萄糖,使乳酸堆积,高乳酸血症是造成酸中毒的主要原因。此外,肾血流减少导致肾功能障碍,排酸保碱功能减弱也加重了代谢性酸中毒。

(二)细胞损伤

细胞损伤是休克时各组织器官功能障碍的共同机制。休克时,细胞膜是最早发生损伤的部位,细胞的损害既可以由某些致休克原因如内毒素等直接引起,也可以继发于微循环障碍如缺氧、酸中毒等因素的作用,使生物膜的结构和功能破坏,引起通透性增高或钠泵障碍,导致细胞水肿和细胞器肿胀。线粒体肿胀、结构破坏,导致能量代谢障碍;溶酶体肿胀、破裂,可致溶酶体水解酶大量释放,引起细胞自溶。广泛的细胞损伤,必然导致组织器官功能障碍,从而使休克恶化。

二、主要器官功能障碍

在休克过程中心、肾、肺、脑等重要器官可先后或同时发生功能障碍,形成多系统器官功能障碍,这是造成休克难治的重要因素,也是休克患者死亡的常见原因。

(一)心功能障碍

除心源性休克已有原发性心功能障碍外,其他类型休克的早期,由于机体的代偿,心功能尚可维持在正常状态。随着休克的发展,可出现心功能下降,心输出量减少,甚至发生心功能不全而促进休克迅速恶化。

休克时心功能不全的发生机制是:①血压进行性下降和心率加快使舒张期缩短等均可导致冠状动脉灌流不足,同时交感神经兴奋使心率加快和心肌收缩力加强,导致心肌耗氧量增加,加重心肌缺氧;②酸中毒和高钾血症使心肌收缩力减弱;③心肌内的DIC、内毒素等使心肌受损。

【讨论】
休克时心、肾、肺、脑等器官各有哪些变化?

(二)急性肾功能不全

各种类型休克常伴有急性肾功能不全,是休克患者死亡的主要原因,常被称为休克肾。临床表现为少尿或无尿、氮质血症、高钾血症和代谢性酸中毒等。

休克早期,由于肾灌流不足,可出现功能性肾功能不全,如能及时治疗,肾灌流恢复,肾功能可恢复正常。若休克持续发展,可因严重的肾缺血而发生急性肾小管坏死,导致急性器质性肾功能不全。

由于尿量的变化可作为判断内脏微循环灌流量状态的重要指标,一般尿量<20 mL/h,提示微循环血液灌流量不足。因此,临床上常记录患者尿量的变化,来判断微循环灌流状态。

(三)急性呼吸功能不全

由休克所致的急性呼吸功能不全称为休克肺,属急性呼吸窘迫综合征(acute respiratory distress syndrome,ARDS)之一。休克肺是休克死亡的重要原因之一,因休克肺死亡的约占休克死亡人数的1/3。

休克肺的病理生理特点是进行性低氧血症,其病理形态学特征是急性广泛的肺泡-毛细血管膜(呼吸膜)损伤。主要病理变化是严重的肺充血、水肿、出血,肺不张,微血栓形成及肺泡内透明膜形成等。休克肺的发生主要是休克动因通过补体-白细胞-氧自由基(氧自由基,即由氧诱发的自由基,如超氧阴离子O_2^-、羟基自由基OH^-等)、致炎症细胞因子(肿瘤坏死因子、白介素-2 等)及多种血管活性物质(组胺、5-羟色胺、缓激肽等)的作用,使呼吸膜受损,引起通透性增高,导致严重的肺泡通气与血流比例失调和弥散障碍,表现为进行性低氧血症和呼吸困难,患者常因急性呼吸衰竭而死亡。

(四)脑功能变化

休克早期,由于血液重新分布和脑循环的自身调节保证了脑的血液供应,因此可不出现明显症状。但在休克晚期,由于血压显著下降,脑血管灌流不足,脑组织缺血缺氧、酸中毒,使脑血管壁通透性增高,形成脑水肿,并引起颅内压升高,导致神经系统功能障碍,严重者出现颅内高压,可因脑疝而死亡。患者表现为神志淡漠,意识模糊,甚至昏迷。

(五)肝和胃肠道功能障碍

休克时肝缺血,淤血常伴有肝功能障碍,肝生物转化功能降低,利用乳酸的能力下降,造成体内乳酸大量堆积;同时由肠道吸收入血的细菌内毒素不能充分解毒而发生或加重内毒素血症,从而促使休克恶化。

胃肠道因缺血、淤血和 DIC 形成而发生功能紊乱,使肠壁水肿、消化腺分泌抑制、胃肠运动减弱、黏膜糜烂,有时形成应激性溃疡,甚至胃肠道出血。肠道细菌大量繁殖,所产生的内毒素可因肠黏膜屏障作用的减弱而大量入血,从而使休克进一步加重。

(六)多器官功能衰竭

多器官功能衰竭(multiple organ failure,MOF)是指患者在严重创伤、感染、休克或休克复苏后,短时间内有两个或两个以上的系统或器官(心、肾、肺、脑、肝、胃、肠、胰腺、内分泌腺等器官以及血液和免疫系统)相继或同时发生功能衰竭。休克晚期常出现多器官功能衰竭,它是休克患者死亡的重要原因。各种类型休克中,感染性休克时多器官功能衰竭发生率最高。多器官功能衰竭的发病与多种病理因素有关,如严重的缺血缺氧,内毒素、炎症细胞激活和炎症介质作用以及大量氧自由基引起组织细胞损伤等。

第四节　休克的防治和护理原则

一、病因学防治

采取积极措施,防治休克的原发病,去除休克的原始动因,如控制感染、止痛、止血,预防各种过敏性因素等。

二、发病学治疗

【议一议】
　　休克时的防治原则有哪些?如何使用血管活性药物?

针对休克的发病环节,可采取以下治疗措施。

1.改善微循环

(1)补充血容量　各种休克均存在有效循环血量绝对或相对不足,因此,除心源性休克外,补充血容量是提高心输出量和改善组织灌流的根本措施,宜及时和尽早进行,原则是"需多少,补多少"。抢救时,应动态地观察静脉充盈程度、尿量、血压和脉搏等指标,最好以中心静脉压和肺动脉楔压作为监护输液的指标,以避免造成补液过多。

(2)纠正酸中毒　休克过程中常发生严重的代谢性酸中毒,后者是促使休克恶化的重要因素,因此及时纠正酸中毒是抗休克治疗的重要措施。

(3)合理应用血管活性药物　在纠正酸中毒和血容量得到充分补充的情况下,根据各型休克血流动力学特点可使用不同类型的血管活性药物。血管活性药物分为缩血管药物和扩血管药物。扩血管药物(阿托品、山莨菪碱、苯妥拉明等)可解除小血管的痉挛,降低血管阻力,使组织血液灌流恢复,因此在低血容量性休克、高阻力型感染性休克和心源性休克时,有较好的疗效。相反,血管源性休克(如过敏性休克和神经源性休克)则应首选缩血管药物(如去甲肾上腺素、甲氧胺等),以提高动脉压,保证生命重要器官的血液供应。血压过低,可试用缩血管药物提高血压,以维持心、脑等器官的血液供应。

(4)防治DIC(详见弥散性血管内凝血章)。

2.改善细胞代谢,防治细胞损伤　保护细胞、改善细胞代谢是防治休克的重要措施之一。如补充能量合剂以改变细胞代谢和提供必需的能源物质;使用糖皮质激素等以稳定溶酶体膜,防止或减轻细胞的损害;应用超氧化物歧化酶(superoxide dismutase,SOD)、维生素C等自由基清除剂,避免细胞受损,改善细胞功能。

3.防治器官功能衰竭　休克时如出现器官功能衰竭,则除了采取一般治疗措施以外,还应针对不同的器官衰竭,采取相应的保护和治疗措施,防止发生MOF。

三、加强休克患者的护理

根据病情需要,采取合适的体位;尽快建立输液、输血通道;密切观察患者的神志变化;观察并记录患者的尿量,休克早期注意脉压变化,严密监视患者血压、心率、呼吸频率和节律等生命体征的变化,注意皮肤颜色及肢端温度。注意保护重要器官的功能,警惕肺、肾等器官功能衰竭的发生。

小 结

休克是常见的严重威胁生命的病理过程。尽管休克的原始病因是多种多样的,但有效灌流量减少是多数休克发生的共同基础。

血容量减少、血管床容量增加及心泵功能障碍均可导致组织有效灌流发生障碍,成为休克发生的起始环节。

休克可分为代偿期、失代偿期及微循环衰竭期。休克早期,交感-肾上腺髓质系统兴奋,使腹腔内脏和皮肤小血管收缩,组织处于缺血、缺氧状态,保证了心、脑血流供应及维持血压基本不变。

由于组织代谢产物的增加,导致血管扩张、血液淤滞,使回心血量和心输出量显著减少,机体由代偿转为失代偿,组织处于淤血缺氧状态,出现典型的休克表现,如未能得到及时治疗,将进一步发展到休克晚期,极易发生DIC及多器官功能衰竭。

病案讨论

病例摘要　患者,男,69 岁,因交通事故被汽车撞伤腹部及髋部 1 h 就诊。入院时神志恍惚,X 射线片示骨盆线性骨折,腹腔穿刺有血液,血压 8.0/5.3 kPa(60/40 mmHg),脉搏 140 次/min。立即快速输血 600 mL,给止痛剂,并行剖腹探查。术中见肝破裂,腹腔内积血及血凝块共约 2 500 mL。术中血压一度降至零。又给以快速输液及输全血 1 500 mL。术后输 5% 碳酸氢钠 700 mL。由于患者入院以来始终未见排尿,于是静脉注射呋塞米 40 mL,共 3 次。4 h 后,血压回升到 12.0/8.0 kPa(90/60 mmHg),尿量增多。次日患者稳定,血压逐步恢复正常。

讨论:

1. 本病例属何种类型的休克? 简述微循环变化及其发生机制。

2. 在治疗中为何使用碳酸氢钠和呋塞米?

 同步练习

一、选择题

1. 休克早期,血中激素变化,哪一项是错误的　　　　　　　　　　　　　　(　)

 A. ACTH 增加　　　　　　　　　　　　B. 糖皮质激素增加

 C. 儿茶酚胺增多　　　　　　　　　　　D. 胰岛素增加

2. 大面积皮肤烧伤休克患者,在无法测定血压情况下,可以根据下列哪一项指标间接判定血压情况　　　　　　　　　　　　　　　　　　　　　　　　　　　　(　)

 A. 心率　　　　　　　　　　　　　　　B. 呼吸频率

 C. 颈静脉充盈情况　　　　　　　　　　D. 尿量

3. 下述哪一项不是早期休克临床表现　　　　　　　　　　　　　　　　　(　)

 A. 烦躁不安　　　　　　　　　　　　　B. 皮肤苍白发凉

 C. 脉搏细速　　　　　　　　　　　　　D. 血压和脉压差正常

4. 休克早期微循环变化哪一项是错误的　　　　　　　　　　　　　　　(　)

 A. 微动脉收缩　　　　　　　　　　　　B. 后微动脉收缩

 C. 动-静脉吻合支收缩　　　　　　　　D. 毛细血管前括约肌收缩

5. 休克初期,组织灌流特点是　　　　　　　　　　　　　　　　　　　(　)

 A. 多灌少流,灌多于流　　　　　　　　B. 少灌多流,灌少于流

 C. 少灌少流,灌少于流　　　　　　　　D. 少灌少流,灌多于流

6. 下列哪一种休克不属于低血容量性休克　　　　　　　　　　　　　　(　)

 A. 失血性休克　　　　　　　　　　　　B. 烧伤性休克

 C. 失液性休克　　　　　　　　　　　　D. 感染性休克

7. 休克早期,肾功能衰竭的主要机制是　　　　　　　　　　　　　　　(　)

 A. 肾小球透明质膜形成　　　　　　　　B. 肾小球坏死

 C. 肾小球滤过功能下降　　　　　　　　D. 肾小管坏死

8. 休克时应用血管活性药物的最主要目的是　　　　　　　　　　　　　(　)

 A. 提升血压　　　　　　　　　　　　　B. 扩张微血管

 C. 降低血液黏度　　　　　　　　　　　D. 提高微循环灌流量

9. 休克时细胞最早发生的损害为　　　　　　　　　　　　　　　　　　(　)

 A. 细胞膜损害　　　　　　　　　　　　B. 线粒体损害

 C. 溶酶体损害　　　　　　　　　　　　D. 内质网损害

10.休克肺最具特征性的病理变化为   （   ）

    A.肺淤血   B.肺水肿

    C.肺不张   D.肺泡透明质膜形成

二、名词解释

1.低血容量性休克   2.高动力型休克   3.休克肺

三、简答题

阐述血压下降不是早期休克诊断指标的原因。

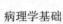

第十六章
弥散性血管内凝血

学习目标

◆熟记 DIC、微血管病性溶血性贫血、纤维蛋白降解产物(FDP)的概念。

◆阐述 DIC 的发病机制、分期及特点。

◆描述 DIC 的临床表现。

◆简述 DIC 诱发因素,DIC 发生休克、出血的机制。

◆列出 DIC 病因、分型。

◆简述沃-弗综合征和席汉综合征的概念

　　弥散性血管内凝血(disseminated intravascular coagulation,DIC)是指在某些致病因子的作用下,凝血因子和血小板被激活,大量促凝物质进入血液,从而引起以凝血功能紊乱为主要特征的全身性病理过程。此过程中,由于血液凝固性增高,使微循环内有大量纤维蛋白性微血栓或血小板团块形成,造成凝血物质大量消耗及继发性纤维蛋白溶解活性增强,导致机体的止、出血功能发生明显障碍。患者主要临床表现为明显的出血、休克、微血管病性溶血性贫血及多系统器官功能障碍等,是临床常见的一种危重综合征。

第一节　弥散性血管内凝血的病因和发病机制

　　体内凝血系统激活和血栓形成是机体防止受损血管出血过多的主要机制之一。正常情况下,机体的凝血与抗凝血(包括纤溶功能)之间处于动态平衡状态,使机体在受损血管局部形成血栓,而其他部位无血栓形成,并保证了血液循环的通畅。因此,凡能使凝血作用增强或纤维蛋白溶解系统活性抑制的各种因素均可使血液凝固性增高,凝血系统被激活,导致 DIC 的发生。

(一)弥散性血管内凝血的病因

　　DIC 可由多种疾病或病理过程引起,临床常见的病因以感染性疾病(如败血症、流行性出血热等)最为多见,包括细菌、病毒和其他病原微生物感染。其次是病理产科(如羊水栓塞、胎盘早剥等)、恶性肿瘤(如恶性淋巴瘤、转移性癌、肉瘤等)、严重的组织损伤、大手术、休克等。

（二）弥散性血管内凝血的发病机制

DIC 发生、发展的机制十分复杂，但其发病都起始于凝血系统的激活，基本病理变化是在微血管内形成微血栓，因此凝血过程的起因和途径是 DIC 发病机制的重要方面。

1. 血管内皮细胞广泛损伤　细菌及其内毒素、病毒、螺旋体、抗原-抗体复合物、持续缺血、缺氧、酸中毒及高热等，在一定条件下均可损伤血管内皮细胞，使内皮下胶原纤维暴露，促进血小板聚集和Ⅻ因子激活，活化的Ⅻ因子可以直接启动内源性凝血系统，此外，激活的Ⅻ因子及其降解产物还可使激肽释放酶原转变为激肽释放酶，后者可使激活的Ⅻ因子进一步活化。如此反复循环，内源性凝血系统的反应加速，使血液处于高凝状态。同时，损伤的血管内皮细胞还可以释放组织因子，启动外源性凝血系统。

【议一议】
弥散性血管内凝血基本病变是什么，其发生的原因有哪些？

2. 组织损伤　大面积组织损伤（如严重创伤、挤压综合征、大面积烧伤、外科大手术等）、产科意外（如胎盘早期剥离、宫内死胎滞留等）、恶性肿瘤（如前列腺癌、胃癌等）等均有严重的组织损伤和坏死，受损的细胞可释放大量组织因子入血，启动外源性凝血系统。

3. 血细胞大量破坏

（1）血小板的破坏　血小板内含有丰富的促凝物质和血管活性物质，在 DIC 的发生发展中起着重要的作用。疾病过程中的内毒素、抗原-抗体复合物和各种原因引起的血管内皮损伤，均可引起血小板黏附、聚集和释放反应。血小板聚集后释放多种血小板因子，如血小板因子 3（platelet factor 3，PF3）既可激活 X 因子，又是凝血酶原激活物的组成成分；血小板因子 4（platelet factor 4，PF4）能中和肝素并使可溶性纤维蛋白复合物沉淀；血小板因子 2（platelet factor 2，PF2）可促进纤维蛋白原变成纤维蛋白。血小板的黏附和聚集可直接形成血小板团块阻塞微血管。在 DIC 的发生中，血小板的作用多属继发性的，少数情况下（如血栓性血小板减少性紫癜等）起原发作用。

（2）红细胞的破坏　红细胞内含有红细胞素和腺苷二磷酸（adenosine diphosphate，ADP），当恶性疟疾、异型输血、溶血性贫血等时，红细胞大量破坏，释放大量的 ADP 可激活血小板，促进血小板黏附、聚集等，而释出的红细胞素具有组织因子样促凝作用。

（3）白细胞的破坏　血液中的单核细胞、中性粒细胞等，在内毒素的刺激下可诱导表达组织因子，从而启动凝血反应。此外，急性早幼粒细胞性白血病患者，在放疗、化疗等过程中，导致白细胞大量破坏，释放组织因子样促凝物质，也可促进 DIC 的发生。

（4）其他促凝物质入血　急性坏死性胰腺炎时，除释放组织因子外，还释放大量胰蛋白酶入血，可激活凝血酶原，促进凝血酶生成。外源性毒素如某些蜂毒或蛇毒入血能直接激活 X 因子及凝血酶原，引起 DIC。

综上所述，DIC 的发生常常是多种病因、多种途径综合作用的结果（图 18-1）。如组织损伤一方面引起血管受损，暴露内皮下的胶原，激活Ⅻ因子，启动内源性凝血系统；另一方面由于内皮细胞的损伤，释放组织因子，启动外源性凝血系统。此外，由于胶原暴露，又可使血小板发生黏附、活化、聚集、释放等反应。血小板磷脂等的释放，又可使凝血因子浓缩、局限，使局部生成大量的凝血酶，促使血液中的纤维蛋白原转变成纤维蛋白,从而促进 DIC 的发生。

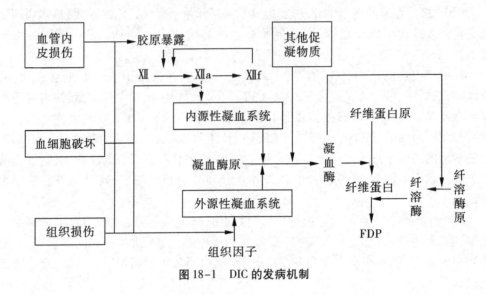

图 18-1 DIC 的发病机制

第二节 影响弥散性血管内凝血发生发展的因素

(一)单核巨噬细胞系统功能受损

单核巨噬细胞系统具有吞噬功能,可清除循环血液中的凝血酶、纤维蛋白、FDP、纤溶酶及内毒素等物质的作用。因此,临床上长期大量应用糖皮质激素、反复感染或严重肝疾病时,单核巨噬细胞系统清除功能可明显降低,诱发 DIC 发生。

(二)肝功能严重障碍

正常肝细胞既能合成又能清除凝血、抗凝物质及已被激活的凝血因子,维持正常的凝血与抗凝之间的平衡。当肝功能严重障碍时,如急性重型肝炎或严重肝硬化等,患者体内凝血、抗凝、纤溶过程紊乱,易于诱发 DIC。

(三)血液的高凝状态

妊娠第三周开始,孕妇血液中血小板及凝血因子逐渐增多,血液渐趋高凝状态,妊娠末期最明显。因此,当胎盘早期剥离、宫内死胎、羊水栓塞等产科意外时,促凝物质释放入血,易于发生 DIC。严重酸中毒和晚期肿瘤患者,其血液高凝状态也是 DIC 的诱因之一。

(四)微循环障碍

休克等原因导致微循环障碍时,血液淤滞,血流速度减慢,血浆外渗导致血液浓缩等,使红细胞聚集,血小板黏附、聚集,加之同时伴有酸中毒及内皮细胞损伤等,均有利于 DIC 的发生。

除上述诱因外,临床上不适当应用纤溶抑制剂(如 6-氨基己酸、对羧基苄氨等),过度抑制了纤溶系统,也可促进 DIC 的发生。

第三节 弥散性血管内凝血的分期及分型

(一)分期

根据 DIC 的病理生理特点和发展过程,典型的 DIC 可分为如下几期。

1. 高凝期 各种致病因素使凝血系统被激活,凝血酶的产生增多,血液中凝血酶的含量增高,微血栓大量形成,血液处于高凝状态。重度 DIC 时,由于广泛微血栓形成,可出现脏器功能障碍。

2. 消耗性低凝期 凝血酶和微血栓的形成使凝血因子和血小板被大量消耗而减少,同时,因继发性纤溶系统功能增强,使血液转入低凝状态,患者常有出血表现。

3. 继发性纤溶亢进期 凝血酶及Ⅻa 等激活了纤溶系统,使大量的纤溶酶原变成纤溶酶,加上 FDP 形成,使纤溶和抗凝作用增强,故此期出血表现十分明显。

(二)分型

按 DIC 发生的快慢可将其分为以下三型。

1. 急性型 可在数小时或 1~2 d 内发病,常见于严重感染,特别是革兰氏阴性菌引起的败血症休克、异型输血、严重创伤、急性移植排斥反应等。临床表现明显,常以休克和出血为主。病情恶化迅速,分期不明显。

2. 慢性型 其特点是病程长,常见于恶性肿瘤、胶原病、慢性溶血性贫血等。临床表现较轻,不明显,临床诊断较困难,常以某脏器功能不全的表现为主。

3. 亚急性型 在数天之内逐渐形成,常见于恶性肿瘤转移、宫内死胎等。临床表现介于急性型和慢性型之间。

第四节 弥散性血管内凝血机体的功能代谢变化

DIC 的临床表现复杂多样,主要为出血、微循环障碍(休克)、多系统器官功能障碍和微血管病性溶血性贫血。其中最常见者为出血。急性 DIC 时以前三种表现为多见。

一、出 血

出血是 DIC 最初及最常见的临床表现。患者可有多部位出血倾向,轻者表现为皮肤、黏膜出血,伤口可渗血不止,注射部位渗血呈大片瘀斑等;重者可有胃肠道、肺、泌尿生殖道等内脏器官出血,甚至颅内出血。

DIC 时出血的主要发生机制如下。①凝血物质大量消耗:广泛微血栓形成使凝血因子和血小板因大量消耗而减少,易引起出血。②继发性纤溶亢进:纤溶酶原被激活,产生大量的纤溶酶不但能降解已形成的微血栓纤维蛋白凝块,引起血管损伤部位再出血,而且能水解各种凝血因子,使凝血因子进一步减少,加重出血。③FDP 的形成:FDP 是纤维蛋白在纤溶酶作用下生成的具有抗凝作用的多肽碎片。由于继发性纤溶

笔记栏

亢进,产生大量 FDP,不仅具有抗凝血酶作用,而且可抑制血小板黏附、聚集,加重出血。④微血管损伤:各种原始病因和继发性引起的缺氧、酸中毒、休克等可直接损伤微血管,引起出血。

二、休 克

DIC 发展过程中,常发生循环功能障碍,特别是急性 DIC 常伴休克,而重度及晚期休克常有 DIC 的发生,二者互为因果,形成恶性循环。DIC 时发生休克的主要机制如下。①微血栓形成:广泛微血栓形成,使回心血量减少。②出血:广泛出血可使血容量明显减少。③心功能降低:冠脉系统血栓形成导致心肌缺血,心肌收缩力降低,导致心输出量减少。④血管扩张:DIC 形成过程中,可相继激活激肽系统、补体系统和纤溶系统,产生多种血管活性物质,如激肽、补体、组胺及 FDP 等,可使微血管平滑肌舒张,通透性增加,使外周阻力降低,回心血量减少等。这些均可使全身微循环障碍,促进休克的发生、发展。

【想一想】

　　DIC 是如何引起休克的?如何理解二者之间互为因果?

三、多器官功能障碍

DIC 时由于凝血系统被激活,全身各脏器微血管内微血栓形成,导致各器官缺血而发生功能障碍甚至衰竭。累及的脏器不同,临床表现可有不同。如肾最易受损,可发生肾皮质坏死和急性肾功能不全,患者出现少尿或无尿、血尿、蛋白尿和氮质血症等。肺血管广泛栓塞常引起急性呼吸功能不全,表现为呼吸困难、肺出血等。肝受累则出现黄疸、肝功能不全等。消化系统可出现呕吐、腹泻、消化道出血等。肾上腺微血栓形成常引起肾上腺皮质出血、坏死,造成急性肾上腺皮质功能衰竭,称为沃-弗综合征。累及垂体时可导致垂体出血、坏死,导致垂体功能衰竭,即席汉综合征。脑组织可发生出血、水肿,患者表现为神志模糊、嗜睡、惊厥、昏迷等。

总之,不同类型的 DIC,由于其发生的范围、严重程度及病程不同,轻者可影响个别器官的功能,重者累及多个器官,造成多器官功能衰竭,甚至死亡。

四、微血管病性溶血性贫血

DIC 时可伴有一种特殊类型的贫血,即微血管病性溶血性贫血。该贫血除了具有一般溶血性贫血的特征外,外周血涂片中可发现一些特殊形态的红细胞及红细胞碎片,称为裂体细胞,外形呈盔甲形、星形、新月形等。这主要是纤维蛋白与红细胞之间相互作用的结果。当微血管中有纤维蛋白性微血栓形成时,纤维蛋白丝在微血管内形成细网,当循环中的红细胞流过时,红细胞常会黏附、滞留或挂在纤维蛋白丝上,在血流不断冲击下破裂而形成红细胞碎片;当微血流通道受阻时,红细胞被挤入内皮细胞间隙,发生扭曲、变形和破裂;除了机械作用外,缺氧、内毒素和酸中毒等也有可能使红细胞变形性降低而易破裂。

第五节　弥散性血管内凝血的防治原则

（一）消除病因，治疗原发病

DIC 大多继发于其他疾病，因此预防和去除 DIC 的病因是防治 DIC 的根本措施。如控制感染、切除肿瘤、取出死胎、纠正酸中毒、及时抢救休克等，对 DIC 的预防和治疗具有非常重要的作用。

（二）改善微循环

疏通被微血栓阻塞的微循环，增加其灌流量，减少血小板和红细胞凝集，防止新的血栓形成等在防治 DIC 的发生、发展中也具有重要的作用。如 α 受体阻滞剂解除血管痉挛等；当血液处于高凝状态时，应使用双嘧达莫、阿司匹林、低分子右旋糖酐等抑制血小板黏附和聚集的药物。

（三）建立新的凝血与纤溶的动态平衡

DIC 过程中凝血和抗凝血平衡失调并不断变化，根据临床表现和实验室检查结果，合理应用抗凝药物（如肝素等），酌情输入新鲜全血、冷冻血浆或纤维蛋白原等，有利于重建凝血与纤溶之间的动态平衡。

（四）密切观察，及时对症处理

密切观察患者皮肤、黏膜的出血情况，观察其血压和重要器官的功能变化，针对患者情况采取综合性护理措施。患者应卧床休息，出血患者应注意皮肤、黏膜的保护和清洁；呼吸障碍患者注意通气，给氧；反复进行相关的实验室检查，密切注意患者血液凝固性的变化，合理补充水和电解质，及时纠正酸碱平衡紊乱；由于患者病情可能突然恶化，应做好气管插管、人工呼吸及抗休克治疗的准备工作。

小　结

弥散性血管内凝血是一种以凝血功能紊乱为基本特征的病理过程，可由多种疾病或病理过程引起，基本病理变化是在微血管内形成微血栓。其发生机制十分复杂，既可由血管内皮细胞损伤，通过激活内源性凝血系统而引起，也可由组织严重损伤，释放大量组织因子，激活外源性凝血系统而引发。

单核巨噬细胞系统清除功能降低，肝功能严重障碍，血液的高凝状态等常可促进 DIC 的发生。

典型的 DIC 可分为高凝期、消耗性低凝期及继发性纤溶亢进期，主要的临床表现有出血、休克、多系统器官功能障碍及微血管病性溶血性贫血。

📖 **病案讨论**

　　病例摘要　患者，女，29 岁。因胎盘早期剥离急诊入院。患者妊娠 8 个多月，昏迷，牙关紧闭，手足强直；眼球结膜有出血斑，身体多处有瘀点、瘀斑，消化道出血，血尿；血压 10.6/6.7 kPa（80/50

笔记栏

mmHg),脉搏95 次/min、细数;尿少。

实验室检查(括号内是正常值):Hb 70 g/L(110 ~ 150 g/L),RBC 2.7×10^{12}/L[(3.5 ~ 5.0)× 10^{12}/L],外周血见裂体细胞;血小板85×10^9/L[(100 ~ 300)×10^9/L],纤维蛋白原1.78 g/L(2 ~ 4 g/ L);凝血酶原时间20.9 s(12 ~ 14 s),鱼精蛋白副凝试验(3P 试验)阳性(阴性)。尿蛋白+++,RBC ++。

4 h 后复查血小板75×10^9/L,纤维蛋白原1.6 g/L。

临床诊断:胎盘早期剥离;弥散性血管内凝血;休克

讨论:

1. 发生 DIC 的原因和机制是什么?

2. 患者发生出血的原因和机制是什么?

3. 患者发生休克的机制是什么?

 同步练习

一、选择题

1. 严重组织损伤引起 DIC 的主要机制是   ( )

    A. 凝血因子Ⅲ入血   B. 红细胞受损

    C. 凝血因子Ⅴ激活   D. 血小板受损

2. 继发性纤维蛋白溶解的确诊试验有   ( )

    A. 血浆鱼精蛋白副凝试验   B. 凝血酶原时间

    C. 纤维蛋白原含量   D. 凝血酶时间

3. DIC 患者发生出血的机制中,下列哪一项是错误的   ( )

    A. 凝血物质消耗   B. FDP 释放增多

    C. 纤维蛋白原含量减少   D. 纤溶系统激活

4. 弥散性血管内凝血引起微血管病性溶血性贫血的主要原因是   ( )

    A. 机械损伤引起溶血   B. 抗原-抗体反应引起溶血

    C. 蛇毒作用引起溶血   D. 细菌毒素引起溶血

5. 下列因素中,哪一项不是引起 DIC 的直接原因   ( )

    A. 血液的高凝状态   B. 血管内皮细胞广泛损害

    C. 大量白细胞崩解   D. 组织严重受损

6. 引起局部血小板黏附、聚集和释放反应的主要原因是   ( )

    A. 微血管内皮细胞损伤,胶原暴露   B. 红细胞大量破坏时 ADP 释放

    C. 毒蛇咬伤时蛇毒入血   D. 组织损伤致组织因子入血

7. 白血病治疗过程中可发生弥散性血管内凝血,其主要机制是   ( )

    A. 单核巨噬细胞系统封闭   B. 血小板黏附聚集为微血栓

    C. 产生大量凝血活酶样物质   D. 组织器官的微循环障碍

8. 胎盘早期剥离时易发生 DIC,其机制与以下哪一种因素无关   ( )

    A. 羊水使Ⅻ因子激活,启动内源性凝血反应

    B. 大量组织因子入血,启动外源性凝血反应

    C. 大量红细胞破坏

    D. 妊娠母体处于高凝状态

9. DIC 早期发病过程的中心环节是   ( )

    A. 凝血因子Ⅻ的激活   B. 组织凝血因子入血

    C. 凝血酶产生增加,血液凝固性增高   D. 纤溶酶原激活物的形成

笔记栏

二、名词解释

1. 微血管病性溶血性贫血　2. DIC

三、简答题

DIC 和休克有什么相互联系？试说明之。

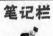

参考文献

[1]王斌,陈命家.病理学与病理生理学[M].7版.北京:人民卫生出版社,2014.

[2]许建新.病理学[M].北京:中国医药科技出版社,2012.

[3]刘红,钟学仪.病理学[M].北京:科学出版社,2010.

[4]杨燕初,孟冬月.病理学[M].北京:人民军医出版社,2010.

[5]杨如虹.病理生理学[M].2版.北京:科学出版社,2016.

[6]吴和平,李常应.病理学与病理生理学[M].2版.长沙:湖南科学技术出版社,2012.

[7]罗国厂.病理生理学[M].沈阳:辽宁大学出版社,2013.

[8]马兰.病理生理学[M].北京:中国医药科技出版社,2010.

[9]赵时梅.病理学与病理生理学[M].西安:西安交通大学出版社,2015.

享受云课程资源,扫一扫链接即可!

病理学经典视频,扫一扫链接即可!

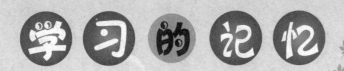

小事拾遗：..

....

....

....

....

....

....

学习感想：..

....

....

....

....

....

学习的过程是知识积累的过程，也是提升能力、稳步成长的阶梯，大家的注释、理解汇集成无限的缘分、友情和牵挂，请简单手记这一过程中的某些"小事"，再回首时定会有所发现、有所感悟！

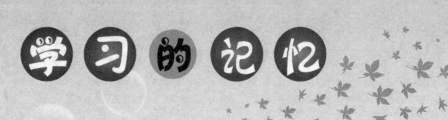

学习的记忆

姓名：_____

本人于20____年____月至20____年____月参加了本课程的学习

此处粘贴照片

任课老师：_____　_____　　班主任：_____

班长或学生干部：_____　_____　_____

我的教室（请手写同学的名字，标记我的座位以及前后左右相邻同学的座位）